reinhardt

Gudrun Kesper   Cornelia Hottinger

Mototherapie bei Sensorischen Integrationsstörungen

Eine Anleitung zur Praxis

7., durchgesehene Auflage
Mit 79 Abbildungen

Ernst Reinhardt Verlag München Basel

Gudrun Kesper, Motopädin am Sozialpädiatrischen Zentrum der Kinderklinik Siegen, leitet eine Praxis für Mototherapie und SIM-Institute in Olpe (D) und Deutschlandsberg (A) und eine berufsbegleitende Weiterbildung in Mototherapie in Linz (A).

Cornelia Hottinger, Heilerziehungspflegerin und Motopädin, war lange am Sozialpädiatrischen Zentrum der Kinderklinik Siegen, jetzt Freie aktive Schule Wülfrath, Montessori-Ausbildung

Bibliografische Information der Deutschen Nationalbibliothek

Die Deutsche Nationalbibliothek verzeichnet diese Publikation in der Deutschen Nationalbibliografie; detaillierte bibliografische Daten sind im Internet über http://dnb.d-nb.de abrufbar.
    ISBN 978-3-497-01915-1
    7. Auflage

© 2007 by Ernst Reinhardt, GmbH & Co KG, Verlag, München

Printed in Germany
Reihenkonzeption Umschlag: Oliver Linke, Augsburg
Satz: Rist Satz & Druck GmbH, Ilmmünster
Druck und Bindung: Friedrich Pustet, Regensburg

Ernst Reinhardt Verlag, Kemnatenstr. 46, D-80639 München
Net: www.reinhardt-verlag.de E-Mail: info@reinhardt-verlag.de

Vorwort zur 7. Auflage

Mittlerweile liegt das Buch in der 7. Auflage vor. Die Beschreibung der Grundlagen der Sensorischen Integration und ihrer Störungen sowie ihrer Behandlung haben sich bewährt, sodass keine grundlegende Überarbeitung der vorhergehenden Auflagen notwendig wurde.

Vorwort zur 6. Auflage

Das vorliegende Buch bietet Informationen und Anleitungen für die Diagnostik und Therapie bei Sensorischen Integrationsstörungen und für die Arbeit mit den Eltern betroffener Kinder. Jedes Kapitel ist in sich geschlossen dargestellt; das Buch kann auch als Nachschlagewerk benutzt werden, aus dem einzelne Themen herausgreifbar sind.

Eine Übersichtstafel stellt die neurophysiologischen Grundlagen, die Entwicklung der Psychomotorik, die Diagnostik und den Aufbau der Therapie dar. Sie erleichtert das Lesen des Buches und soll die Einordnung der einzelnen Inhalte in das Gesamtkonzept übersichtlicher machen.

Das Konzept wurde von uns über viele Jahre in der klinischen Praxis des Sozialpädiatrischen Zentrums der DRK-Kinderklinik in Siegen entwickelt und erprobt. Das integrative Konzept des Sozialpädiatrischen Zentrums (Leitung Dr. J. Pelster) und der rege Austausch mit den Kollegen der anderen Fachbereiche im Zentrum gaben uns viele Anregungen und ließen uns unsere Arbeit immer wieder neu überdenken. Das vorliegende Buch erhebt nicht den Anspruch einer wissenschaftlichen Abhandlung, sondern berichtet über unsere tägliche praktische Arbeit mit den Kindern.

Wir verwenden den Begriff „die Therapeutin", schließen aber damit unsere männlichen und alle pädagogischen und therapeutischen Kollegen selbstverständlich ein.

Zum Abschluss möchten wir unseren Dank an alle aussprechen, die uns bei der Entstehung dieses Buches unterstützt haben. Unser besonderer Dank gilt Jutta Berg, die mit großem Engagement das Tippen des Manuskripts übernahm. Wir danken Horstgünther Siemon, der treffsicher die Fotos schoss, und den Eltern und Kindern, die beim Fotografieren mit großer Freude mitmachten.

Gudrun Kesper
Cornelia Hottinger

Inhalt

Eine Übersichtstafel „Mototherapie bei Sensorischen Integrationsstörungen" ist als Poster diesem Buch beigelegt.

Weiterbildungsseminare zum Thema des Buches

Info und Anmeldung:

SIM – Institut für Weiterbildung und Praxis für Mototherapie
Unterer Hardtweg 17, 57462 Olpe, Tel. +49(0)27 61/96 98 47
E-Mail: info@sim-kurse.de, Net: www.sim-kurse.de

Materialbox zur Moto-Diagnostik
Diagnostikmaterial zum vorliegenden Buch

Holzbox mit Aufgabenkurzbeschreibung und folgendem Inhalt:
1 Malvorlage mit 20 Ausfüllbögen, 1 Satz Malstifte (6 Stifte), 8 Holzformen, 8 Papiervorlagen in Folienkarton, 1 farbiges Tuch, 1 Stabpuppe, 1 Packesel mit 10 Stäbchen, 8 Holzklötze in Grundfarben, 1 Sandsäckchen, Baumwolle.

Zu beziehen bei:
Arbeiterwohlfahrt, Siegener Werkstätten, Weiherdamm 3, D-57250 Netphen-Deuz

1. Einleitung

In den vergangenen Jahren beschäftigten sich immer mehr Mediziner, Therapeuten und Pädagogen mit dem Thema der Lern- und Verhaltensauffälligkeiten/-störungen bei Kindern. In diesem Zusammenhang wurden viele Bezeichnungen für gleiche oder ähnliche Störungen geschaffen, z. b. Minimale cerebrale Dysfunktion (MCD), Hyperkinetisches Syndrom (HKS) oder Zentrale Koordinations- und Tonusstörungen (ZKTS), Aufmerksamkeitsdefizit-Syndrom (ADS, ADHS). Diese Begriffe umfassen eine Vielzahl von Störungen, die in unterschiedlichen Kombinationen auftreten können, beschreiben jedoch die individuellen Störungen eines Kindes nicht.

Gleichgewichtsprobleme, mangelhafte oder verarmte Bewegungsmuster, Steuerungsprobleme, Lern- und/oder Sprachstörungen, sekundäre Verhaltensprobleme – dies sind Auffälligkeiten, die mit den verschiedenen Bezeichnungen in Zusammenhang gebracht werden.

Bei der Suche nach geeigneten Therapiemaßnahmen wurde ein Ansatz plötzlich ganz aktuell, die Sensorische Integration: Sensorische Integration als therapeutische Möglichkeit, Kindern mit Lern- und Verhaltensproblemen zu helfen. Das ist richtig, wenn die Sensorische Integration als ein neuropsychologisches Entwicklungsprinzip verstanden wird, von dem das therapeutische Vorgehen abgeleitet wird. Falsch wird die Aussage, wenn Sensorische Integration als eine Methode der Therapie gesehen wird.

Die neurophysiologischen Grundlagen und die sensorischen und motorischen Entwicklungsschritte wurden von J. Ayres ausführlich beschrieben. Die Störungen im Prozess der Sensorischen Integration brachte sie mit Auffälligkeiten im Verhalten und Lernen in Zusammenhang. Ayres hatte damit eine wichtige und bedeutsame Grundlage für die Arbeit mit lern- und verhaltensauffälligen Kindern geschaffen, da sie deren Störungen und Auffälligkeiten in Beziehung zu neurologischen Funktionen bzw. Funktionsausfällen setzte. Vielfältige und vieldeutige Symptome lassen jedoch keine kausalen Rückschlüsse auf die Ursache oder die zu erwartende Störung zu. Zur Beurteilung des Stellenwertes einer Funktionsstörung in der Gesamtpersönlichkeit ist die Einschränkung entscheidend, die das Kind in seiner Entwicklung erfahren hat. Entwicklungsblockaden aufgrund von Funktionsstörungen können durch ein optimales Umfeld weitgehend kompensiert oder überlagert werden, ohne zu störendem oder auffälligem Verhalten zu führen.

Ausgehend von diesen Überlegungen schien es uns erforderlich, ein Konzept auf der Grundlage neurophysiologischer Zusammenhänge, der Sensorischen Integration und ihrer ungestörten Entwicklung zu erstellen, in dem die Eltern mit ihren Wünschen, Vorstellungen, Sorgen und Ängsten sowie das erweiterte soziale Umfeld einen bedeutsamen Platz einnehmen. Dieses umfassende Konzept der Diagnostik und Therapie von Sensorischen Integrationsstörungen mit der Einbeziehung, Anleitung und Beratung der Eltern beruht auf der ganzheitlichen Betrachtung des Kindes in seiner individuellen Persönlichkeit und Problematik und den Bedingungen und Anforderungen seines sozialen Umfeldes.

Die Diagnostik orientiert sich an der störungsfreien Entwicklung und untersucht die Qualität von Motorik und Wahrnehmung, die nicht nur altersbezogen betrachtet wird, sondern im Zusammenhang mit den Auffälligkeiten im Lern- und Sozialverhalten. Die diagnostischen Daten aus verschiedenen Lebensbereichen werden untereinander verglichen und es wird geprüft, ob ein Zusammenhang zwischen der Symptomatik und den psychomotorischen Störungen festzustellen ist.

Die Vervollständigung der „sensomotorischen Basis" von Lernen und Verhalten und die Veränderungen des sozialen Umfeldes durch die aktive Mitgestaltung von Eltern, Erziehern/Lehrern ist die Grundlage der Mototherapie. Am effektivsten kann die Handlungs- und Kommunikationsfähigkeit in einer unter therapeutischen Gesichtspunkten zusammengestellten Gruppe mit Eltern und Kindern gefördert werden.

Das therapiebegleitende Elternkonzept will den Eltern helfen, mehr Verständnis für ihr Kind aufzubauen und geeignete Bedingungen zur Entwicklung der individuellen Möglichkeiten und Fähigkeiten des Kindes zu schaffen, unter Berücksichtigung der Bedürfnisse der gesamten Familie. Der Alltag soll dadurch nicht zur Therapie werden, sondern die Therapie wird in den Alltag integriert. In einem gemeinsamen Gespräch werden Lehrer oder Erzieher über die Störung des Kindes aufgeklärt und durch Maßnahmen, zugeschnitten auf ihr Aufgabenfeld, an der Förderung beteiligt.

In zahlreichen Fortbildungen für verschiedene Berufe, die in der Frühförderung tätig sind, ist dieses Konzept der Mototherapie weitergegeben worden. Die Rückmeldungen der Teilnehmer haben gezeigt, dass das Konzept, leicht modifiziert, erfolgreich auf verschiedene Einrichtungen übertragbar ist.

2. Grundlagen der Sensorischen Integration

In diesem Kapitel werden der Aufbau, die Funktionen und Funktionsprinzipien des Gehirns beschrieben. Die motorischen Entwicklungsprinzipien stellen die Grundlage dar, an die sich die entwicklungsorientierte Bewegungsförderung anlehnt. Die Kenntnis der frühkindlichen Reflexe und ihrer möglichen Auswirkungen auf die Entwicklung ist notwendig, um Bewegungsstörungen und Verhaltensweisen eines Kindes einordnen und gezielte Übungen zur Verbesserung anbieten zu können. Die Beschreibung der einzelnen Sinnessysteme sowie deren Funktionen in der Entwicklung des Kindes lässt verstehen, dass viele kognitive Funktionen das Endprodukt sensorischer Integrationsprozesse darstellen. Die sinngebende Verarbeitung von Wahrnehmungsreizen beschreibt die Entwicklung des Lernens auf der Basis der Ausbildung eines erfahrungsbedingten Gedächtnisses.

Neurophysiologische Prozesse sind immer an Verhalten, Motorik und Lernen beteiligt. Die Zusammenhänge neurophysiologischer Funktionen ergeben Aufschlüsse über die Entstehung vieler Fähigkeiten; sie zeigen Erklärungsmöglichkeiten und Hinweise auf Störungen sowie einen möglichen Ansatzpunkt in der Förderung. Neurologische Symptome sind kein statischer Zustand, sondern sie sind durch ein adäquates Übungsangebot und ein positives Einwirken des sozialen Umfeldes beeinflussbar. Für das Verständnis Sensorischer Integrationsstörungen halten wir deshalb die Beschreibung neurophysiologischer und entwicklungspsychologischer Grundlagen für sehr wichtig. In den Erläuterungen werden wir uns auf die Aspekte beziehen, die uns für die praktische Arbeit Hinweise und Zusammenhänge liefern.

2.1. Aufbau und Funktion des Gehirns

Die Phylogenese beschreibt die stammesgeschichtliche Entwicklung des Gehirns aus einfachen Gehirnstrukturen zu dem hochentwickelten und komplizierten Gebilde des menschlichen Gehirns. Neue Gehirnstrukturen kamen zu den bereits vorhandenen hinzu, ohne diese jedoch zu ersetzen.

Der Antrieb für diese Gehirnentwicklung war ein lang anhaltender umweltbedingter Stress, der so auf die Art einwirkte, dass diese quasi „gezwungen" war, (im Rahmen der Evolutionsmechanismen) neue Gehirnstrukturen auszubilden, um den Anforderungen der Umwelt weiterhin gerecht werden zu können. Das Nervensystem der Wirbeltiere entwickelte sich aus dem Neuralrohr, einem einzigen Nervenstrang, der es dem Tier ermöglichte, einfache Interpretationen der Umweltreize und Reaktionen auszubilden. Das Hinzukommen des Hirnstammes erweiterte die Fähigkeit des Organismus, sensorische Reize differenzierter zu interpretieren und qualifiziertere Verhaltensmuster auszubilden als es durch das Neuralrohr möglich war. Der Hirnstamm, einschließlich des Thalamus, stellte lange Zeit das höchste Zentrum neuraler

Prozesse dar. Mit der Entwicklung der Hemisphären konnten zusätzliche Fähigkeiten ausgebildet werden. Erst durch die Weiterentwicklung der auditiven Zentren z. B. konnten sich auch die Sprachzentren ausbilden. Das Hinzukommen neuer Gehirnstrukturen ermöglichte ein Anwachsen der Qualität und Quantität des Austausches zwischen dem Organismus und der Umwelt.

Aus der phylogenetischen Entwicklung des Gehirns lässt sich ableiten, dass Funktionen, die überwiegend von der Großhirnrinde gesteuert werden, also von einer kortikal höheren Funktionsebene, ohne ausreichende Funktionen der subkortikalen Gehirnstrukturen (wie z. B. des Hirnstamms und des Zwischenhirns) sich nicht umfassend und ausreichend entwickeln können. Erst die optimale Funktion der „niederen" Gehirnstrukturen lässt eine adäquate und komplexe Verarbeitung auf kortikaler Ebene entstehen.

Taktile Reize müssen auf Hirnstammniveau entsprechend verarbeitet und mit sensorischen Daten aus anderen Sinneskanälen verknüpft werden, sodass sie der Großhirnrinde als präzise Empfindung bewusst werden und eine entsprechende Reizantwort eingeleitet werden kann.

Das Gehirn ist der in der knöchernen Schädelhöhle liegende Teil des zentralen Nervensystems (ZNS). Das ZNS setzt sich zusammen aus Rückenmark und Gehirn. Im Gehirn unterscheidet man verschiedene Abschnitte (vgl. Abb. 1). Jedem dieser Gehirnabschnitte kommen bestimmte Funktionen zu, die im Folgenden beschrieben werden, wobei immer nur die Aspekte beschrieben werden, die für die Sensorische Integration von besonderer Bedeutung sind:

1. Hirnstamm mit Formatio reticularis (1 a).
2. Kleinhirn (Cerebellum).
3. Zwischenhirn mit Thalamus und Basalganglien.
4. Balken (Corpus callosum).
5. Limbisches System oder der „alte Kortex".
6. Großhirnrinde (Neokortex).

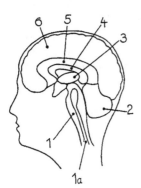

Abb. 1: Schematische Übersicht über die Abschnitte des Gehirns (Erläuterung im Text)

2.1.1. Der Hirnstamm

Stammesgeschichtlich gesehen ist der Hirnstamm der „alte" Teil des Gehirns. Man unterscheidet im Hirnstamm das verlängerte Rückenmark (Medulla oblongata), die Brücke (Pons), das Mittelhirn und die Formatio reticularis. Der Hirnstamm nimmt eine zentrale Stellung im Nervensystem ein, denn hier laufen viele Nervenbahnen aus allen Gehirngebieten (Rückenmark, Kleinhirn, Großhirn) zusammen. Impulse werden vom Hirnstamm zu den entsprechenden Kerngebieten der Großhirnrinde weitergeleitet. Nur was auf Hirnstammniveau adäquat verarbeitet wird, kann von der Großhirnrinde als Information genutzt werden, um Impulse für eine angemessene Reaktion zu produzieren. Die Integration der Sinnesreize auf Hirnstammniveau stellt so die Grundlage dar, auf der sich Lernen entwickeln kann. Der Hirnstamm ist über die Steuerung einfacher Halte- und Stellreflexe verantwortlich für die Kontrolle des Körpers im Raum. Über Hirnstammmechanismen werden einfache Kopf- und Augenbewegungen gesteuert. Der Hirnstamm regelt auch lebenswichtige Funktionen wie Atmung und Kreislauf. Saugen und Schlucken sind ebenso Funktionen, die von Hirnstammmechanismen gesteuert werden.

Die Formatio reticularis ist eine netzförmige, wenig gegliederte Nervenmasse, die ganz zentral im Hirnstamm liegt. Sie erhält sensorische Informationen aus allen Sinnesgebieten und stellt ein wichtiges Zentrum zur Integration aller hier einlaufenden Informationen dar. Die Informationen werden dort miteinander verknüpft und ergänzt für die weitere Verarbeitung auf höheren Funktionsebenen. Einen ganz besonderen Zugang zur Formatio reticularis haben taktile, kinästhetische und vestibuläre Reize.

Die Formatio reticularis unterliegt Einflüssen aus allen Gehirngebieten, sie hat einen weitreichenden Einfluss auf den Rest des Gehirns. Sie stellt den Hauptkontrollmechanismus des ZNS dar; ihre Hauptfunktion ist es, die Großhirnrinde zu wecken. Über aufsteigende Impulse steuert sie den Wachheitszustand und den Grad der Aufmerksamkeit des ZNS. Ein aufmerksamer Organismus ist in der Lage, mehr Informationen über einen Reiz zu erhalten und wird dadurch besser auf effektivere Reaktionen vorbereitet. Eine weitere Funktion der Formatio reticularis ist die Hemmung oder Verstärkung von sensorischen Reizen auf dem gesamten Übertragungsweg eines Reizes von der Befehlszelle bis zur Großhirnrinde. Durch ihre diskriminative und differenzielle Funktion, das heißt, einen sensorischen Reiz durch die Hemmung anderer Reize hervorzuheben, schützt sie das Gehirn vor Reizüberflutung. Besondere Aufmerksamkeit für einen Reiz wird gebraucht, um diese Information für eine adäquate Interaktion mit der Umwelt zu nutzen.

Die Dysfunktion dieser diskriminativen Mechanismen zeigt sich in Konzentrationsstörungen, Hyperaktivität, Störungen der Aufmerksamkeit oder des Wachheitszustandes. Viele Lernstörungen, aber auch Störungen der Haltungskontrolle, der Augenmuskelkontrolle sowie ein abnormaler Muskeltonus lassen sich mit Dysfunktionen der Formatio reticularis und des Hirnstammes in Verbindung bringen.

2.1.2. Das Kleinhirn

Das Kleinhirn ist an der Feinsteuerung der Körperbewegung und -haltung beteiligt und ermöglicht die Erhaltung des Gleichgewichts. Der Ursprung des Kleinhirns und des Labyrinths im Ohr aus gemeinsamen Nervensträngen erklärt und beschreibt die Funktion des Kleinhirns beim Menschen. Das Kleinhirn steht in enger Verbindung mit Hirnstamm und Großhirnrinde. Zur Bewältigung seiner Funktionen – Koordination von Bewegungen, Speicherung von willkürlichen Bewegungsmustern, Verknüpfung von Haltung und Bewegung, Aufrechterhaltung des Gleichgewichts, Steuerung des Zusammenspiels der Muskeln – ist das Kleinhirn abhängig von Informationen aus dem taktilen, kinästhetischen und vestibulären Bereich.

2.1.3. Das Zwischenhirn

a) Der Thalamus
Der Thalamus ist eine der mächtigsten Ansammlungen von Kernen im zentralen Nervensystem. Er steht in Verbindung mit Kleinhirn, Hirnstamm und Großhirn. Alle einlaufenden Sinneserregungen werden dort gefiltert und übersetzt für die Verarbeitung in der Großhirnrinde. Der Thalamus gilt als „Tor des Bewusstseins", denn alles, was als Empfindung bewusst werden soll, wird vom Thalamus weitergeleitet. Über den Thalamus werden Tastempfindungen, Tiefensensibilität, Temperatur- und Schmerzempfindungen integriert. Im Thalamus werden Informationen zu elementaren Gefühlen und Gemütszuständen wie Freude, Angst und Lust ausgewertet.

b) Die Basalganglien
Die Basalganglien sind eine Masse von subkortikaler Substanz. Sie beeinflussen die Regulation der Haltung und der Bewegung des Körpers im Raum und sind an der Planung und Ausführung auch komplexerer motorischer Handlungen beteiligt. Die Basalganglien sind im Prozess der sensorischen Integration von Bedeutung, da sie sensorischen Informationen eine gegenseitige Beeinflussung ermöglichen, um sie für die verhältnismäßig komplexe Aufgabe der Haltung und Körperbewegung sinnvoll zu nutzen. Die Basalganglien vermitteln ein angepasstes Bewegungsverhalten, das komplexer und weniger stereotyp ist als das Verhalten, das durch den Hirnstamm gesteuert wird. Es ist jedoch auch nicht so differenziert und präzise wie die Bewegungen und Verhaltensweisen, die die Großhirnrinde ermöglicht.

2.1.4. Der Balken

Der Balken ist eine Masse markhaltiger Nervenfasern. Im Balken kreuzen die Axone der Nervenzellen zur jeweils gegenüberliegenden Großhirnhemisphäre. Er stellt die Verbindung zwischen beiden Hemisphären her, sodass ein Austausch der Informationen zur Bewältigung komplexer Leistungen gegeben ist.

2.1.5. Limbisches System oder der „alte Kortex"

Das Limbische System ist ein komplexes Gebilde aus mehreren Hirnstrukturen. Es legt sich wie ein Ring um den Balken. Es steht mit allen sensorischen Systemen in Verbindung und stellt die Verknüpfung aller Informationen her. Reize, Empfindungen, Eindrücke werden auf dieser Verarbeitungsstufe erstmals bewusst erlebt. Das Limbische System steuert einfache Grobbewegungen und Fortbewegungsmuster. Es ist an der Entstehung der Gefühle und gefühlsbetonter Verhaltensweisen beteiligt. Über das Limbische System erhalten alle Informationen und Lernvorgänge ihre affektive Färbung und Bewertung, wichtig oder unwichtig, angenehm oder unangenehm. Von daher sind alle Lernprozesse immer mit Emotionen verknüpft. Das Speichern von Informationen vor allem im Kurzzeitgedächtnis ist unter anderem eine Funktion des Limbischen Systems.

2.1.6. Die Großhirnrinde (Neokortex)

Die Großhirnrinde ist eine stark gefaltete Nervengewebsschicht, die sich wie ein Mantel um die vorher genannten Gehirnstrukturen legt. Sie steuert Funktionen wie Bewusstsein, Denken, Sprache, Körpergefühl. Die Großhirnrinde wird in spezifische und unspezifische Gebiete eingeteilt.

Die spezifischen Rindenareale können entweder in einer festen Beziehung zu bestimmten Sinnesbereichen stehen oder sie übernehmen die Steuerung spezifischer Muskelgruppen. Mit den unspezifischen Rindenarealen vermag der Mensch eine ganze Reihe menschlicher Verhaltensweisen auszubilden, wie Phantasien, Denkmodelle, Wesenszüge.

Die Großhirnrinde ist in zwei Hemisphären aufgeteilt, die jeweils spezifische Aufgaben übernehmen (siehe funktionale Asymmetrie 2.1.7. f.). Der Balken integriert die unterschiedlichen Funktionen beider Gehirnhälften, da an dieser Stelle die Axone der Nervenzellen der einen Hemisphäre zur jeweils gegenüberliegenden Hemisphäre kreuzen. Dadurch ist der Austausch von Informationen, die Überleitung von Erinnerungs- und Lerninhalten gewährleistet und ein unvermeidliches Chaos im Gehirn ausgeschlossen. Erst durch die Interaktion beider Großhirnhemisphären werden Aufrichtung, Fortbewegung, das Einhalten einer Bewegungsrichtung möglich, da diese Funktionen das dosierte und feinabgestimmte Zusammenspiel beider Körperhälften erforderlich machen. Bei völlig fehlender Funktionsintegration der beiden Gehirnhälften wüsste die eine Körperhälfte nicht, was die andere tut.

Jedoch wird vermutet, dass auch noch andere interhemisphärisch integrierende Mechanismen im Gehirn vorhanden sind bzw. ausgebildet werden können. So konnten bei Epilepsie-Patienten, bei denen aus therapeutischen Gesichtspunkten der Balken durchtrennt wurde, weiterhin bilaterale Aktivitäten beobachtet werden. Die Spezialisierung der Großhirnhemisphären auf spezifische und differenzierte Funktionen macht den Informationsaustausch unbedingt erforderlich. Die Lateralisierung der Hemisphären stellt aber auch die Grundlage dar für die Entwicklung der Händigkeit oder Handdominanz und der Fähigkeit, die Körpermitte zu überkreuzen. Die Großhirnrinde kann nur diejenigen Informationen verarbeiten, die von den niedrigen oder subkortikalen Gehirnstrukturen entsprechend weitergeleitet werden. Sie ist abhängig von dem optimalen Funktionieren subkortikaler Gehirnstrukturen, beeinflusst und begrenzt aber auch deren Aktivitäten.

2.1.7. Die Funktionsprinzipien des Gehirns

Die Funktionsprinzipien werden als Hypothesen beschrieben. Sie stellen Erklärungskonstrukte dar, die im Einzelnen nie so beobachtet werden können wie sie im Folgenden dargestellt sind. Beobachtbare Reaktionen erfordern immer die gleichzeitige Funktion mehrerer Mechanismen. Aber die Funktionsprinzipien können uns wichtige Hinweise für die Therapie, den Therapieaufbau sowie die therapeutische Vorgehensweise liefern.

a) Die Interdependenz der Gehirnstrukturen

Das Gehirn funktioniert im Wesentlichen immer als Ganzes. Kein Teil des Gehirns kann isoliert oder unabhängig von anderen Gehirnstrukturen arbeiten. Es besteht eine wechselseitige Abhängigkeit zwischen den Gehirnstrukturen, die sich auf die Effizienz einer Funktion bezieht, jedoch nicht auf deren Funktionsfähigkeit. Je größer die Interaktion zwischen verschiedenen Gehirnstrukturen ist, desto größer ist auch die adaptive Kapazität und desto mehr Reaktionsmöglichkeiten bestehen. Die Großhirnrinde kann einen taktilen Reiz erst als eine freundliche Art der Berührung interpretieren, wenn der Reiz differenziert und exakt im Einklang mit Wahrnehmungen anderer Sinnesbereiche vom Hirnstamm weitergeleitet wird.

b) Die Plastizität des Gehirns

Der Teilungsvorgang der Nervenzellen im Gehirn ist vorgeburtlich ab der 22. Schwangerschaftswoche weitgehend abgeschlossen. Das weitere Wachstum des Gehirns beruht auf der Entwicklung der Nervenfortsätze und der Synapsen. Es werden zwei Arten von Nervenfortsätzen ausgebildet. Zum einen die Axone, zum anderen die Dendriten. Jede Nervenzelle bildet in der Regel ein Axon aus. Dieses Axon zeigt wenige Verzweigungen auf. Über das Axon werden Informationen an andere Zellen weitergeleitet. Jede Zelle besitzt eine große Anzahl von Dendriten, die eine Vielzahl von Verzweigungen aufzeigen, den sogenannten Dendritenbaum. Die Dendriten nehmen Informationen auf, die von den Axonen weitergeleitet werden, um sie an die Nervenzellen weiterzugeben. Die Dendriten übernehmen in der Informationsweiterleitung keine aktive Funktion, sie haben die Aufgabe eines Empfangssystems.

Die Synapsen sind die Verbindungsstellen der Axone mit anderen Zellen (Nerven-, Muskel- oder Drüsenzellen) oder deren Dendriten. An den Synapsen werden Informationen übermittelt, im zentralen Nervensystem überwiegend auf chemischem Weg. Es werden zwei Arten von Synapsen unterschieden. Die aktivierenden oder erregenden Synapsen geben Informationen weiter, die hemmenden Synapsen können einen Informationsfluss stoppen.

Die optimale Hirnfunktion ist abhängig von einer ausreichenden Anzahl von Dendriten sowie von der schnellen und störungsfreien Weiterleitung der Informationen über die Synapsen. Erst dadurch kann eine Vielzahl von Informationen zusammengeführt, ausgetauscht und verglichen werden. Die Ausbildung der Dendriten und der Synapsen ist abhängig von einem adäquaten Reizangebot. Ein geringes Angebot an Reizen oder gar Reizentzug führen zu einer Störung der Entwicklung des Dendritenbaumes, Synapsen werden lahmgelegt, die Funktionsfähigkeit des Gehirns reduziert sich. Sensorische Reize sind, wie J. Ayres beschreibt, Nahrung für das Gehirn. Das Gehirn ist in den ersten Lebensjahren besonders veränder- und beeinflussbar. Die Plastizität des Gehirns geht mit den Jahren zurück. Die neurologische Organisation wird überwiegend im ersten Lebensjahrzehnt abgeschlossen. Es wäre falsch, nun anzunehmen, das kindliche Gehirn verändere sich nur in seinem ersten Lebensjahrzehnt. Veränderung ist noch im späteren Lebensalter und beim Erwachsenen möglich. Das kindliche Gehirn ist jedoch leichter beeinflussbar. Veränderungsprozesse gehen schneller vonstatten, Lerninhalte können leichter integriert werden. Deshalb ist es notwendig, Fördermaßnahmen so frühzeitig wie möglich einzuleiten. Hier kommt der Frühförderung ein spezieller Stellenwert zu.

c) Die dynamische Lokalisierung nach Luria

Bei der Bewältigung komplexer Anpassungsleistungen wie Sprechen, Lesen, Schreiben sind viele Hirnstrukturen gleichzeitig tätig. Komplexe Funktionen können nicht einzelnen Gehirnstrukturen zugeordnet werden. Vielmehr macht die Vielzahl der Einzelfunktionen, die zur Bewältigung einer Aufgabe benötigt werden, eine Zusammenarbeit vieler Zellgruppen in verschiedenen Gehirnarealen auf unterschiedlichen Funktionsebenen erforderlich.

Im Gehirn können spezifische Rindenareale bestimmt werden, z. B. das motorische und sensorische Sprachzentrum, die motorische und sensorische Hirnwindung. Doch zu einer sinnvollen Anpassungsleistung (wie das Ergreifen eines Gegenstandes) reicht die Aktivierung einer spezifischen Muskelgruppe nicht aus. Der Gegenstand muss zum eigenen Körper in Beziehung gesetzt werden, die Körperhaltung, die Lage des Körpers im Raum, die Bewegungsrichtung und die Kraftdosierung müssen darauf abgestimmt sein. Die dynamische Lokalisierung besagt auch, dass die Kombination der Zellgruppen nach Bewältigung einer Anpassungsleistung zugunsten neuer Kombinationen aufgelöst wird. Das Prinzip, dass viele Gehirnstrukturen an der Bewältigung einer Aufgabe beteiligt sind, macht deutlich, dass Förderung niemals auf die Funktion einzelner Gehirnstrukturen bezogen sein kann, sondern das Gehirn immer als Ganzes beteiligt ist.

d) Die überlappende Topografie

Teilgebiete des zerebralen Kortex, die Sinnesreize aus den verschiedenen Wahrnehmungskanälen aufnehmen, sogenannte primär-sensorische Teilgebiete, sind von integrierenden Teilgebieten umgeben, die sich wiederum mit anderen Teilgebieten überlappen. Vergleichbar wäre dieser Aufbau mit einem Schichtmodell, in dem die einzelnen Schichten nicht direkt übereinander liegen, sondern überlappend angeordnet sind. Diese Anordnung dient der Koordination von Sinnesreizen und ermöglicht die Vollständigkeit einer Funktion. Die überlappende Anordnung der Teilgebiete macht es möglich, bei Funktionsausfall eines Teilgebietes durch Aktivierung der angrenzenden Teilgebiete die Funktion des ausgefallenen Teilgebietes erneut anzuregen bzw. durch die angrenzenden Gebiete auszugleichen. Dieses Prinzip der überlappenden Topografie bezieht sich nicht nur auf sensorische Teilgebiete, sondern kann auch auf motorische Teilgebiete übertragen werden.

Kinder mit Störungen der Sprachmotorik haben meistens auch Störungen in der Handmotorik und der Fingergeschicklichkeit. Das motorische Sprachzentrum grenzt an das motorische und sensorische Rindenfeld für Mund, Zunge, Finger und Füße. Durch gezielte und regelmäßige Fingerübungen kann eine Aktivierung der angrenzenden Bereiche erreicht werden, was sich deutlich in einer verbesserten Sprachproduktion dieser Kinder zeigt. So erhält dieses Prinzip im Zusammenhang mit der Plastizität des Gehirns in der Frühförderung eine wichtige Bedeutung. Gezielte und frühzeitige Förderung kann Grundlagen im Gehirn schaffen, die es dem Kind ermöglichen, Fähigkeiten auszubilden und Fertigkeiten zu differenzieren.

e) Die funktionale Asymmetrie

Der Kortex teilt sich in zwei Großhirnhemisphären, die in ihren Funktionen eine Differenzierung und Spezialisierung aufzeigen.

Die linke Hemisphäre wird als die sprechende Hemisphäre bezeichnet, dort befindet sich in der Regel das motorische Sprachzentrum. Sie nimmt Gerüche aus der rechten Nase wahr und Eindrücke aus dem rechten Gesichtsfeld. Sie verarbeitet die Sinneseindrücke aus der rechten Körperhälfte und übernimmt die Steuerung der Bewegungen der rechten Körperseite. Die linke Hemisphäre analysiert Zusammenhänge. Ein Ganzes wird zerlegt, isoliert, bis kleinste Einheiten übrigbleiben, die dann nach Regeln (grammatikalisch, logisch, mathematisch) in einen Zusammenhang gebracht werden. Die linke Hemisphäre ist überall dort gefordert, wo es um das genaue Erfassen von Einzelheiten geht. Sprache erfassen, das Erkennen von Figuren in Suchbildern, das Heraushören eines Instrumentes in einem Orchester sind Aufgaben, die einen analysierenden Prozess erfordern. Sprachverständnis und Sprachproduktion, ebenso die Planung und Produktion von Handlungsfolgen setzen sequenzanalytische Prozesse voraus und sind somit Aufgaben der linken Hemisphäre.

Die Kompetenz der rechten Hemisphäre äußert sich in nicht verbalen Leistungen. Sie nimmt Gerüche aus der linken Nase wahr, Sinneseindrücke des linken Gesichtsfeldes, der linken Körperseite, werden in der rechten Hemisphäre wahrgenommen. Die Steuerung der Körperbewegungen der linken Körperhälfte werden von der rechten Hemisphäre übernommen. Ihr kommt die Aufgabe zu, den Gesamtzusammenhang einer Sache zu erfassen. Sie betrachtet Dinge holistisch, als Gesamtbild, setzt Einzelteile zueinander in Beziehung, analysiert die räumlichen Zusammenhänge. Die rechte Hemisphäre ist die schöpferische oder künstlerische Hemisphäre. Sie erfasst den atmosphärischen Gesamteindruck einer Wohnung, den ersten Eindruck einer Person, den Gesamtsinn von Gesprochenem. Die rechte Hemisphäre kann Raumrichtungen, aber auch Ereignisrichtungen weiterdenken. Einzelne Striche können räumlich so weiter rekonstruiert werden, dass ein Gesamtbild entsteht. Das Ergänzen von Bruchstücken auf ein Ganzes ist ein Grundmuster menschlicher Informationsverarbeitung. Die rechte Hemisphäre ist diejenige, die träumt. Sie hat ein elementares Melodieverständnis, da sie einzelne Töne zu einem Ganzen zusammenfügt. Sie produziert Melodien beim Singen und Summen, sie schafft die Sprachmelodie, die Intonation des Gesprochenen. Die rechte Hemisphäre erfasst und überblickt soziale Situationen und Handlungen, die Handlungsrichtungen müssen gleichzeitig erfasst und zueinander in Beziehung gesetzt werden, um so die Gesamtheit der Situation von Anfang bis Ende zu verstehen.

Am Beispiel des Lesens wird deutlich, wie wichtig die Kommunikation zwischen den beiden Großhirnhemisphären ist. Beim Lesen eines Textes analysiert die linke Hemisphäre die einzelnen Satzteile und Sätze nach semantischen und grammatikalischen Gesichtspunkten. Die rechte Hemisphäre erstellt den Gesamtzusammenhang, das Sprachverständnis. Erst das Zusammenführen beider Fähigkeiten macht es möglich, einen Text zu lesen und den Inhalt des Gelesenen zu erfassen.

Die Voraussetzung für die Spezialisierung und Lateralisierung der Hemisphären ist, dass beide Gehirnhälften sich zunächst symmetrisch entwickeln. Beide Gehirnhälften können in gleichem Maße Aufgaben bewältigen, beide sind gleichermaßen an der Bewältigung vieler Aufgaben beteiligt. Erst über diesen Entwicklungsschritt kann die Spezialisierung der Hemisphären beobachtet werden. Die endgültige Lateralisation wird erst im Alter von acht bis neun Jahren abgeschlossen.

Die Entwicklung hin zur Lateralisation der Hemisphären lässt sich im motorischen Bereich beobachten. Die beiden Körperhälften müssen integriert werden, damit der Körper zunächst symmetrisch funktionieren kann. Die Integration der beiden Hemisphären ist dazu Voraussetzung und macht auch erst das Überkreuzen der senkrechten Körpermittellinie möglich. Mit der Spezialisierung der Hemisphären auf spezifische Funktionen setzt auch im motorischen Bereich die Entwicklung zur Lateralisation ein. Einer Körperseite wird die Führung bei koordinierten Bewegungen ermöglicht, das Kind entwickelt seine dominante Seite.

f) Das holistische Modell

Es wird vermutet, dass im Gehirn Erfahrungen, Informationen, Lerninhalte nicht nur in einem Gehirngebiet verarbeitet und gespeichert werden. Es sind immer viele Bereiche im Gehirn beteiligt. Diese gespeicherten Erfahrungen können durch Aktivierung der Gehirngebiete wieder hervorgerufen werden und ermöglichen die vollständige Planung und Durchführung einer Funktion.

Bei Unfall- oder Schlaganfallpatienten werden Gehirngebiete geschädigt, Funktionen und Fähigkeiten scheinen verloren, primitive Muster wie Reflexe können wieder in Erscheinung treten. In der Rehabilitation kann beobachtet werden, dass Funktionen durch entsprechende Aktivierung wieder auftreten, die durch den Unfall verloren gingen. Die gespeicherten Erfahrungen werden in nicht beschädigten Gehirnzentren reaktiviert.

Kinder, die einen Unfall erlitten haben, können auf einen fundierten Erfahrungsschatz zurückgreifen, im Gegensatz zu Kindern, bei denen von Geburt an eine Schädigung vorliegt. Frühgeschädigte Kinder sammeln und speichern auch Erfahrungen, jeweils mit den Einschränkungen, die durch die Schädigung vorgegeben sind. Sie müssen Bewegungsmuster und Handlungsstrategien oft mühsam Schritt für Schritt erarbeiten und erlernen, während bei Unfallkindern oft nach gewisser Zeit die gespeicherten Erfahrungen wieder hervorgerufen werden können und dadurch Bewegungs- und Handlungsmuster präsent werden.

2.2. Entwicklung der kindlichen Motorik

Die Motorik eines Kindes entwickelt sich auf der Grundlage eines intakten Nervensystems und ist die Voraussetzung für die Vervollständigung einer umfassenden sensomotorischen Basis. Die motorischen Muster werden durch Erfahrungen erworben, verfestigt und erweitert. Das Gehirn kennt keine Muskeln, sondern die Bewegungserfahrungen werden als ein Programm einer Nervenreizungskette im Gedächtnis festgehalten und sind jederzeit wieder abrufbar. Die Entwicklung neuer Muster bis zum Erreichen eines großen Repertoires an Bewegungsfertigkeiten ist Voraussetzung für ein intaktes Bewegungsverhalten. Die Reihenfolge der motorischen Entwicklungsschritte eines Kindes stellt deshalb die Grundlage des Therapieaufbaus dar.

2.2.1. Die wichtigsten Schritte der grobmotorischen Bewegungsmuster

a) Die Kopfkontrolle
Die Kopfkontrolle ist der erste und wichtigste Schritt in der motorischen Entwicklung. In den ersten Lebenswochen kann ein eher reflexartiges Anheben des Kopfes in Bauchlage beobachtet werden. Dies dient hauptsächlich dazu, den Kopf zur Seite legen zu können, um die Atemwege freizuhalten.

In Bauchlage wie in Rückenlage überwiegt beim Säugling zunächst die Beugehaltung (Abb. 2). Die Arme sind in allen drei Gelenken, das heißt, im Schulter-, Ellbogen- und Handgelenk, gebeugt. Die Beine sind von der Hüfte aus in Beugehaltung, nach außen gedreht, die Knie sind gebeugt und die Füße mit dem Fußrücken nach außen gedreht. In den Extremitäten können anfangs symmetrische reflexartige Strampelbewegungen beobachtet werden.

Im Alter von drei Monaten kann das Kind in Bauchlage eine symmetrische Haltung einnehmen. Der Kopf kann jetzt relativ sicher bis 45° angehoben werden, das Gesicht schaut geradeaus. Das Kind liegt noch etwas instabil, auf die Unterarme gestützt, die Hände sind noch gefaustet. Das Heben des Kopfes in Bauchlage aktiviert die Nacken- und Rückenmuskulatur. Die Hüfte wird jetzt

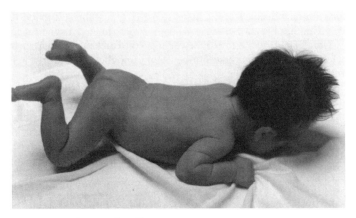

Abb. 2: Bauchlage des Säuglings

schon besser gestreckt, die Beine sind noch nach außen gedreht, die Knie gebeugt.

Liegt das Kind auf dem Rücken, kann es jetzt seine Hände in der Mitte zusammenführen und sie betrachten. Gegenstände, die in die Hand gelegt werden, werden gehalten, können jedoch noch nicht bewusst losgelassen werden.

Im fünften Lebensmonat kann der Kopf bis auf 90° angehoben werden, der Unterarmstütz mit überwiegend geöffneten Händen bietet schon ein relativ sicheres Gleichgewicht. Durch Gewichtsverlagerung auf einen Arm wird der andere frei, um sich nach einem Gegenstand auszustrecken. Die Rotation der Wirbelsäule setzt ein. Der Oberkörper wird höher gehalten als zuvor. Die anfängliche Beugehaltung löst sich immer mehr auf, sodass jetzt die Hüfte in Bauchlage auf der Unterlage liegt, in der Rückenlage können die Fußsohlen auf die Unterlage gestützt werden.

In der weiteren Entwicklung wird durch die zunehmende Streckung der Arme in den Ellbogengelenken aus dem Unterarmstütz der Handstütz. Das Kind versucht zusehends, sein Gewicht so zu verlagern, dass es die Beine bewusst unter den Bauch ziehen kann. Ein stabiler Vierfüßlerstand kann jedoch noch nicht eingenommen werden.

b) Die Roll- und Drehbewegungen

Wird der Kopf des Säuglings passiv gedreht, folgt zunächst der ganze Körper ohne Rotation der Wirbelsäule. Mit drei bis vier Monaten wird die Rollbewegung differenzierter, sodass auf eine passive Drehbewegung des Kopfes zur Seite die Schulter mit angehoben wird, dann folgen die Hüfte und zuletzt die Beine. Diese differenzierte Rollbewegung erfordert die einsetzende Rumpfrotation, übt diese aber auch. Die Rollbewegung verläuft in umgekehrter Reihenfolge, wenn sie durch das Legen eines Beines über das andere eingeleitet wird.

Ab dem fünften bis sechsten Monat kann das Kind diese Rollbewegung, ausgelöst durch eine Kopfdrehung, selbst aktiv ausführen. Zunächst dreht sich das Kind nur bis zur Seitlage und dann zurück in die Ausgangslage.

Durch die erweiterte Rollbewegung von Rückenlage in Bauchlage entwickelt das Kind seine erste Fortbewegungsmöglichkeit und erweitert dadurch seinen Handlungsraum.

Die Drehbewegung in die Seitlage bietet dem Kind die Möglichkeit, über den seitlichen Ellbogenstütz zum Sitz zu gelangen. Es stemmt sich mit Unterarm und Hand von der Unterlage weg und richtet den Rumpf zum Sitzen auf. Diese Art der Aufrichtung zum Sitzen benutzt das Kind bis zum Alter von vier Jahren. Erst dann wird das Heben des Kopfes und des Körpers gleichzeitig möglich und das Kind kann sich zum Langsitz aufrichten.

c) Das Sitzen

Eine gut entwickelte Kopfkontrolle ist die Voraussetzung für den Aufbau eines stabilen Körpergleichgewichts, von daher auch Voraussetzung für das Sitzen.

Mit sechs bis sieben Monaten kann das Kind, wenn es passiv in die Sitzposition gebracht wurde, ohne Stütze mit relativ sicherer Kopfkontrolle sitzen. Der Rücken ist zunächst noch stark gekrümmt, die Beine sind in den Hüften nach außen gedreht, die Knie stark gebeugt. Die Beine bieten dadurch eine größere Auflagefläche, was den Erhalt des Gleichgewichts erleichtert. In dieser Position ist die Aufrichtung des Rückens leichter möglich. Das Kind übt in der Sitzposition die Haltemechanismen, die im Hinblick auf das Stehen gut ausgebildet sein müssen. Droht das Kind aus der Sitzposition umzukippen, kann es sich zuerst nach vorne ganz gut abstützen, das Abstützen zur Seite und nach hinten folgt später.

Im Alter von neun Monaten kann sich das Kind über die Seitlage, den seitlichen Ellbogenstütz eigenständig zum Sitzen aufrichten, Kopfkontrolle und Gleichgewicht haben sich gut entwickelt, die Sitzposition ist aufrecht und stabil.

Manche Kinder erproben Fortbewegungsmöglichkeiten im Sitzen, indem sie sich auf dem Gesäß um die eigene Achse drehen oder sich mit den Beinen vorwärts ziehen und das Gesäß nachrutschen lassen.

d) Das Robben

Das Robben auf dem Bauch, das ungefähr ab dem siebten Monat beobachtet werden kann, ist die einfachste Art der Fortbewegung. Das Kind zieht sich anfangs abwechselnd auf je einen Unterarm gestützt nach vorn, die Beine sind noch nicht aktiv an der Bewegung beteiligt. Von daher stellt diese Art der Fortbewegung noch keine natürliche Vorbereitung auf das Krabbeln dar. Durch bewusste Beugung im Kniegelenk, das Abstützen der Zehen auf der Unterlage sowie der einsetzenden Wirbelsäulendrehung wird es dem Kind möglich, das Bein aktiv einzusetzen.

Das Kind schiebt sich mit dem zur Seite gebeugten Bein vorwärts, gleichzeitig wird der Arm auf der Gegenseite gestreckt und an der Vorwärtsbewegung beteiligt. Anschließend wird das Bein der anderen Seite gebeugt sowie der Arm der Gegenseite gestreckt. Kinder können mit dieser Art der Fortbewegung recht flink werden und auch beliebig ihre Richtung ändern. Über das Robben übt das Kind die Gelenkigkeit seiner Wirbelsäule als Vorbereitung auf das Krabbeln. Gleichzeitig bewegt es alle vier Extremitäten in rhythmischer und koordinierter Art und Weise.

e) Das Krabbeln

Das Kind kommt aus der Bauchlage in den Vierfüßlerstand, indem es sich auf Hände und Knie stützt und den Rumpf von der Unterlage hebt. Auch die seitlich abgestützte Sitzposition bietet dem Kind die Möglichkeit, in den Vierfüßlerstand zu kommen. Es dreht den Rumpf so, dass das Gesäß von der Unterlage abhebt, und verlagert sein Gewicht auf Hände und Knie.

Bevor das Kind sich in dieser Position fortbewegt, übt es die Verlagerung des Gewichtes von Arme auf Knie und umgekehrt durch vor- und rückwärts gerichtete Schaukelbewegungen. Der Körperschwerpunkt liegt in der Vierfüßlerposition noch nicht sehr hoch, Arme und Beine bieten insgesamt vier Stützpunkte, was dem Kind hilft, sein Gleichgewicht zu halten. Beim Krabbeln selbst bewegt es einen Arm und das gegenseitige Knie nach vorn, das sogenannte kreuzkoordinierte Krabbeln. Durch das Stützen auf die Hand wird eine reflektorische Ausstrahlung auf die Streckmuskulatur der Arme, des Rückens und des Nackens ausgelöst, die eine aufrechte Kopfhaltung und die freie Kopfbeweglichkeit positiv unterstützt. Durch die Aktivierung der Nackenmuskulatur werden die Augenmuskeln mit angeregt, sodass das Kind durch sein erweitertes Blickfeld und seine neuen Möglichkeiten in dieser Position auch maßgeblich seine Augenbeweglichkeit übt.

Durch den Handstütz werden die Handgelenke stark gebeugt, die Finger gespreizt und gebeugt, sodass die Hände dadurch auf die Greifbewegung vorbereitet werden. Die Entwicklung des Zentralen Nervensystems erlaubt jetzt eine weitere Differenzierung der Gelenke, sodass jetzt Hüft- und Kniegelenke gebeugt, die Sprunggelenke gestreckt werden können. Das kreuzkoordinierte Krabbeln erfordert und unterstützt die Rotation der Wirbelsäule und bereitet dadurch das Kind auf einen natürlichen und gelenkigen Gang vor.

Der Positionswechsel aus der Vierfüßlerstellung wird für das Kind nun sehr vielfältig. Es geht in Bauchlage zurück, es kommt in den abgestützten Seitsitz, es lässt sich auf seinen Fersen nieder zum Fersensitz und kann sich zum Kniestand aufrichten. Auch die Hocke wird aus dieser Position heraus geübt. Indem das Kind die Kniegelenke streckt, kommt es in die Bärenstellung und bewegt sich im Bärengang, das heißt auf Händen und Füßen, fort.

f) Das Stehen

Vom Stehen kann dann gesprochen werden, wenn das Kind sich selbstständig aufrichten, es eine aufrechte Position mit guter Kopfkontrolle einnehmen und Kopf, Rumpf, Arme und Beine frei bewegen kann, ohne das Gleichgewicht zu verlieren. Das Kind richtet sich aus der Hocke auf zum Stehen, indem es beide Knie streckt. Aus dem Kniestand gelangt das Kind über den Einbein-Kniestand, anfangs sich an etwas festhaltend, zum Stehen.

Aus der Bärenstellung heraus kommt das Kind zum Stehen, indem es das Gewicht auf die Füße verlagert und den Rumpf nach und nach aufrichtet. Auch aus der Sitzposition heraus, von einer erhöhten Sitzgelegenheit, Hocker u. Ä., gelangt das Kind bald zum Stehen, wenn es durch Vorneigen des Rumpfes das Gewicht auf die Füße verlagert und anschließend Knie- und Hüftgelenke streckt. Der Stand ist zunächst sehr breitbasig, Knie- und Hüftgelenke sind noch leicht gebeugt und der Rumpf ist leicht nach vorn geneigt. Das Hinsetzen gelingt anfangs noch nicht so geschickt, viele Bewegungszwischenstufen fehlen, das Kind plumpst eher wieder hin.

g) Das Gehen

Die ersten Schritte unternimmt das Kind, sich an Gitter oder Wänden festhaltend, zur Seite. Die ersten freien Schritte sind noch recht unsicher, der Gang ist breitbasig, frontal gerichtet, das heißt ohne Rotation der Wirbelsäule, die Füße werden nicht abgerollt, sondern flach auf den Boden gesetzt. Das Kind ist noch sehr damit beschäftigt, sein Gleichgewicht zu halten und benötigt dazu auch Hände und Arme. Deshalb werden die Arme mit gefausteten Händen angehoben. Manche Kinder fühlen sich sicherer, wenn sie ein Spielzeug in den Händen halten können, so als ob es ihnen Halt gäbe.

Anfangs läuft das Kind eher als dass es geht, es kann noch nicht bewusst anhalten oder die Richtung wechseln. Mit zunehmender Verbesserung des Gleichgewichts gewinnt das Gehen an mehr Leichtigkeit; Richtungswechsel, bewusstes Anhalten und Weitergehen bereiten keine Schwierigkeiten mehr. Das Kind kann nach und nach seine Arme beim Gehen senken, nach einiger Zeit können sie seitlich am Körper hängend gehalten werden, bis sie schließlich in der rotierenden Bewegung des Körpers gegengleich mitschwingen.

Mit zunehmender Verbesserung des Gleichgewichts und Ausbildung der Hüftmuskulatur, die das Becken gut ausbalanciert, wird in der Schrittphase Zeit gewonnen, um das Bein vollständig strecken zu können. Dies sind Voraussetzungen, um auf einem Bein stehen oder hüpfen zu können. Für einen natürlichen und gelenkigen Gang müssen die Zehen und Füße gut abgerollt werden. Etwa ab dem zweiten Lebensjahr beginnen die Fußbewegungen sich an den Gehbewegungen zu beteiligen. Die Zehen sind der Teil, der die Unterlage zuletzt verlässt, dazu müssen die Zehen im Grundgelenk vollständig gestreckt werden können.

In der Mitte des zweiten Lebensjahres beginnt das Kind, Treppen hinaufzusteigen, zunächst noch mit Festhalten. Das Heruntergehen der Treppen gelingt erst zu einem späteren Zeitpunkt, in der Anfangsphase im Nachstellschritt, später mit Schrittwechsel. Federndes Hüpfen erfordert eine ausreichende Fuß- und Zehenbeweglichkeit, eine gute Differenzierung der Gelenke, eine gute Koordination sowie genügend Muskelkraft. Beim Hüpfen sollen die Zehen kurz vor den Fersen den Boden erreichen und gleichzeitig muss in Knie- und Hüftgelenken nachgegeben werden. Dies sind Leistungen, die auch manche normal entwickelten Kinder erst allmählich erlernen.

Beim Laufen befinden sich beide Füße gleichzeitig für einen kurzen Moment in der Luft. Das Laufen erfordert eine freie Beweglichkeit der Hüft-,

Knie- und Sprunggelenke. Um sich beim Laufen gut abstoßen zu können, ist eine ausreichende Fußbeweglichkeit erforderlich sowie eine kräftige Muskulatur in Oberschenkel und Waden. Der Hopserlauf ist ein weiterer Schritt der grobmotorischen Entwicklung, der sich jedoch erst entwickeln kann, wenn die vorangehenden Entwicklungsschritte gut beherrscht werden (4 Jahre).

2.2.2. Die Prinzipien der motorischen Entwicklung

Die motorische Entwicklung verläuft nach bestimmten Prinzipien, die für die Diagnostik und besonders für den Therapieaufbau wichtige Hinweise geben.

a) Das Prinzip der reziproken Verflechtung

Die Bewegungsorgane des menschlichen Körpers sind jeweils immer paarweise vorhanden. Dies macht es notwendig, dass im Verlauf der Entwicklung eine geordnete Beziehung zwischen jeweils beiden Körperseiten hergestellt wird. Voraussetzung dazu ist ein harmonisches Zusammenspiel der Muskelpaare Beuger und Strecker. Beuge- und Streckmechanismus müssen harmonisch aufeinander abgestimmt sein. Ein fortlaufender Wechsel in der Dominanz von Beuger und Strecker muss stattfinden, damit eine fließende Bewegung zustande kommt. Dieses Wechselspiel von Beuger und Strecker muss geübt werden. Es ermöglicht die symmetrische Bewegung, in der beide Körperseiten gut aufeinander abgestimmt sind.

b) Das Prinzip der Reihenfolge der motorischen Entwicklungsschritte

Die motorische Entwicklung läuft in einer bestimmten vorhersagbaren Reihenfolge ab. Sie hängt sowohl vom Reifezustand der Nervenstrukturen, Knochen und Muskeln, der Veränderung der Körperproportionen ab als auch von der Gelegenheit, das Koordinieren der verschiedenen Muskelgruppen zu üben.

Die ersten Bewegungen des Säuglings sind unkoordinierte, ziellose Reflexbewegungen, die überwiegend der subkortikalen Steuerung unterliegen. Mit zunehmendem Einfluss des Kortex werden die ersten zielgerichteten, überwiegend symmetrischen Bewegungen möglich. So werden beide Arme gleichzeitig zum Ergreifen eines Gegenstandes nach dem Greifmuster nach vorne geführt. Die nächste Stufe der motorischen Entwicklung ist, dass Bewegungen sinnvoll geplant und situationsgerecht ausgeführt werden können. Dies macht eine exakte Steuerung und Planung durch den Kortex erforderlich. Im Laufe der weiteren Entwicklung können viele Bewegungen so automatisiert werden (z. B. Radfahren), dass das Kind nicht mehr über die Bewegung nachdenken muss, sondern sich gleichzeitig die Gedanken freihalten kann für andere Dinge (Erfordernisse des Verkehrs).

Individuelle Unterschiede können sich in der Geschwindigkeit der Entwicklung oder auch in der Qualität einer Bewegung ergeben; die einzelnen Schritte der Entwicklung werden jedoch in ihrer vorherbestimmten Reihenfolge durchlaufen.

c) Prinzip der Nichtumkehrbarkeit

Das Prinzip der Nichtumkehrbarkeit besagt, dass Entwicklungsstufen nicht ohne weitreichende Folgen ausgelassen werden können. Abweichend vom Prinzip der Reihenfolge kann es zu einer Vertauschung einzelner Schritte kommen, z. B. erst der freie Stand und dann das kreuzkoordinierte Krabbeln, ohne dass negative Folgen erwartet werden müssen.

Bleibt ein „Meilenstein der Entwicklung" ganz aus, ist die Kompensation bis zu einem gewissen Grade möglich. Häufig kommt es zu einer Verlangsamung der weiteren motorischen Entwicklung oder zur Manifestierung von pathologischen Mustern. Auf diesem unvollständigen, fehlerhaften Fundament ist die weitere physiologische motorische Entwicklung meist erheblich gestört und oft die Ursache für später festgestellte Teilleistungsstörungen. Das Entwicklungsprofil kann disharmonisch werden, sodass ein Kind zwar radfahren, aber nicht kreuzkoordiniert krabbeln kann.

Für die Diagnose von motorischen Störungen bedeutet dieses Prinzip, dass von Einzelfertigkeiten nicht auf vorhandene physiologische Muster niederer Entwicklungsstufen geschlossen werden kann. Deshalb ist in der Therapie ein chronologischer Aufbau der Übungen zweckmäßig. Es können so die fehlerhaften, schlecht kompensierten Bewegungsmuster gründlich geübt und damit die gesamte sensomotorische Entwicklung auf eine breite Basis gestellt werden.

d) Das Prinzip der Entwicklungsrichtungen

Die motorische Entwicklung verläuft in festgelegten Richtungen. Sie beginnt am Kopf und schreitet über den Rumpf zu den Extremitäten fort (cephalocaudale Entwicklungsrichtung). Zielgerichtete Bewegungen der oberen Extremitäten, das heißt der Arme, können schon ab dem zweiten Monat beobachtet werden, die der Füße und der unteren Extremitäten jedoch erst ab dem vierten Monat. Die Kontrolle der rumpfnahen Muskeln gelingt eher als die Kontrolle der vom Rumpf entfernteren Muskeln (proximo-distale Entwicklungsrichtung). Die Koordination der Finger und Füße gelingt erst viel später, da sie die letzten Glieder der Entwicklungskette darstellen. Durch die genaue Überprüfung der Beweglichkeit und Geschicklichkeit von Fingern und Füßen zeigen sich am ehesten diskrete, endgradige Störungen einer kompensierten frühkindlichen Bewegungsstörung.

e) Prinzip der funktionalen Asymmetrie

Die funktionale Asymmetrie entwickelt sich sowohl innerhalb der Funktionen der beiden Großhirnhemisphären als auch in der sichtbaren Bevorzugung eines paarig angelegten Organs. Die Integration beider Körperhälften ist die Voraussetzung zur Lateralisation. Das Empfinden über beide Körperseiten muss so integriert sein, dass das Gefühl der Zusammengehörigkeit entsteht. Erst das innere Bewusstsein für beide Körperseiten und ihre Unterschiedlichkeit lässt die Dominanz entstehen. Über die Entwicklung der Symmetrie und dem Überkreuzen der Körpermitte entsteht Handdominanz auf der Grundlage der Integration der beiden Großhirnhemisphären sowie deren

Lateralisation. Dieser Aufbau von Symmetrie und Bilateralintegration zur Lateralisation wird auch in dem entwicklungsorientierten Therapieprogramm verfolgt. Die Kinder führen erst dann Übungen mit ihrer dominanten Seite aus, wenn die Körpersymmetrie vorhanden ist, symmetrische Bewegungsabläufe jederzeit abrufbar sind und das Überkreuzen der Körpermittellinie keine Schwierigkeiten mehr bereitet.

2.2.3. Die frühkindlichen und persistierenden Reflexe

Reflexen kommt eine wichtige Bedeutung in der diagnostischen und therapeutischen Arbeit zu, sie geben Hinweise auf einen möglichen Ansatz in der Förderung. Wenn Reflexe überhaupt nicht auftreten, mit ungewöhnlicher Stärke oder mit unterschiedlicher Stärke auf beiden Körperseiten (Asymmetrie), dann ist der Verdacht auf eine Störung des Nervensystems gegeben.

Reflexe, die nach einer gewissen Zeit noch nicht integriert sind (persistierende Reflexe), lassen ebenfalls auf eine Störung des Nervensystems schließen. Persistierende Reflexe führen zu einer Hemmung der weiteren Reifung der Haltungsmechanismen.

Assoziierte Mitbewegungen auf der kontralateralen Seite geben einen Hinweis darauf, dass die Integration beider Gehirnhälften noch nicht vollständig entwickelt ist.

Ein übermäßiges Auftreten von nicht integrierten Reflexen zeigt eine geringe Sensorische Integration auf Hirnstammniveau an.

Die Beurteilung der Integration der Reflexe ist bei Kindern mit Sensorischen Integrationsstörungen von großer Wichtigkeit. Die persistierenden Reflexe erschweren die Entwicklung der Stellungsintegration, der Körpersymmetrie und der Bilateralintegration. Die Kontrolle der Augen beim Fixieren und Verfolgen kann nur ungenügend ausgebildet werden. Weitreichende Folgen haben diese Entwicklungsblockaden somit auf das Bewegungsverhalten, auf schulisches Lernen und letztendlich auf die Entwicklung des Kindes zu einem selbstbewussten Wesen. Das Auftreten solcher Reflexe darf nicht als einziges Kriterium für die Beurteilung der neurologischen Organisation herangezogen werden, sondern muss in Verbindung zu anderen neurologischen Auffälligkeiten im taktil-kinästhetischen und vestibulären Bereich stehen. Nur so kann eine aussagekräftige Grundlage zur Beurteilung der Sensorischen Integration des Kindes gefunden werden.

Die Restreflexe haben für die Therapieschwerpunkte eine besondere Bedeutung. Durch gezielte Übungen können Reflexe dauerhaft integriert werden und machen die weitere Reifung der Haltungsmechanismen möglich. Wie Kinder mit Sensorischen Integrationsstörungen zeigen, können Bewegungsfertigkeiten trotz persistierender Reflexe erlernt werden, jedoch meist in einem eher pathologischen Muster mit schlechter Haltungskontrolle und assoziierten Mitbewegungen. Bei höheren motorischen Anforderungen bricht das Gebäude, das auf einem labilen Fundament aufgebaut wurde, zusammen und massive Schwierigkeiten können auftreten. Deshalb muss die Integration der Restreflexe in einem sehr frühen Stadium der Therapie ihre Berücksichtigung finden. Geeignete Übungen zur Integration der Restreflexe werden in dem Kapitel „Therapie" beschrieben.

Die frühkindlichen Reflexmuster sind unbewusste Reaktionen auf Empfindungen, die keiner zentral gesteuerten Kontrolle unterliegen, wie z. B. der Greifreflex, der Saugreflex, Mororeflex. Tonische Nackenreflexe lösen durch Lageveränderungen des Kopfes eine Veränderung des Tonus und der Stellung der Gliedmaßen aus.

Die frühkindlichen Reflexmuster werden von Haltemechanismen und Stellreaktionen (Stellreflexe) überlagert. Lage- und Haltungsänderungen können dadurch mit dosierten und zweckmäßigen Funktionen bestimmter Muskelgruppen beantwortet werden. Sie sind die Grundlage für die weitere motorische Entwicklung.

Statokinetische Reflexe sind automatisierte Bewegungsmuster auf Zug-, Druck- und Schwungbelastung, z. B. beim Fallen oder Stolpern oder beim Karussellfahren.

Persistierende tonische Nackenreflexe, die nach dem 1. Lebensjahr noch nachweisbar sind, haben in der Diagnostik und Therapie von Sensorischen Integrationsstörungen eine besondere Bedeutung. Wenn Reflexe überhaupt nicht auftreten, mit ungewöhnlicher Stärke oder mit unterschiedlicher Stärke auf beiden Körperseiten (Seitendifferenz), ist der Verdacht auf eine Störung des Nervensystems gegeben. Werden tonische Reflexe nicht integriert, deutet dies ebenfalls auf eine Störung des Nervensystems hin. Durch die genaue Beobachtung und Analyse der Bewegung lassen sich Reflexe aufdecken und Hinweise auf einen möglichen Ansatz in der Förderung finden.

Assoziierte Mitbewegungen auf der kontralateralen Seite, das heißt unwillkürliche Mitbewegungen auf einer Seite bei komplizierten Bewegungsabläufen der Gegenseite, geben einen Hinweis darauf, dass eine Integration der beiden Gehirnhälften noch nicht vollständig abgeschlossen ist.

Durch beidseitig symmetrische Übungen lassen sich assoziierte Mitbewegungen überlagern. Persistierende Reflexe stellen Entwicklungsblockaden in der motorischen Entwicklung eines Kindes dar. Sie schränken die Entwicklung der Stellreaktionen (Stellungsintegration) ein. Eine Position kann bei Veränderung des Untergrundes oder Veränderungseinflüssen von außen nur unzureichend beibehalten werden. Die Entwicklung zur Integration der beiden Körperseiten (Bilateralintegration) wird beeinträchtigt. Durch persistierende Reflexe, die eine Blockade im Schulter-Nacken-Bereich hervorrufen, entsteht eine unzureichende Koordination der Augen beim Fixieren und Verfolgen. Durch gezielte Übungen lassen sich persistierende Reflexe dauerhaft integrieren, die Stellungsintegration und Augenmuskelkontrolle wird deutlich verbessert. Die sekundären Probleme im schulischen Lernen werden positiv beeinflusst. Ein eventuelles Schielen der Kinder wird in vielen Fällen deutlich besser oder verschwindet.

2.2.4. Die Beschreibung der tonischen Nackenreflexe

a) Asymmetrisch-tonischer Nackenreflex (ATNR)

Bei isolierter Drehung des Kopfes nach einer Seite werden die Extremitäten der Gesichtsseite gestreckt, die der Hinterhauptseite gebeugt, die Hand auf der Hinterhauptseite ist gefaustet (Abb. 3). Der ATNR ist ab dem vierten Lebensmonat abgebaut.

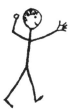

Abb. 3: Asymmetrisch-tonischer Nackenreflex

Bleibt der ATNR bestehen, wird eine ausreichende Augen-Hand-Koordination verhindert. Durch die tonisch fixierte Haltung macht er eine Aufrichtung gegen die Schwerkraft unmöglich. Meist ist dieses klassische Schema des ATNR nicht zu bemerken, doch ergeben sich in der Bewegungsbeobachtung Hinweise auf die schlechte Integration des Reflexes. Es geht nicht darum, ob der Reflex vorhanden ist oder nicht, sondern um den Grad der Integration in das Nervensystem. Bei Kindern unter acht Jahren können Reflexe noch leichter festgestellt werden, da die Haltungsmechanismen des jungen Kindes noch weniger ausgereift sind. Bei der Überprüfung des ATNR ist es wichtig, seine Wirkungsweise auf jede Körperseite zu überprüfen. In der Regel gilt: in der Seite, in der sich der ATNR mehr manifestiert, spiegelt sich ein geringerer Grad der Integration der kontralateralen Seite des Gehirns wider.

Bewegungsbeobachtung:

Kinder mit einem schlecht integrierten ATNR werden anstatt eines Purzelbaums immer wieder eine schiefe Rolle, eine sogenannte „Judo-Rolle", machen. Beim Einknicken des Kopfes dreht sich dieser zur Seite, der Hinterhauptarm bricht ein und sie rollen über die Schulter ab.

Bei dem Rollen um die Körperlängsachse mit gestreckten Armen ist der gleiche Mechanismus zu beobachten. Der Kopf dreht sich zur Seite, der Hinterhauptarm wird gebeugt. Bei den weiteren Rollenbewegungen liegt der Arm angewinkelt am Körper und erschwert die Rollbewegung. Das Kind kann dadurch eine geradlinige Bewegungsrichtung nicht einhalten.

Die Fähigkeit, einen Ball zu fangen, wird durch den Verbleib des Reflexes ebenso negativ beeinflusst. Da sich der Reflex meist auf einer Seite mehr manifestiert, können beide Hände nicht zusammengeführt werden, sie fassen aneinander vorbei, der Ball kann nicht gefangen werden. Die Vorausplanung und Einstellung auf die Bewegung ist durch die schlechte Augenmuskelkontrolle eingeschränkt; das Kind kann den Ball mit seinen Augen nicht verfolgen, sodass es die Erfahrung macht, vom Ball getroffen zu werden. Lernt das Kind auf diese Weise, dass es lieber den Kopf wegdreht als wieder getroffen zu werden, kann das Reflexmuster des ATNR oft deutlich beobachtet werden.

31

Krabbelt ein Kind mit persistierendem ATNR mit einem Sandsäckchen auf dem Kopf, wird es einen Arm statt auf der Handfläche auf den Fingerspitzen aufstützen, um die Einflüsse des ATNR auszugleichen. Die Beobachtung des auf den Fingerspitzen aufgestützten Armes lässt vermuten, dass der ATNR auf dieser Körperseite schlechter integriert ist.

Eine weitere Beobachtungsmöglichkeit ergibt sich in der Vierfüßlerstellung, aufgestützt auf Hände und Knie, die Ellbogen sollen leicht gebeugt sein. Das Kind schließt die Augen. Der Kopf des Kindes wird nach beiden Seiten gedreht. Die Bewegung des Hinterhauptarmes wird als Indikator für den Einfluss des ATNR betrachtet. Der Widerstand gegen das passive Drehen des Kopfes kann als ein Versuch des Kindes verstanden werden, dem disorganisierenden Einfluss des Reflexes zu entgehen.

b) Symmetrisch-tonischer Nackenreflex (STNR)

In Rückenlage wird bei symmetrischer Kopfbewegung nach vorn (Kinn an die Brust) ein Beugemuster provoziert. Die Arme werden im Ellbogen gebeugt, an den Rumpf herangeführt, bei gleichzeitiger Streckung der Hüfte und der Beine (Abb. 4).

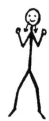

Abb. 4:
Symmetrisch-tonischer
Nackenreflex
in der Rückenlage

Abb. 5:
Symmetrisch-tonischer
Nackenreflex
in der Bauchlage

In Bauchlage wird durch die symmetrische Kopfbewegung nach hinten (Kopf im Nacken) ein Streckmuster ausgelöst. Die Arme werden gestreckt, in Verbindung mit einer Beugung der Hüftgelenke und der Beine (Abb. 5).

Der STNR ist in den ersten vier bis sechs Wochen zu beobachten, meist in Verbindung mit dem Tonischen Labyrinth-Reflex. Bleibt der STNR bestehen, wird die Einnahme der Vierfüßlerposition verhindert und damit auch das Aufrichten zum Sitzen.

Bewegungsbeobachtung:

Das Kind zeigt kein kreuzkoordiniertes Krabbeln, das Krabbeln gleicht eher einem „Häschenhüpfen" (beide Arme oder beide Beine werden gleichzeitig nach vorne genommen).

Symmetrische Armkreise mit gestreckten Armen sind nicht möglich, da durch das Reflexmuster die Arme im Ellbogen gebeugt an den Körper gezogen werden. Das Kind beschreibt dann Kreise mit den Unterarmen.

Bei der Rolle vorwärts wird durch die Beugung des Kopfes nach vorn das Beugemuster in den Armen ausgelöst, die Hüfte wird gestreckt. Die Stützreaktion der Arme bricht zusammen und damit auch die Position, das Kind kommt gar nicht zur Ausführung einer Rolle vorwärts.

Über die passive Bewegung des Kopfes in der Vierfüßlerposition kann das Reflexmuster des persistierenden STNR deutlich beobachtet werden. Das Kind stützt sich auf Hände und Knie, die Ellbogen sind leicht gebeugt, der Kopf wird in Mittelstellung gehalten. Das Kind soll die Augen schließen, der Kopf wird passiv nach vorn geneigt und gestreckt. Bei persistierendem STNR werden die Arme bei Kopfneigung nach vorn, das heißt zur Brust, gebeugt. Bei Streckung des Kopfes bzw. Anheben des Kinns werden die Arme gestreckt, der Handstütz kann in ein Abstützen auf die Finger übergehen. Die Rundrückenstellung im Vierfüßlerstand bei Beugung des Kopfes bzw. die Hohlrückenstellung bei Streckung des Kopfes deuten auf eine geringe Integration des STNR hin. Mitbewegungen des Mundes, der Zunge und der Beine zeigen den noch bestehenden Einfluss des STNR.

Bei der Überprüfung des STNR gilt wie beim ATNR, es soll der Grad der Integration des Reflexes bewertet werden. Durch die genaue Bewegungsbeobachtung eines jeden Kindes soll geklärt werden, in welcher Weise der Reflex sich äußert, welche Einschränkungen er verursacht und inwieweit das Kind auch schon eigene Kompensationsmöglichkeiten entwickelt hat.

c) Tonischer Labyrinth-Reflex (TLR)

Der TLR ist eine Funktion des vestibulären Systems, indem er die Körperteile in Richtung der Schwerkraft zieht. „Das Ausmaß, in dem das Kind den Wirkungen des TLR und dem Ziehen der Erdschwerkraft am Kopf und an den Extremitäten widerstehen kann, kennzeichnet den Rahmen der Integration im Nervensystem oder die Hemmfähigkeit für solche Reflexe" (Ayres 1979).

Die Wirkungsweise des TLR in Richtung der Schwerkraft zeigt sich in Bauchlage in einem totalen Beugemuster. Der Kopf wird nach vorne gebeugt, die Arme werden gebeugt an den Rumpf gezogen bei gleichzeitiger Beugung des Rumpfes und möglicherweise auch der Beine. Der Kopf kann nicht zur Seite weggedreht werden, dadurch können auch die Atemwege nicht freigehalten werden (Abb. 6).

Abb. 6: Tonischer Labyrinth-Reflex in Bauchlage   Abb. 7: Tonischer Labyrinth-Reflex in Rückenlage

In Rückenlage wird eine völlige Rumpfüberstreckung bei gleichzeitiger Rückführung von Kopf und Schultern beobachtet. Die Hüft- und Kniegelenke sind gestreckt, die Ellbogen meist gebeugt und die Hände gefaustet. Bei extremer Wirkungsweise des TLR liegt das Kind in Rückenlage nur noch auf dem Hinterkopf und den Fersen auf.

Der TLR verhindert die Aufrichtung aus der Rückenlage, da er den Kopf zurückhält und die Kopfkontrolle verhindert. Da die Hüfte nicht gebeugt werden kann, ist ein freies Sitzen mit Gleichgewicht fast unmöglich. In der Bewegungsbeobachtung wird nun überprüft, wie gut ein Kind eine Position entgegengesetzt der Wirkungsweise des Reflexes einnehmen kann, das heißt in Rückenlage eine Beugehaltung der Beine mit Anheben des Kopfes, in Bauchlage eine Streckhaltung der Beine mit Kopfkontrolle.

Bewegungsbeobachtung:

Das Kind soll sich in Rückenlage zusammenrollen, die Beine werden gebeugt an den Bauch gezogen, die Arme sollen gestreckt angehoben werden, der Kopf wird an die Knie gezogen. Das Kind soll diese symmetrische Position ohne ein Übermaß an Anstrengung für 20 bis 30 Sekunden halten können (4 bis 6 Jahre).

In Bauchlage soll das Kind den Kopf und die leicht gebeugten Arme anheben. Die Beine sollen gestreckt sein und leicht vom Boden angehoben werden. Der Kopf soll deutlich über der Schulterlinie gehalten werden. Kinder im Alter von sechs Jahren und mehr sollten diese Position für 20 bis 30 Sekunden bei mäßiger Anstrengung halten können. Von Kindern unter sechs Jahren wird eine geringere Zeit erwartet, da in jüngeren Jahren der Reflex wahrscheinlich noch nicht so gut integriert ist.

Die Beurteilung der Reaktionsqualität ist ebenso bedeutsam wie die Zeit. Kinder mit geringer neurologischer Organisation werden die Positionen eher schwerfällig einnehmen. Man hat den Eindruck, dass der Körper nicht als koordiniertes Ganzes gesteuert werden kann, sondern jedes Glied unabhängig von den anderen handelt. Die Kinder werden die Positionen nur mit einem großen Einsatz an Kraft, Anstrengung und Willen beibehalten können oder zeigen sehr schnell Vermeidungsverhalten.

2.3. Entwicklung der Wahrnehmung

Der Begriff „Wahrnehmung" wird oft missverständlich nur auf das Sehen bezogen. Wir nehmen unsere Umwelt und die Empfindungen über unseren Körper jedoch über viel mehr Sinnessysteme wahr als nur über das Sehen. Es werden sieben Sinne unterschieden:

- Hautsinn einschließlich des Tastsinns
- Stellungs- und Spannungssinn (Tiefensensibilität)
- Gleichgewichtssinn
- Geruchssinn
- Geschmackssinn
- Gehörsinn
- Gesichtssinn (das Sehen)

2.3.1. Der Hautsinn oder die taktile Wahrnehmung

Die Rezeptoren der Haut reagieren auf Druck, Berührung, Temperatur und Schmerz. Die Oberflächensensibilität ist die vorherrschende Empfindung bei der Geburt und hat das ganze Leben über eine wichtige Funktion.

In der Haut werden zwei Systeme unterschieden. Zum einen das Warn- und Schutzsystem, zum anderen das diskriminative System. Das Schutzsystem ist das entwicklungsgeschichtlich ältere System und dient in Verbindung mit dem Geruchssinn und dem Gehörsinn dem Aufdecken von Gefahren.

Die natürliche Reaktion auf eine Bedrohung von außen ist Kampf oder Flucht. Bei Tieren kann dieser Mechanismus, das Wittern von Gefahren und die Vorbereitung der angemessenen Reaktion, deutlich beobachtet werden. Auch der Mensch benutzt unbewusst den Typ von Reaktion, der der Situation angemessen ist. Wenn wir auf eine heiße Herdplatte fassen, werden wir ohne viel Nachdenken die Hand wegziehen. Wollen wir aber den Unterschied zweier Materialien erfühlen, werden wir uns eher auf das diskriminative oder unterscheidende System verlassen. Je nach Art des Reizes wird unterschieden, ob eher eine Abwehrreaktion oder eine beurteilende Reaktion eingeleitet werden soll. Das diskriminative System muss das Schutzsystem überlagern, damit Berührungsreize genau lokalisiert und diskriminiert werden können. Starke Druckempfindungen können die Aktivitäten des Schutzsystems überlagern. So kann ein Schmerzreiz, der zunächst das Schutzsystem aktiviert, durch Reiben gelindert werden, da der starke Druck die Aktivitäten des Schutzsystems ausgleicht.

Kinder, die auf Berührungsreize empfindlich oder gar abwehrend reagieren, können deshalb einen starken und eindeutigen Berührungsreiz eher ertragen und einordnen. Durch die enge neurale Verknüpfung von Hautsinn, Geruch und Geschmack als Warnsystem sind Beobachtungen, die Geruch und Geschmack betreffen, für die Diagnostik taktiler Wahrnehmungsstörungen von besonderer Bedeutung.

Im Gesicht und vor allem auch im Mundbereich befindet sich eine große Zahl von Berührungsrezeptoren. Ein genaues Empfinden im Mundbereich muss gegeben sein, um Funktionen wie Saugen und Schlucken sowie eine exakte Mundmotorik ausbilden zu können als Grundlage für die Sprachmotorik.

Die Wahrnehmung über die Haut ist bei der Geburt schon voll funktionsfähig und erhält bei der Entwicklung anderer Wahrnehmungsleistungen sowie des Bewegungsverhaltens eine wichtige Rolle. Fragen nach dem Verhalten des Kindes bei Berührungen geben Hinweise auf die Art der Verarbeitung taktiler Reize und erhalten eine wichtige Bedeutung in der Diagnostik. Taktile Informationen sind als Grundlage für die richtige und sinnvolle Einordnung anderer sensorischer Erfahrungen notwendig. Durch die regulierende Wirkung taktiler Reize auf die Funktion der Formatio reticularis und somit auf den Wachheitszustand des ZNS kann eine Übererregung bei Kindern reduziert und ebenso ein normaler Status der Erregung bei weniger aktiven Kindern erreicht werden.

2.3.2. Der Stellungs- und Spannungssinn, die Tiefensensibilität oder kinästhetische Wahrnehmung

Die Rezeptoren in den Sehnen und Gelenken reagieren auf Dehnung und Veränderung der Muskelspannung. Das Zentrale Nervensystem erhält hierüber ständig Informationen über Zug, Druck, Winkelveränderungen an den Gelenken, Streckung und Kontraktion der Muskeln und des Muskeltonus. Dies ist eine Dauerinformation, die uns meist nicht bewusst ist.

Das kinästhetische Empfinden ist die Lage- und Bewegungsempfindung, die nicht durch das Sehen wahrgenommen wird. Sie macht es uns möglich, ein Glas ohne visuelle Steuerung exakt zu ergreifen (wenn das Bewegungsempfinden mit visueller Kontrolle so gespeichert werden konnte, dass es auch reproduzierbar ist). Die kinästhetische Wahrnehmung ist die Bewegungsempfindung, die von den Muskeln ausgeht. Sie ermöglicht, Bewegung abzuschätzen und zu planen. Ohne exakte kinästhetische Wahrnehmung müssten Bewegungen ständig durch optische Kontrolle gesteuert und geplant werden, was die Bewegungen ungeschickt und undosiert erscheinen lassen würde.

2.3.3. Der Gleichgewichtssinn oder die vestibuläre Wahrnehmung

Das Gleichgewichtsorgan liegt im Innenohr im knöchernen Labyrinth. Es reagiert auf die Schwerkrafteinwirkung und auf die Bewegung und Lage des Körpers im Raum. Das Gleichgewichtsorgan reagiert auf Lage- und Haltungsveränderungen sowie auf Dreh- und Fortbewegungen des Körpers. Es meldet diese Informationen an das Zentrale Nervensystem, das im Bedarfsfall Gegenbewegungen oder motorische Anpassungsleistungen auslöst. Jede Bewegung bedeutet ein Verändern der Position. Eine exakte Verarbeitung der Informationen ist erforderlich, damit genau dosierte motorische Reaktionen ausgelöst werden können, die die Bewegung harmonisch und fließend erscheinen lassen und somit eine Bewegungskontrolle, eine Positionssicherheit und das Gleichgewicht ermöglichen.

Das Gefühl der Erdanziehung muss schon sehr früh gemeistert werden, damit der Säugling, wenn zunächst auch noch recht unvollkommen, seinen Körper und die Körperteile im Raum bewegen kann. Die Fähigkeit, gegen die Kraft der Erdanziehung arbeiten zu können, ermöglicht die Aufrichtung und lässt die aufrechte Körperhaltung zu. Die Möglichkeit zur Verarbeitung von vestibulären Wahrnehmungsreizen ist bei der Geburt vorhanden und stellt die grundsätzliche Voraussetzung für eine normale Bewegungsentwicklung dar.

Die Kontrolle der Augen sowie der Halsmuskulatur erhält eine wichtige Rolle innerhalb des vestibulären Systems. Die Kontrolle der Halsmuskulatur ermöglicht die ersten zielgerichteten Kopfbewegungen sowie Stellreaktionen des Kopfes auf den Rumpf und stellt die Grundlage für den Aufbau von Haltemechanismen für die Gesamtaufrichtung des Menschen dar. Impulse seitens der Augen- und der Halsmuskulatur können den gesamten Körper veranlassen, eine Änderung der Muskelkontraktion vorzunehmen. Durch das exakte Zusammenspiel der Augen- und Halsmuskulatur können Bewegungen des Kopfes so kompensiert werden, dass dennoch ein stabiles Gesichtsfeld vorhanden bleibt. Diese Fähigkeit ist notwendig, damit Gegenstände, die wir erblicken, nicht plötzlich vor unseren Augen verschwimmen.

Zahlreiche Nervenverbindungen zwischen Großhirn, Kleinhirn, Hirnstamm, Rückenmark sowie den Endkernen des Augennervs sind erforderlich, um den Aufgaben des Gleichgewichtsorganes gerecht zu werden. Die vestibuläre Wahrnehmung, die kinästhetische Wahrnehmung sowie die Wahrnehmung über das Sehen ergänzen sich gegenseitig und geben dem Gehirn Informationen über die Beziehung eines Gegenstandes zum Körper, über die Form und Lage eines Gegenstandes. Durch die Verknüpfung der Informationen wird es uns möglich, Formen, Richtungen, räumliche Beziehungen und die Raumlage von Gegenständen zu erfassen.

Eine enge neurale Verknüpfung besteht zwischen dem vestibulären System und dem Gehörsinn. Die Nervenleitungen vom Ohr zum Hirnstamm sind mit denen des vestibulären Systems gekoppelt. Beiden Systemen liegen gemeinsame Rezeptoren zugrunde, sie haben sich aus einer gemeinsamen Gehirnstruktur entwickelt. Kinder mit Gleichgewichtsproblemen haben deshalb oft auch auditive Wahrnehmungsstörungen.

Vestibuläre Reize können eine beruhigende, hemmende oder eine eher aktivierende Wirkung haben. Sie haben wie die taktilen Reize maßgeblichen Einfluss auf die Hirnstammmechanismen, da sie direkten Zugang zum Hirnstamm und besonders zur Formatio reticularis haben. Zusammen mit taktilen Reizen dienen sie der Integration sensorischer Reize anderer Systeme.

Die Normalisierung vestibulärer Mechanismen vermittelt und verbessert Haltungsreaktionen, auf denen sich geplantere und geschicktere Aktivitäten aufbauen können. Der Einfluss der Schwerkraft ist immer gegeben, weshalb ein angemessener Umgang damit unbedingt erforderlich ist.

2.3.4. Der Geruchssinn

Duftstoffe aus der Umgebung werden an Schleim gebunden und lösen an den Riechhärchen in der oberen Nasenmuschel einen Reiz aus, der als Geruchseindruck an die Großhirnrinde weitergeleitet wird. Die Reizschwelle und die Grenze zwischen einem angenehmen und unangenehmen Reiz ist nicht nur von den äußeren Umständen (Reizstoff, Dauer, Temperatur etc.) abhängig, sondern auch von der momentanen Verfassung und Empfindlichkeit der Person. So nehmen verschiedene Personen Gerüche ganz unterschiedlich wahr. Duftstoffe, die wir jetzt als angenehm empfinden, können uns zu einem späteren Zeitpunkt unangenehm erscheinen. Der Geruchssinn ist bei der Geburt schon vollständig ausgebildet. So kann ein Säugling seine Mutter am Geruch wiedererkennen und sofort nach der Geburt aufgrund seines Geruchssinnes die Brustwarzen der Mutter finden.

Die Verknüpfung von Geruchssinn, Haut- und Geschmackssinn als Warnsystem lässt taktil empfindliche Kinder Gerüche schneller als unangenehm und stinkend erscheinen.

2.3.5. Der Geschmackssinn

Über die Geschmackszellen auf der Zunge werden die im Speichel gelösten Geschmacksstoffe aufgenommen und nach den vier Geschmacksrichtungen süß, sauer, salzig und bitter unterschieden. Der Geschmackssinn sowie der Geruchs- und Tastsinn mit Schmerz- und Temperaturempfinden warnen den Menschen vor verdorbener, zu heißer oder zu kalter Nahrung. Der Geschmackssinn ist auch einer der Sinne, die bei der Geburt voll funktionsfähig sind.

2.3.6. Der Gehörsinn

Das Ohr nimmt ankommende Schallwellen auf und leitet diese Schwingungen in das Innenohr weiter. Dort werden die mechanischen Bewegungen in elektrische Energie umgesetzt. Diese Erregungen werden über Nervenleitungen zum Hirnstamm weitergegeben, wo sie zur weiteren Verarbeitung mit Informationen anderer sensorischer Bereiche zusammengeführt werden. Über den Gehörsinn können Art, Umfang und die genaue Lokalisation von Schallereignissen aufgenommen werden. Eine exakte Verarbeitung der Informationen aus dem akustischen Bereich auf Hirnstammniveau ist für ein gut entwickeltes, genau differenzierendes Gehör erforderlich.

Damit Hörimpulse einen Bedeutungsinhalt bekommen, müssen sie schon auf Hirnstammniveau mit Informationen besonders aus den taktilen, kinästhetischen und vestibulären Bereichen verknüpft werden. Diese Verarbeitungsprozesse stellen das Fundament dar für höhere, komplexere Funktionen, die notwendig sind, um eine akustische Orientierung, Raumwahrnehmung und letztendlich auch Sprache entwickeln zu können.

Da das Gehör eng mit dem vestibulären System verknüpft ist und die Vestibularkerne im Hirnstamm auch akustische Informationen erhalten und beide Reizarten koordinieren, können bei Kindern mit Störungen des Gleichgewichts häufig Sprech- und Sprachprobleme beobachtet werden. Durch vestibuläre Stimulation kann eine deutliche Verbesserung der auditiven Wahrnehmungsleistungen beobachtet werden. Die verbesserte Integration akustischer Reize mit anderen sensorischen Informationen ermöglicht eine Verbesserung der Sprache. Sprache ist ein Produkt gut funktionierender sensorischer Integrationsprozesse.

2.3.7. Der Gesichtssinn oder das Sehen

Lichtreize werden von der Netzhaut im Auge aufgenommen und als Erregungen über die Sehbahnen in das Sehzentrum im Großhirn weitergeleitet. Auf dem Weg von der Netzhaut zum Sehzentrum wird eine Kette von Schaltstellen durchlaufen.

Über das visuelle System wird alles, was sich in der Struktur des umgebenden Lichtes ausdrückt, aufgenommen: Informationen über Dinge, Lebewesen, Bewegungen, Ereignisse und Orte. Das Auge ist das höchstentwickelte Sinnesorgan des Menschen und bei der Geburt der noch unreifste Sinn. Zum einen sind die Nervenbahnen vom Auge zum Gehirn zum Zeitpunkt der Geburt noch nicht ganz ausgereift, und zum anderen besitzt der Säugling noch keinen Erfahrungshintergrund, um das Gesehene sinnvoll einordnen zu können. Über die Wahrnehmung des Körpers durch taktile, kinästhetische und vestibuläre Informationen sowie durch Bewegung im Raum kann das Kind eine Vorstellung über sich und den Raum entwickeln.

Die Einordnung der vestibulären Informationen in diese innere und äußere Raumvorstellung lässt visuellen Reizen eine besondere Bedeutung zukommen. Informationen über die Schwerkraft durch das vestibuläre System sind an der Vorstellung von oben und unten maßgeblich beteiligt. Dinge, die wir sehen, können nur dann richtig eingeordnet und beurteilt werden, wenn Informationen vorhanden sind, wie sich der Körper im Raum befindet, ob sich Kopf oder Körper bewegen. So ist der Hirnstamm in der Verarbeitung visueller Reize von großer Bedeutung, da er die grundlegenden Informationen aus den verschiedenen Sinnesbereichen ordnet.

Die visuelle Wahrnehmung kann durch Störungen im vestibulären, taktil-kinästhetischen System beeinträchtigt werden. Die Empfindungen der Halsmuskeln, die den Kopf aufrecht halten und Bewegungen des Kopfes kompensieren, erhalten das stabile Gesichtsfeld. Die Augen müssen bewusst auf einen Gegenstand gerichtet und gleichmäßig koordiniert bewegt werden können, um einen bewegten Gegenstand verfolgen zu können. Das visuelle Bild darf nicht verschwimmen, um exakte visuelle Informationen über einen Gegenstand zu erhalten. Das Sehvermögen ist von daher eine Leistung, die sich durch die Integration visueller Informationen mit taktilen, kinästhetischen und vestibulären Informationen entwickelt. Erst die grundlegende Verarbeitung auf Hirnstammebene lässt höhere, eher kortikal gesteuerte Funktionen entstehen. – Malen, Puzzeln, Lesen, Schreiben sind mehr als nur die Funktion eines guten Sehvermögens.

2.3.8. Die Wahrnehmungsverarbeitung

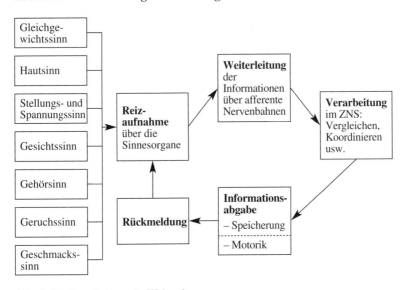

Abb. 8: Die Verarbeitung der Wahrnehmung

Die Wahrnehmung ist ein Prozess zunehmender Differenzierung. Die ersten Wahrnehmungsleistungen sind zunächst noch diffus und werden mit zunehmender Entwicklung immer strukturierter. Die Verarbeitungsmuster werden komplexer. Die Wahrnehmung unterliegt wie die Motorik einem Entwicklungsprozess.

Alle Eindrücke und Empfindungen aus den verschiedenen Sinnessystemen werden als Informationen im Zentralen Nervensystem gespeichert. Erst auf der Grundlage der Informationsspeicherung, das heißt dem Sammeln von Erfahrung, wird eine adäquate und sinngebende Verarbeitung sensorischer Reize möglich. Wahrnehmung umfasst somit nicht nur die Aufnahme der Empfindungen, sondern auch die Verarbeitung der Sinnesreize. Die aktive Verarbeitung der Informationen verfolgt zwei wichtige Aspekte: neue Reize mit bisher gespeicherten Informationen zu vergleichen und Reize aus den verschiedenen sensorischen Systemen zu koordinieren und zu ordnen.

So kann Wahrnehmung als ein sinngebender Verarbeitungsprozess bezeichnet werden, der es ermöglicht, einströmende Umweltreize zu ordnen und die Struktur der Umwelt zu erfassen. Der Verarbeitungsprozess verläuft über verschiedene Stufen:

- Reizaufnahme
- Weiterleitung
- Verarbeitung im Zentralen Nervensystem
- Informationsabgabe
- Rückmeldung

Die erste Stufe des Wahrnehmungsprozesses ist die Aufnahme der Reize durch die Sinnesorgane. Jedes Sinnesorgan ist durch seine Lage und Funktion auf bestimmte Reize spezialisiert. Über die aufsteigenden oder afferenten Nervenleitungen werden die Impulse als Erregungsmeldung an das Zentrale Nervensystem bis hin zu den sensorischen Zentren der Großhirnrinde weitergeleitet. Da alle Empfindungen und Eindrücke als Information im Kurz- oder Langzeitgedächtnis gespeichert sind, können die einströmenden Impulse mit bisher Wahrgenommenem verglichen werden. Der Reiz wird wiedererkannt und kann bisherigen Erfahrungen zugeordnet werden. Auf diese Weise kann das Gesicht einer Person wiedererkannt und einer bestimmten Erinnerung zugeordnet werden.

Der Mechanismus des Vergleichens ist wesentlich, denn nur so können Dinge wiedererkannt und in Handlungsebenen eingeordnet werden. Informationen, bei denen noch keine Zuordnung erfolgen kann, werden zunächst gespeichert als Grundlage zur weiteren Verarbeitung. Funktioniert das Vergleichen nicht, bleiben Reize als Einzelinformationen stehen, die nicht in Bezug zu anderen gesetzt werden können und auch keinen Bedeutungsinhalt gewinnen.

Die Verarbeitung der Reize beinhaltet auch die Koordination von Einzelreizen aus den verschiedenen sensorischen Bereichen. Die Verschaltung der Nervenzellen durch die Fortsätze und die Synapsen ermöglicht den Informationsfluss zwischen den Nervenzellen. Die konvergenten Neuronen, die überwiegend in der Formatio reticularis gefunden wurden, stellen Gehirnstrukturen dar, in denen Informationen aus den verschiedenen sensorischen Bereichen in einer Struktur zusammenlaufen. Diese Mechanismen ermöglichen das Zusammenführen vieler Informationen zu einem ganzheitlichen Bild. So nehmen wir die Eigenschaften eines Gegenstandes über Sehen, Hören, Riechen, Schmecken, Fühlen wahr und können sie zu einem sinngebenden ganzheitlichen Eindruck zusammenführen.

Bei unzureichender oder gar falscher Verschaltung der Reize kommt es zu einem verwirrenden, wenig sinnvollen und falschen Umweltbild. Diese Fehlinformationen können zu unangepassten oder unzureichenden und falschen Handlungen führen. Ein Kind, das Informationen nicht verknüpfen kann, wird bei geringfügiger Veränderung der Situation seine Handlungen nicht mehr adäquat abstimmen können. Es kommt zu einem stereotypen Wiederholen von Handlungsmustern, die auf alle Situationen übertragen werden. Die sinnvolle und geordnete Verarbeitung der Reize ermöglicht die Ausbildung eines individuellen, erfahrungsbedingten Gedächtnisses. Diese Erfahrungen sowie deren Übertragung auf neue Situationen bezeichnet man als Lernen.

Auf der Stufe der Informationsabgabe werden Informationen als erfahrungsbedingtes Gedächtnis gespeichert oder können als motorische Reaktionen beobachtet werden. Das Gehirn sendet aufgrund der Reizinformation Impulse über die absteigenden oder efferenten Nervenbahnen zu den ausführenden Organen, um eine Beantwortung des Reizes auszulösen. Reaktionen wie Haltung, Mimik, Gestik, Bewegung und Handlung können als Antworten auf sensorische Reize beobachtet werden. Diese Reaktionen lösen wiederum eine ganze Reihe von Erregungsmeldungen aus, die über die afferenten Nervenbahnen an das Zentrale Nervensystem geleitet werden. Somit befinden wir uns wieder auf der Stufe der Informationsaufnahme und der Prozess der Wahrnehmung kommt erneut in Gang.

Der Prozess der Wahrnehmung ist ein in sich geschlossener Kreis, in dem sich Wahrnehmung und Bewegung wechselseitig bedingen. In der Entwicklung des Kindes ist das Wahrnehmen der Umwelt zunächst immer mit motorischen Aktionen und Reaktionen verbunden. Das Kind erforscht seine Umwelt durch Erfahrungen mit seinem Körper und durch den handelnden Umgang mit Gegenständen. Das Sammeln von vielfältigen Erfahrungen durch Wahrnehmung und Bewegung lässt ein exaktes Bild der Umwelt im Kind entstehen und gibt ihm die Möglichkeit, aktiv handelnd auf diese einzuwirken.

Eine eingeschränkte Bewegungsmöglichkeit lässt nur eine verlangsamte und unvollständige Wahrnehmungsentwicklung zu. Unvollständige oder fehlgeleitete Wahrnehmungsdaten führen zu unangemessenem Bewegungsverhalten mit unausgereiften Bewegungsmustern, undosierten und unangepassten Handlungen. Die Entwicklung des kognitiven Lernens, die Ausbildung eines großen Repertoires an Handlungsstrategien hängt maßgeblich von sensomotorischen Erfahrungen ab.

3. Sensorische Integration

3.1. Was ist Sensorische Integration?

Sensorische Integration (SI) ist die Bezeichnung für ein allgemeines, für jeden Menschen geltendes Entwicklungsprinzip, das von verschiedenen Seiten beschrieben werden kann. Dieses Prinzip beschreibt die Aufnahme von umweltbedingten Informationen und deren adäquate Verarbeitung im ZNS. Informationen, Eindrücke, Erlebnisse werden dadurch zu einem erfahrungsbedingten, individuellen Gedächtnisinhalt. Jeder Mensch entwickelt seine eigenen Assoziationen zu Begriffen, Vorstellungen, Situationen, abhängig von seinem jeweiligen Erfahrungshintergrund. Dieser Erfahrungshintergrund wird nach den gleichen Mechanismen aufgebaut. Eine funktionierende Wahrnehmung, die alle Empfindungen und Eindrücke aktiv verarbeitet und das Kind in die Lage versetzt, mit sinnvollen und adäquaten Handlungen und Gefühlen zu reagieren, nennt Prekop das „Sensomotorische Fundament".

Es gibt keine Lernvorgänge oder irgendwie geartete Tätigkeiten, die nicht an die Aktivität des ZNS gebunden wären. Lernen ist stets an motorische Funktionen gebunden. Wir haben nur eine Möglichkeit, mit anderen zu kommunizieren: Motorik (Haltung, Mimik, Gestik, Gebärden, geschriebene und gesprochene Sprache). „Denken ist damit motorischen Ursprungs" (Radigk).

Auf der Grundlage einer guten SI entwickelt das Kind Fähigkeiten, die ihm Kenntnisse und Erfahrungen vermitteln, die als Lernen bezeichnet werden. Durch die emotionale Selbstbewertung und der Bewertung des Lerngegenstandes ist es dem Kind möglich, mit sinnvollen Handlungen und adäquaten Gefühlen zu reagieren und Aktivität, Motivation, Intensität und Ausdauer zu entwickeln. Jeder Lernvorgang erhält so eine affektive Färbung und Verknüpfung mit Emotionen.

Piaget beschreibt aus psychologischer Sicht dasselbe mit einer „umfassenden und vollständigen Hirnfunktion, die erst Lernen ermöglicht, verstanden als ein erfahrungsbedingtes, dauerhaftes Individualgedächtnis". Piaget: „Lernen beginnt, wenn die Augenbewegungen besser gelenkt werden und die Wahrnehmungstätigkeit durch eine Aufmerksamkeit gelenkt werden kann, die die Probleme besser erfaßt. Die Wahrnehmung trägt dazu bei, die Aufnahme der Informationen zu programmieren, das heißt darauf hinzuweisen, was mit größter Aufmerksamkeit betrachtet werden muß."

„Die Sensorische Integration ist die Aufnahme und Verarbeitung der sinnlichen Eindrücke und die Organisation von Gedanken und Gefühlen zu sinnvollen und befriedigenden Handlungen auf der Basis einer sich vervollständigenden Hirnfunktion" (Ayres). Die SI als Funktionsprinzip des Gehirns ist der Prozess des Ordnens, Sortierens und Verarbeitens sinnlicher Eindrücke, damit das Verhalten eines Menschen sinnvoll und für ihn bedeutsam werden kann.

Ein wichtiger Vorgang im integrativen Prozess ist die Hemmung, Verstärkung und Unterscheidung einlaufender Reize durch die diskriminative Funktion der Formatio reticularis. Durch diesen Mechanismus kann einem sensorischen Reiz die momentane Vorherrschaft eingeräumt werden, die für die Bewältigung einer Aufgabe bedeutsam ist. Ohne ausreichende Hemmung wird das Gehirn von sensorischen Reizen überflutet, die Aufmerksamkeit auf die bedeutsamen Informationen wäre unzureichend, die Anpassungsleistungen auf die Umweltsituationen wären fehlerhaft und unangemessen.

Ein weiterer bedeutender Mechanismus in der Sensorischen Integration ist die Assoziation zwischen den Sinnen. Dieser Mechanismus macht es möglich, dass sensorische Daten verknüpft werden und so ein umfassendes Bild des Wahrnehmungsgegenstandes entsteht. Voraussetzung für die Assoziation zwischen den Sinnen ist, dass die Daten aus den verschiedenen Sinnesbereichen übereinstimmen, sie müssen ein einheitliches Bild des Wahrnehmungsgegenstandes vermitteln und schaffen damit ein Abbild der Wirklichkeit. Im integrativen Prozess findet auch die Verknüpfung von Reizen und Informationen mit Emotionen statt, es gibt keine Reizverarbeitung (Wahrnehmung) ohne gefühlsmäßige Beteiligung.

Die entwicklungsgeschichtlich nacheinander entstandenen Hirnregionen sind gleichberechtigt beteiligt an der ständigen Vervollkommnung von Fertigkeit und Fähigkeit. Die verschiedenen Fähigkeiten wie Lesen und Rechnen werden nicht in einem Bereich, sondern in Zentren mit wesentlichen Steuerungs- und Schaltvorgängen – funktionale Asymmetrie – gespeichert. Diese funktionale Hirnentwicklung wird verstanden als ein „kontinuierlicher Prozeß von Problemlösungen" (Eccles). Dieser Prozess ist möglich, weil im Verlauf der Entwicklung mit wachsenden Fähigkeiten auch zunehmend komplexe neurale Verdrahtungssysteme genutzt werden können. Normalerweise ist ein großes Sortiment von Handlungsstrategien vorhanden, um den wechselnden Anforderungen der Umgebung begegnen zu können (Handlungsfähigkeit).

Jedes angemessene oder unangemessene Verhalten wird durch das Gehirn gesteuert. Die Annahme, ein störendes Verhalten lasse Rückschlüsse auf eine gestörte Funktion des Gehirns zu, ist nicht in jedem Fall richtig. Genauso ist das angepasste Verhalten eines Kindes kein Beweis für seine intakte Hirnfunktion.

Der Antrieb, Begabungen und Fähigkeiten eines Kindes sind als genetischer Plan im Gehirn verankert. Die Weiterentwicklung dieser Fähigkeiten ist zum einen abhängig von einer intakten Wahrnehmung und Motorik, zum anderen von den Angeboten und Reaktionen der Umwelt, deren Akzeptanz mitbestimmend für die Entwicklung komplexer Verhaltensweisen ist. Die positive und erfolgreiche Auseinandersetzung mit der Umwelt ist aber auch stark bestimmt durch die Reaktion der Umgebung. „Das Fehlen oder eine zu geringe Zahl von Strategien gilt als Funktionsstörung des Gehirns" (Touwen).

3.1.1. Die Handlungsebenen

Die Voraussetzung für die Entwicklung des Kindes ist ein kompliziertes Bedingungsgefüge von Vererbung und der aktiven Auseinandersetzung mit der Umwelt auf der Basis eines funktionsfähigen ZNS. Diese untrennbaren Bedingungen sind die Handlungsebenen für die Diagnose und Therapie von SI-Störungen.

Anlage. Die Grundverschaltung des Gehirns mit seinen Antworteigenschaften ermöglicht eine zunächst ungenaue Aufnahme von Informationen, die durch die Auseinandersetzung mit dem Umfeld immer präziser wird. Die Aktivität des Gehirns ist in seiner Entwicklung festgelegt nach dem genetischen Plan des individuellen Gehirns.

Am Anfang einer Beurteilung einer möglichen SI-Störung muss immer eine ärztliche Diagnose, eventuell eine genetische Untersuchung, stehen. Nur so kann genau unterschieden werden zwischen einer beeinflussbaren Störung der Sensorischen Integration und einer nicht beeinflussbaren Störung durch anatomische Missbildungen, Verletzungen, Stoffwechselstörungen und/oder genetische Veränderungen.

Umwelt. Komplexes, kompetentes Verhalten ist das Ergebnis einer günstigen Struktur des Umfeldes und dem aktiven Verarbeitungsprozess des Individuums. Die Akzeptanz des Umfeldes und die Integration des Kindes in die Umgebung, in die es geboren wurde, haben entscheidende Auswirkungen auf die Entwicklung des Kindes. Seine kognitive Entwicklung ist in erster Linie abhängig von der Qualität der Kommunikation mit dem sozialen Umfeld. Ungünstige Bedingungen können Funktionen des ZNS stören und haben dadurch Einfluss auf die psychische Konstellation des Kindes. Psychische Faktoren wie Angst und Stress stören das Kind in seiner Entwicklung und können physische Veränderungen und Reaktionen zur Folge haben. Umgekehrt können günstige familiäre Voraussetzungen einen positiven Einfluss auf die Kompensation des ZNS haben. Die Einbeziehung der Familie und des außerhäuslichen Umfeldes in die Diagnostik und Therapie ist deshalb unverzichtbar.

Zustand des Zentralen Nervensystems. Der aktuelle Zustand des ZNS hat unmittelbare Auswirkungen auf das Verhalten und die weitere Entwicklung des Kindes. Die vom Gehirn selbst erzeugten Signale bestimmen den Wachheits- und Aufmerksamkeitszustand und die Aktivierung der zentralen Kontrollsysteme. Die Analyse von SI-Störungen, die gleichzeitig als Förderansatz dienen kann, ist die Aufgabe der SI-Therapeutin.

Zu untersuchen wäre, ob das abweichende Verhalten des Kindes auf eine spezifische Funktionsstörung des Gehirns zurückgeführt werden kann. Ist ein funktionaler und/oder organischer Mangel vorhanden, ist das kindliche Gehirn oft nicht in der Lage, differenzierte Handlungsweisen (Strategien) zu entwickeln. Das Kind hat die Lösung seiner Probleme mit den wenigen, gleichen Verhaltensweisen in unterschiedlichen Situationen probiert. Das stereotype Verhalten wird von den Erwachsenen als inadäquat beurteilt. Für das

Kind ist der Konflikt unlösbar, da es nur eine geringe Anzahl von Strategien zur Problemlösung zur Verfügung hat, die es nach dem Prinzip von Versuch und Irrtum einsetzt, ohne die ausreichende Möglichkeit, aus seinen Fehlern zu lernen. Kinder mit SI-Störungen können von sich aus nicht die sozialen Situationen herbeiführen, die sie für eine annähernd normale Reifung brauchen. Im Gegenteil, ihre eingeschränkten Reaktionsmöglichkeiten blockieren eine optimale Entwicklung.

Diese Kinder benötigen Situationen, die speziell auf ihre Bedürfnisse und Fähigkeiten zugeschnitten sind. Durch geeignete Fördermaßnahmen in der Mototherapie kann das „innere Streben des Kindes nach Wachstum und Organisation" (Ayres) aktiviert und entwickelt werden.

3.1.2. Verhalten eines gut sensorisch integrierten Kindes

Ein Kind wird dann als „gut sensorisch integriert" bezeichnet, wenn es folgende Fähigkeiten besitzt:

Selbstbewusstsein und Selbststeuerung. Das sich selbst bewusste Kind hat alle von ihm mit seinen Sinnen gemachten Erfahrungen gespeichert und eine innere Gewissheit über sich und seine Fähigkeiten. Die emotional angemessene Bewertung von sich und der Umwelt ist gepaart mit der Fähigkeit zur Steuerung seiner Aktivitäten und Reaktionen.

Lernfähigkeit und Lernbereitschaft. Die dauerhafte Speicherung der individuellen Erfahrungen, die sinnvolle Anwendung auf neue Situationen und die Bereitschaft, sich anzustrengen, ermöglichen ihm, Motivation und Intensität zu entwickeln.

Aufmerksamkeit und Konzentration. Ein Kind, das sich ausgiebig, sinnvoll und ausdauernd mit einem Gegenstand oder einer als bedeutsam erkannten Situation beschäftigt, gilt als aufmerksam und konzentriert. Der Gegenstand und der Zeitraum werden sehr oft vom Erwachsenen bestimmt, die unzureichende Ausdauer vom Erziehenden als Konzentrationsstörung bezeichnet.

Handlungsfähigkeit und Kompetenz. Aus der Anwendung der wachsenden Fähigkeiten und komplexeren Verhaltensweisen in der Auseinandersetzung mit dem sozialen Umfeld entstehen Strategien zur Problemlösung. Das Kind kann sich in seinem Umfeld erleben und angemessen handeln.

3.1.3. Prinzip der verschiedenen Funktionsebenen

Die Entwicklung des Kindes folgt dem Prinzip, erst eine Entwicklungsstufe bis zu einem gewissen Reifegrad abzuschließen, um darauf aufbauend die Schritte der nächsten Stufe begehen zu können. Die voranschreitende Reifung auf niederen und weniger komplexen Funktionsebenen lässt das Kind auch auf kortikal höheren Niveaus kompetent werden (s. 2.1.7. Funktionsprinzipien des Gehirns).

Das Konzept der Funktionsebenen, dass nämlich höhere Funktionsebenen nicht ohne entsprechend intakte, niedere Funktionen arbeiten können, findet in der Behandlung Sensorischer Integrationsstörungen durch einen entwicklungsorientierten Aufbau der Förderung seine Berücksichtigung.

Radigk (1986) beschreibt die Verarbeitung und Ordnung von Informationen als Stufen der funktionalen Systeme. Die unteren Informationsstufen gehen in die oberen ein und umgekehrt. Es werden ständig Informationen, besonders aus den unteren Stufen, für höhere Prozesse benötigt. Die kognitive Struktur ist in hohem Maße abhängig von der perzeptiven Organisation.

Die Reihenfolge der verschiedenen Informationsstufen ist wichtiger als der Zeitpunkt. Der streng hierarchische Charakter muss bei der Förderung besonders beachtet werden. Die gut ausgebildete Struktur des Gehirns ist Grundlage der geistigen Operationen auf solider motorischer Basis.

Die *erste Informationsstufe* bezeichnet die Auseinandersetzung mit der Realität durch sinnliche Erfahrungen. Die Entwicklung der Grundleistungen entsteht durch das Speichern von Abbildern der realen Welt. Das Erkennen von Signalen und Zeichen und die Fähigkeit, daraus Schlüsse und Folgerungen zu ziehen, ist die Grundlage geistiger Operationen.

Die *zweite Stufe der Information* bezeichnet die Umwandlung der Sinngehalte z. B. in Lautsprache. Die Kodierung in eine neue Stufe löst sie von der Realität und ermöglicht geistige Operationen. Kommunikation wird intensiviert durch den Austausch von Gedanken, Gefühlen, Erfahrungen und Wissen. Die Sprache ermöglicht die Übernahme äußerer Strukturen zu inneren Systemen und damit zu Denkstrukturen.

Die *dritte Informationsstufe* ermöglicht die externe Speicherung von Erkenntnissen, Erfahrungen und Gefühlen durch Darstellung und Abstraktion wie Malen, Schreiben und Musizieren. Für die Mototherapie sind diese Informationsstufen bedeutsam und geben die Richtlinien für den Therapieaufbau.

3.2. Bereiche der Sensorischen Integration

Für die Diagnose und Therapie von SI-Störungen ist es notwendig, eine Trennung der verschiedenen Wahrnehmungsbereiche vorzunehmen. Diese künstlich wirkende Trennung ist notwendig, um von bestimmten Verhaltensbeobachtungen auf die Ansatzpunkte der Therapie schließen zu können. Wir haben die Diagnose und Therapie der SI-Störungen in vier Bereiche eingeteilt. Diese Unterteilung dient der Transparenz des Therapieprozesses. Im Verlauf der Therapie zeigen sich die Zusammenhänge von Störung und dem daraus resultierenden Verhalten immer wieder, sodass uns diese Aufteilung zur Gestaltung eines sinnvollen Aufbaus der Therapie vertretbar scheint.

3.2.1. Taktil-kinästhetischer Bereich

a) Taktile Wahrnehmung

Kurzcharakterisierung:
– Genaue Lokalisation und Diskrimination von Reizen auf der Haut.
– Daraus resultierend das Wissen um Ausdehnung und Grenzen des Körpers.
– Die Sensibilität der Haut bestimmt das Selbstbewusstsein und den Kontakt mit der Umwelt.

Das taktile System ist eine bei der Geburt ausgereifte Struktur und umfasst die gesamte Oberfläche des Körpers. Die Übertragung der taktilen Informationen auf die verschiedenen Abschnitte des Gehirns ist zuerst diffus und unpräzise und wird durch das Gleichgewicht zwischen erregenden und hemmenden Impulsen immer präziser.

Berührungsreize kann ein Kind erst etwa mit $2\,^1/_2$ Jahren genau lokalisieren. Eine schmerzende Stelle am Körper kann etwa in diesem Alter genau gezeigt werden. Berührungsreize müssen exakt lokalisiert und unterschieden werden, um ein genaues Bild über den Körper und seine einzelnen Teile zu erhalten. Durch die Berührung der Haut werden dem Gehirn Informationen über Ausdehnung und Grenzen des Körpers vermittelt. Durch die verbesserte Differenzierung der taktilen Wahrnehmung entsteht ein „inneres Bild" vom Körper (Körperschema). Das sich vervollständigende Körperschema ist entscheidend für das Programmieren und Automatisieren von erfahrungsbedingten motorischen Handlungen und ist damit Grundlage der Praxie. Die Stimulation der Haut erzeugt Wohlbefinden. Sie verbessert und normalisiert das Berührungsempfinden der Hautoberfläche und gleichzeitig das Lokalisieren und Unterscheiden von verschiedenen Berührungsstellen und Berührungsreizen.

Die genaue Diskrimination von Tastinformationen macht es möglich, Dinge genau zu unterscheiden und zu identifizieren, und trägt so zur Entwicklung der Formwahrnehmung bei und macht eine Unterscheidung der verschiedenen Oberflächen möglich.

Die Haut stellt das erste und wichtigste Kommunikationsorgan dar, sie hat in der weiteren Entwicklung des Kindes maßgeblichen Einfluss auf die Art seiner Kontaktaufnahme und Kommunikationsmöglichkeiten. Über die Haut nimmt der Säugling die ersten Informationen aus seiner Umwelt auf. Die Berührung seiner Haut gibt ihm Vertrauen, Geborgenheit und Sicherheit und bestimmt seine emotionale Beziehung zu seiner Mutter oder einer anderen Bezugsperson. Die gute Verarbeitung taktiler Reize fördert eine befriedigende Beziehung und lässt ein Körpergefühl entstehen, das positiven Einfluss hat auf die Entwicklung von Selbstvertrauen und Selbstsicherheit.

Die adäquate Verarbeitung taktiler Reize muss gegeben sein, um andere sensorische Empfindungen zu einem einheitlichen, stimmigen Bild zu ordnen. Auf schlecht identifizierbare Informationen kann das ZNS nur mit unspezifischen Wahrnehmungsreaktionen antworten. So ist beispielsweise die Gleichgewichtserhaltung des Körpers auf die exakte Weiterleitung der Informationen vom Untergrund und seiner Beschaffenheit abhängig.

Der Geruchs- und Geschmackswahrnehmung kommt in Verbindung mit dem taktilen Wahrnehmungsbereich in der Diagnose und Therapie von SI-Störungen eine besondere Bedeutung zu.

b) Kinästhetische Wahrnehmung

Kurzcharakterisierung:

- Lageveränderung von Gelenken und Tonusveränderung bei Beugung, Streckung und Drehung.
- Die Wahrnehmung des Muskeltonus.
- Die Wahrnehmung der Stellung im Raum und die Veränderung der Körperhaltung.

Die Lage- und Bewegungsempfindungen aus Muskeln und Gelenken und die Wahrnehmung der Veränderung ohne visuelle Kontrolle nennt man kinästhetische Wahrnehmung. Sie ist eine unbewusste Wahrnehmungsreaktion, kann aber bei besonderer Aufmerksamkeit bewusst gemacht werden. Die Informationen werden über Propriozeptoren in verschiedene Teile des Gehirns geleitet, besonders zum Kleinhirn und den sensorischen und motorischen Rindenfeldern des Kortex. Zur kinästhetischen Wahrnehmung gehört auch die Speicherung bisher gemachter Bewegungserfahrungen und deren Automatisierung. Unzureichende sensorische Informationen über Muskeln und Gelenke erschweren die Planung und Speicherung von Bewegungen. Bei herabgesetzter Eigenwahrnehmung braucht das Kind erhöhte Aufmerksamkeit für seine motorische Planung, sodass sich seine Konzentration natürlich eher erschöpft als bei anderen Kindern.

Die Speicherung von kinästhetischen Informationen ist besonders wichtig bei der Wiedergabe von Symbolen. Die visuell nur unzureichend begriffene Gestalt von Buchstaben oder Zahlen kann durch das Nachahmen von Umrissformen mit dem Kopf kompensiert werden (kinästhetisches Lesen).

Das Schreiben der Buchstaben und Zahlen ist ein typisches Beispiel für die Automatisierung von Bewegungen. Kinder mit kinästhetischen Wahrnehmungsstörungen können nur mit sehr viel Übung die erforderliche Schnelligkeit im Diktat entwickeln, weil sie ständig über den motorischen Plan beim Schreiben der Buchstaben nachdenken müssen und die Automatisierung der Bewegungsabläufe nicht vollständig gelungen ist.

Die Wahrnehmung von Spannungsveränderungen in den Muskeln ist für die Kraftdosierung und Steuerung einer Bewegung von großer Bedeutung. Ein nicht angepasster Muskeltonus führt zu den kleinen oder großen Missgeschicken, die wir von einigen Kindern kennen. Die Muskelspannung ist einerseits angeboren, andererseits von der emotionalen Beteiligung des Kindes während der Tätigkeit abhängig. So können Freude, Angst oder Stress den Tonus wesentlich verändern und damit die Qualität der Bewegung erheblich mindern. Das Erlernen und Automatisieren von Bewegungen ist deshalb erheblich abhängig von der Atmosphäre, in der ein Kind lernt.

Der erste Eindruck, den wir von einem Menschen haben, wird durch die nonverbale Kommunikation entscheidend beeinflusst. Der Ausdruck einer Bewegung durch Mimik, Gestik und Haltung wird durch den Tonus der Muskulatur und der Art der Muskelspannung geprägt. Für diesen wichtigen

48

ersten Eindruck sind schwerfällige, verlangsamte oder hektische Bewegungen oder eine ausdrucksarme Mimik unter Umständen ein Hindernis für befriedigende soziale Kontakte.

Gegenstände wiederzufinden, sich Wege merken zu können, Buchstaben am folgenden Tag wieder schreiben zu können, sind Leistungen, die ein exaktes kinästhetisches Empfinden voraussetzen. Das Erfassen von Körperrichtungen und die Entwicklung der Formwahrnehmung ist nur auf der Grundlage einer guten kinästhetischen Wahrnehmung gegeben. Das Erkennen von Formen und die Unterscheidung gegenüber anderen ermöglicht die Figur-Grund-Wahrnehmung. Kinder mit kinästhetischen Wahrnehmungsstörungen haben häufig Probleme in der Figur-Grund-Wahrnehmung.

Die Wahrnehmung der Stellung im Raum ohne visuelle Kontrolle ermöglicht uns die Durchführung von komplexen Handlungen. Mit sperrigen Gegenständen eine Wendeltreppe herabgehen, ist eine Leistung der kinästhetischen Wahrnehmung. Fahrradfahren und gleichzeitig die schöne Landschaft rechts und links von der Straße bewundern zu können, ist ebenfalls nur mit guter kinästhetischer Wahrnehmung möglich. Obwohl der Kopf nach allen Seiten gedreht wird, muss der Rumpf mit den Armen und Händen die Richtung einhalten und die Füße müssen weiter rhythmisch in die Pedale treten.

Über die kinästhetische Wahrnehmung ist eine weitreichende Verbindung zu vielen Bereichen des Gehirns gegeben. Sie steht mit anderen Sinnessystemen in engem Kontakt (z. B. mit dem vestibulären System) und ermöglicht so viele exakte Anpassungsleistungen. Da sich die kinästhetische Wahrnehmung und die taktile Wahrnehmung nur unscharf von der taktilen Wahrnehmung trennen lassen, haben wir sie zu einem Bereich der SI zusammengefasst.

3.2.2. Vestibulärer Bereich

Kurzcharakterisierung:
– Gleichgewicht verbunden mit auditiver und visueller Wahrnehmung.
– Wahrnehmung von Geschwindigkeits- und Richtungsveränderung.
– Stellungsintegration und Augenmuskelkontrolle.

Das vestibuläre System befähigt den Organismus, Bewegung wahrzunehmen, besonders Beschleunigung, Verlangsamung und Schwerkraft. Es hilft bei der Unterscheidung von Selbst und Raum (ich drehe mich – der Raum dreht sich). Vestibuläre Informationen sorgen für Stabilität der verschiedenen Wahrnehmungen im Zusammenhang mit der Stellung des Kopfes zum Körper. Das vestibuläre System benötigt ein bestimmtes Maß an täglicher Stimulation, um den optimalen Zustand für die Funktion des Kortex bereitzustellen. Dieses Maß an Stimulation kann von Kind zu Kind sehr unterschiedlich sein und wird im Allgemeinen durch die Alltagsbewegungen des Kindes befriedigt. Bei Kindern mit vestibulärer Funktionsstörung muss das Maß an Stimulation individuell ermittelt und täglich im erforderlichen Umfang durchgeführt werden.

Die Verbindung von auditiver und vestibulärer Wahrnehmung hat erhebliche Auswirkungen auf die Sprachentwicklung. So kann, bei intaktem Gehör, die auditive Aufnahme bei vestibulären Problemen gestört sein und die Ursache einer Sprachentwicklungsverzögerung (SEV) darstellen. Eine ausreichende Stimulation des vestibulären Systems kann in diesen Fällen ausreichen, um die SEV positiv zu beeinflussen.

Jede Bewegung bedeutet ein Verändern der Position, die wieder sicher gehalten werden muss. Ein intaktes Vestibularsystem ermöglicht die Gleichgewichtserhaltung bei jeder Geschwindigkeit und Position. Das Innehalten aus einer Bewegung heraus oder plötzliche Richtungsänderungen gehören zu den Leistungen der vestibulären Wahrnehmung. Die Informationen zur Erhaltung einer Position werden zu 80 Prozent über das Auge aufgenommen. Die Raumrichtungen geben über das Sehen dem vestibulären System feste Anhaltspunkte und helfen, Entfernungen aus der Erfahrung richtig einzuschätzen und zu wiederholen. Sehbehinderte Kinder erhalten die notwendigen Informationen hauptsächlich über die taktil-kinästhetische Wahrnehmung. Diese Kinder zeigen in der Regel gleichwertige Balancefähigkeiten mit offenen und geschlossenen Augen. Das vestibuläre System hilft bei der Unterscheidung von Selbst und Raum und erzeugt die Stabilität des visuellen Bildes in Zusammenhang mit den Bewegungen des Kopfes und Körpers.

Persistierende Reflexe haben blockierende Wirkung auf die Haltungsreaktionen und damit auf das Fixieren und Verfolgen mit den Augen ohne Kopfbewegungen (Augenmuskelkontrolle). Durch die Verbindung mit der Augenmuskelkontrolle ist die ungestörte Entwicklung der visuellen Wahrnehmung und Hand-Auge-Koordination stark abhängig von der intakten vestibulären Wahrnehmung. Schlecht koordinierte Augenbewegungen (Schielen) sind ein Hinweis auf mangelhaft integrierte Reflexe. Eine weitere Folge von persistierenden Reflexen sind Störungen der Haltungsreaktionen und Stellungsintegration. Gute Stütz- und Haltereaktionen sind, in Verbindung mit einem funktionalen Handstütz, die Voraussetzung zur Koordination der Augen.

Das vestibuläre System hat einen großen Anteil an der Integration von Reizen im Hirnstamm und ist durch die Verbindung mit der taktil-kinästhetischen Wahrnehmung entscheidend für die weitere Organisation im Gehirn. Die Beobachtung des Nystagmus beim Kind ist geeignet, Schlussfolgerungen auf den Grad der Verarbeitung vestibulärer Stimulation zu ziehen. Die graduelle Erscheinung von Nystagmus und Schwindel durch die vestibuläre Stimulation hält Ayres für ein Anzeichen, dass latente Pfade anfangen, gebraucht zu werden, und dass sie dann für andere sensorisch-integrative Prozesse verfügbar werden.

Die adaptive Reaktion des Kindes kann durch aktive Bewegungen wie Rollen, Drehen, Schaukeln besser erzeugt werden als durch passive Stimulation.

3.2.3. Körperorientierung

Kurzcharakterisierung:
- Das neurale Gedächtnis über jeden Teil des Körpers und die damit gemachten Erfahrungen.
- Die Integration der Körperseiten und das Überkreuzen der medialen Linie.
- Die Rechts-Links-Orientierung und Lateralität.

Das Gehirn speichert Bewegungen und die damit gemachten Erfahrungen. Der wiederholte Gebrauch einer Synapse für eine bestimmte sensorische oder motorische Funktion erzeugt ein Programm („Nervengedächtnis") für die betreffende Funktion. Das Gefühl für Größe, Gewicht, Ausmaß, Position der Körperteile zueinander und alle bisher damit gemachten Bewegungen werden als neurales Gedächtnis („Landkarte des Körpers", Ayres 1984) bezeichnet. Das Körpergefühl ist bei der Geburt diffus und unpräzise. Durch vielfältige sensomotorische Erfahrungen, besonders aus dem taktil-kinästhetisch-vestibulären Bereich, erwirbt das Kind die als Körperschema bezeichnete innere Vorstellung des Körpers, seiner Ausmaße, Lage und Bewegungsmöglichkeiten und die Kenntnis seiner Teile. Die Entwicklung ist ähnlich dem Prinzip der motorischen Entwicklungsrichtung (von oben nach unten, von innen nach außen).

Die Entwicklung des Kinderbildes vom Kopffüßler zur fertigen Mensch-Zeichnung (Abb. 9–12) ist der Entwicklung des Körperschemas ähnlich und lässt, mit aller Vorsicht, einen Rückschluss auf den Entwicklungsstand des Kindes zu.

Das Gefühl für den eigenen Körper und seine Richtungen ist ein stabiler Bezugspunkt für die Orientierung im Raum und Grundlage für die Übertragung des Körperschemas auf den Raum (Praxie). Das Körperschema ist veränderbar und von der Eigenwahrnehmung und den Erfahrungen abhängig, die in den verschiedenen Phasen der Entwicklung mit dem Umfeld gemacht wur-

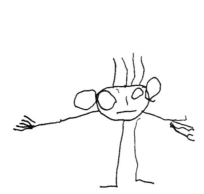

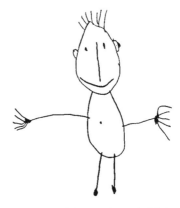

Abb. 9: Zeichnung eines dreieinhalbjährigen Jungen

Abb. 10: Zeichnung eines vierjährigen Mädchens

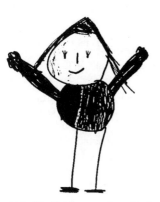

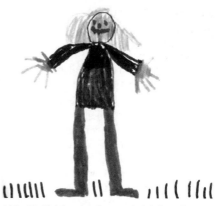

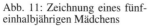

Abb. 11: Zeichnung eines fünf- einhalbjährigen Mädchens

Abb. 12: Zeichnung eines sechsjährigen Jungen

den. Das Körperschema besteht nicht nur aus der Summe der verschiedenen Wahrnehmungen, sondern aus deren Integration. Der Gebrauch des Körpers bestimmt das Selbstkonzept des Kindes. Hautkontakte, der Ausdruck und die sichere Position einer Bewegung bestimmen das affektive Klima einer Beziehung. Sich „im Gleichgewicht" befinden, das Wohlbefinden beim Berührtwerden sind die emotionalen Grundlagen des Sozialverhaltens.

Motorische Aktivitäten mit beiden Händen oder Füßen müssen erst koordiniert werden, bevor die Körpermitte überkreuzt wird. Der gleichwertige und

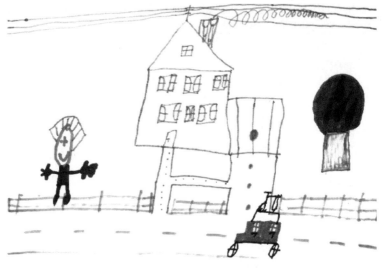

Abb. 13: Kinderzeichnung mit diagonaler Linie (6 Jahre)

52

gleichzeitige Gebrauch beider Körperseiten ist der erste Schritt zur Bilateralintegration.

Als Indiz für das erfolgreiche Überkreuzen der Körpermittellinie ist die Ausführung der diagonalen Linie in der Kinderzeichnung zu werten (Abb. 13). Bei einseitig persistierenden Reflexen ist das Überkreuzen der Mittellinie oft nur in eine Richtung möglich. Als Folge entwickeln die Kinder durch den seltenen Gebrauch einer blockierten Körperseite ein unvollständiges Körperschema. Diese Kinder haben weniger und unvollständigere Bewegungserfahrungen gespeichert und damit eine geringere Kapazität für die motorische Planung neuer Bewegungsmuster, z. B. beim Malen und Schreiben.

Das spontane Überkreuzen der Körpermitte gilt als Beweis für die weitgehende funktionale Asymmetrie des Gehirns. Die Ausbildung der dominanten Seite kann nur aus der guten Integration beider Körperseiten und der koordinierten Kombination von Bewegungsmustern entstehen. Das Gefühl für die Unterschiedlichkeit beider Körperseiten entwickelt sich zu dem Wissen von rechts und links. Die Körperseiten werden jetzt jeweils für spezielle Fähigkeiten eingesetzt und ermöglichen ein differenzierteres Hantieren. Bei nicht ausreichender Lateralisation der beiden Körperseiten (Gehirnhälften) können keine überdurchschnittlichen Leistungen auf sprachlicher Ebene und in der Folge auch nicht in den Kulturtechniken erwartet werden.

3.2.4. Praxie (Bewegungsplanung)

Praxie ist die richtige und sinnvolle, zeitliche und räumliche Planung und Lenkung von Bewegungsabläufen (Handlungsfähigkeit). Durch die differenzierte Wahrnehmung des eigenen Körpers, die Speicherung und ständige Abrufbarkeit der Bewegungserfahrungen entwickelt das Kind die Fähigkeit, diese Erfahrungen in neue Situationen umzusetzen. Praxie ist die erlernte Fähigkeit, erfahrungsbedingte Handlungen zu planen und zu dirigieren; durch motorische Entwicklung wird sie ständig erweitert.

Die Planungsfähigkeit ist im Wesentlichen kortikal gesteuert und wird auch als Bewegungsintelligenz bezeichnet. Der motorische Plan ist das Schema innerhalb des Gehirns für eine Handlung. Dieser Plan basiert auf dem Körperschema und stellt eine Verbindung dar zwischen den sensomotorischen und kognitiven Aspekten der Hirnfunktion. Je mehr Informationen über verschiedene Sinnesmodalitäten aufgenommen werden, desto allgemeiner und umfassender ist die Handlungsfähigkeit.

Das Gefühl für die Ausdehnung des Körpers im Raum, der Platz, der beansprucht wird, und das Gefühl für den Abstand zu den anderen ist der emotionale Anteil der Praxie. Dieser emotionale Teil der Praxie wechselt in den verschiedenen Lebensphasen und wird hauptsächlich geprägt von den Reaktionen des Umfeldes (Pubertät!).

Der Platz des Körpers im Raum und die Beziehung zwischen Körper und Raum bilden das innere Bild vom Raum. Daraus entwickelt sich das Gefühl für die Raumrichtungen wie Höhe, Tiefe und Breite. Das richtige Einschätzen von Abständen zwischen Gegenständen ist ebenso ein Teil der Praxie wie das richtige Abstandhalten zu den Mitmenschen. Unabsichtliches Anrempeln in einer Menschenmenge oder das unzureichende Gefühl für den Abstand zu anderen kann als Folge von SI-Störungen gesehen werden.

Das eigene Bezugssystem des Körpers und seiner Richtungen (oben – unten, vorne – hinten, rechts – links usw.) wird auf den Raum übertragen. Die Beschreibung eines Bildes wird ohne das Bezugssystem des eigenen Körpers nicht möglich sein. Die Definition, ob ein Kind vor oder neben einem Tisch steht, ist abhängig von der Position des eigenen Körpers. Die Beziehung von zwei Gegenständen zueinander erfordert ebenso einen eigenen stabilen Bezugspunkt.

Die Übertragung der Rechts-Links-Orientierung auf den Raum ermöglicht die Feststellung unseres Standpunktes auf einer Straßenkarte, mit deren Hilfe wir, falls wir den Transfer schaffen, den richtigen, kürzesten Weg nach Hause finden. Die Beschreibung eines Standortes oder eines Bildes ist nur durch räumliche Begriffe möglich. Selbst ein denkbar gutes Sprachsystem eines Computers der Zukunft wird diese Leistungen nicht vollbringen können, da eine Maschine niemals ein Körperschema entwickeln kann. Die Beziehung von zwei Gegenständen untereinander ist abhängig vom funktionierenden Körperschema und bestimmt die Wahrnehmung von räumlichen Beziehungen. Vom Verständnis für räumliche Zusammenhänge sowie von Sinneseindrücken hängt die richtige Interpretation von Entfernung ab. Die automatisierte Fähigkeit, Abstände richtig zu schätzen, ist eine der Grundlagen für das Schätzen von Strecken und deren Übertragung auf Papier in der Mathematik. Die Wiedergabe oder das Abzeichnen von Formen sind Leistungen, die auf dieser Fähigkeit beruhen. Einen Gegenstand im dunklen Zimmer zu finden oder Handlungen, die nicht sichtbar unter einem Tuch stattfinden, zu beschreiben, sind Voraussetzungen für das Denken in logischen Schritten (Textaufgaben).

Die Information über die Muskelspannung der Hand beim Ergreifen eines Objekts ermöglicht die exakte Wiederholung und wird als zurückgelegte Entfernung gespeichert. Das harmonische Wechselspiel der Muskulatur aus Aktion und Hemmung ermöglicht die Gleichzeitigkeit und die gleichbleibenden Intervalle von Bewegungsmustern. Die Kontrolle der Zeitintervalle und die Verarbeitung von gleichzeitigen Ereignissen über verschiedene Kanäle ermöglichen, eine Reihenfolge von Einzelbewegungen in eine geordnete Gesamtbewegung einzuordnen. Der Rhythmus und die Sequenz in der Bewegung (beim Sprechen, Lesen, Zählen, Singen, Hüpfen) sind die Ergebnisse der Synchronität.

Die Einhaltung oder Bildung von Reihenfolgen ist nur durch ein gutes Zeitgefühl möglich. Eine rhythmische Sprache, das Nachahmen einfacher Turnübungen oder das schrittweise Vorgehen bei der Lösung logischer Probleme ist erst durch das räumliche und zeitliche Bezugssystem von motorischen Handlungen möglich.

3.3. Störungen der Sensorischen Integration

Die Diagnose „Sensorische Integrationsstörung" sagt wenig über die zu erwartenden Verhaltens- oder Lernstörungen aus. Welche störenden Verhaltensweisen ein Kind entwickelt, hängt von der Veranlagung, der Art der SI-Störung und den individuellen Erfahrungen mit der Umgebung ab. Für die Intervention ist es entscheidend, den sensomotorischen Anteil am Verhaltens-, Lern- oder Sprachproblem festzustellen. Die sensomotorischen Störungen müssen in der Diagnostik genau beschrieben werden, um direkt auf die Förderschwerpunkte schließen zu können.

Die neurologischen Symptome sind kein statischer Zustand, sondern veränderbar durch Übung oder ein adäquates Umfeld. Dabei können dysfunktionale Anteile positiv durch funktionale Systeme beeinflusst oder korrigiert werden. Andererseits können falsche Informationen auch negativ auf die Funktion des Gehirns wirken. Das Fehlen neurologischer Zeichen ist kein Beweis für eine vollständige Integrität des Gehirns.

Störungen können durch Missbildungen, Verletzungen oder genetische Veränderungen erfolgen. Eine Abweichung von der normalen Stoffwechselfunktion kann ebenso die Ursache sein wie psychische Faktoren. Angst oder Stress können in Wechselwirkung mit psychischen und physischen Reaktionen Funktionsstörungen hervorrufen.

Es ist immer zu bedenken, dass ein Gehirn ein weites Spektrum von Verhalten steuern kann. Ein allgemein akzeptiertes Verhalten setzt aber nicht unbedingt ein intaktes Gehirn voraus. Genauso ist störendes Verhalten nicht unbedingt die Folge eines funktionsgestörten Gehirns.

Die Einteilung von Behinderungen nach organischer oder sozialer Behinderung bezeichnet Radigk als „geradezu anachronistisch". Organische Prozesse sind nicht allein Ursache von Lernschwierigkeiten. Es kann andererseits auch sein, dass organische Prozesse auf die Auswirkungen psychischer Konstellationen zurückzuführen sind. Der Zusammenhang ist in der Psychosomatik anerkannt. Die „Kopfschmerzen, die mir jemand bereitet", zeigen in diese Richtung. Die Funktion des ZNS kann auf jeder der verschiedenen Ebenen gestört werden und damit zur Störung des gesamten Systems führen. Werden diese Funktionen in hohem Maße gestört, kann der Organismus bis zu einem gewissen Grad ausgleichen (Kompensation), an einem bestimmten Punkt ist diese Fähigkeit jedoch erschöpft.

Das Problemlösungsverhalten und die Anwendung verschiedener Strategien, die variabel eingesetzt werden können, sind ein entscheidender Hinweis auf die Funktion des kindlichen Gehirns. Das Kind versucht, durch Interaktion den optimalen Zustand zur Umgebung zu erreichen. Bei Versagen nimmt das Kind Zuflucht zu unangemessenen Tätigkeiten oder stereotypen Verhaltensweisen. Die Folge ist ein Mangel an Anpassungsfähigkeit an die verschiedenen Situationen.

In der Funktion jeder Behinderung lassen sich Ansatzpunkte für eine SI-Störung finden. Die therapeutischen und pädagogischen Maßnahmen sollten vorrangig auf die Anregung und Aktivierung der Wechselwirkung und Verbesserung der sozialen Bedingungen abgestimmt werden. Die Entfaltung der Kommunikation ist der isolierten motorischen Förderung vorzuziehen. Wo der erfolgversprechendste Ansatzpunkt zu suchen ist, lässt sich nicht generell beantworten. Über Trainingseffekte hinaus ist die volle Aktivierung und Verbesserung nur durch eine Förderung zu erreichen, die alle Funktionsbereiche und Handlungsebenen einbezieht.

3.3.1. Taktil-kinästhetischer Bereich

a) Taktile Wahrnehmung
Die Störung der Aufnahme von taktilen Reizen kann sich auf das Abwehrsystem der Haut oder das unterscheidende System beziehen. Sie ist in der Regel nicht der Mangel an taktilen Reizen, sondern das Resultat der mangelhaften Inhibition (Hemmung) des taktilen Systems. Die Haut als erstes Organ der Kontaktmöglichkeit ist in ihrer Funktion entscheidend für das Körpergefühl des Kindes und die Desorganisation der neuralen Grundlage richtungsbestimmend für die weitere emotionale Entwicklung. Die Störung der Lokalisation und Diskrimination von Reizen hat nicht nur Lernschwierigkeiten zur Folge, sondern auch Verhaltensprobleme.

Bei Kindern mit Sensibilitätsstörungen der Haut ist die Verdrängung oder sogar der Verlust des Körpergefühls nicht selten. Bei Kindern kann der Verlust des Körpergefühls – je nach Grad ihrer autistischen Züge – von Berührungsvermeidung, dem Ausweichen von Blickkontakt bis zur Schmerzunempfindlichkeit und autoaggressiven Verhaltensweisen als Eigenstimulation führen. Eine analytische Deutung von Hautausschlägen als soziale Abwehr und dem Schutz vor Berührungskontakten zeigt die Bedeutung der Haut für die Kommunikation.

In der Diagnostik unterscheiden wir taktil über- oder unterempfindliche Kinder. Die Unterscheidung ist oft schwierig. Scheinbar unterempfindliche Kinder können auf einzelne Reize auch überreagieren. Deshalb unterscheiden wir in der klinischen Beobachtung die Art der Wahrnehmungsleistung (Lokalisieren und Diskriminieren von Informationen). Die Sensibilität der Haut auf Berührungen ist ein weiterer diagnostischer Hinweis für die Intervention.

Typische Störungen bei Kindern mit taktilen Wahrnehmungsstörungen sind:

– Flucht und Abwehrverhalten bei Annäherung, besonders wenn die Berührung von hinten erfolgt.
– Verbale Abwehr durch Schimpfworte.
– Plötzliche, unerklärliche Wutausbrüche in Kindergarten/Schule, besonders in Gruppensituationen.
– Weinerliches, ängstliches Verhalten der Kinder, sie fühlen sich oft bedroht.
– Autistische Verhaltensweisen, oft aggressives Verhalten ohne erkennbaren Anlass, auch gegen Erwachsene.
– Der Austausch von Zärtlichkeiten mit den Eltern wird vom Kind bezüglich der Art der tolerierten Berührungen und der Dauer bestimmt.

- Die Kinder empfinden keine Befriedigung durch Liebkosen, daher plötzliches Verlassen und ständige neue Versuche der Annäherung, die wieder mit Enttäuschungen enden (distanzloses Verhalten).
- Vermeidung von bestimmten Materialien (Fingerfarben!) oder ständiges Berühren mit Händen oder Mund. Bevorzugung einer bestimmten Oberfläche (Teddy, Schmusetuch), die auf keinen Fall entzogen werden darf, sie gibt dem Kind Sicherheit.
- „Hängenbleiben" an bestimmten Gewohnheiten oder Gedanken bzw. Panik bei Veränderung von Strukturen wie Sitzordnung, Tagesablauf, Umstellung von Möbeln, plötzliche Veränderung von Plänen.
- Überreaktion auf akustische Reize, insbesondere unbekannte, nicht identifizierbare Geräusche.
- Auswahl oder Ablehnung von bestimmten Speisen, auch wegen des Geruchs.
- Das Sprachverständnis ist meist besser als die Sprachproduktion (Stammeln-Dysgrammatismus).

b) Kinästhetische Wahrnehmung

Ungenaue und undifferenzierte Informationen über die Spannung und Lageveränderung der Muskeln und Gelenke haben eine nicht ausreichende Eigenwahrnehmung zur Folge. Das Körpergefühl wird wenig differenziert, einzelne Teile des Körpers können im Körperschema ganz fehlen. Bei einigen Kindern äußert sich diese Störung in wenig differenzierten Finger- oder Zehenbewegungen, andere haben eine ganze Körperseite nicht ausreichend in ihre innere Landkarte integriert. Die Körperteile werden bei komplexen Tätigkeiten nicht oder nur auf Aufforderung benutzt. Das Erlernen komplizierter Bewegungen dauert länger, die Automatisierung von Bewegungen wird erschwert. Weitere Probleme entstehen durch unbewusste oder unwillkürliche Bewegungen, die gezielte Steuerung eines Bewegungsablaufes ist erschwert, damit ist die Aufmerksamkeit beeinträchtigt. Das Herausheben einer taktilkinästhetischen Empfindung durch veränderten Tonus aus den wenig differenzierten Massenbewegungen ist eine Grundlage der Figur-Grund-Wahrnehmung. Die Schwierigkeit, einzelne Reize zu erkennen und bedeutsame Informationen herauszuheben, hat die Störung der Figur-Grund-Wahrnehmung zur Folge.

Weitreichende soziale Konsequenzen hat die ausdrucksarme Mimik. Durch unerwartete und nicht beabsichtigte Reaktionen des Umfeldes auf die nonverbale Kommunikation des Kindes entstehen Missverständnisse, die vom Kind nicht immer verbal korrigiert werden können. Kindern mit offenem Mund und Speichelfluss wird oft mangelhafte Intelligenz unterstellt.

Für die Diagnose sind, bei Ausschluss einer spastischen Komponente, die Finger- und Fußdifferenzierung und der Tonus in Ruhe sowie in der Tätigkeit aussagekräftig. Das unterschiedliche Bewegungsverhalten bei offenen und geschlossenen Augen gibt Hinweise auf kinästhetische Wahrnehmungsstörungen.

Typische Störungen bei Kindern mit kinästhetischen Wahrnehmungsstörungen:
- Diese Kinder geraten leicht in Rangeleien, weil sie andere Kinder unabsichtlich anstoßen.
- Sie verlaufen sich leicht, auch in bekannter Umgebung, oder erkennen Wege nicht wieder.

- Ordnung machen und Ordnung halten fällt ihnen schwer.
- Buchstaben werden nur schwer erlernt und werden bei längerem Schreiben verschieden groß oder zeigen in verschiedene Richtungen.
- Störung der Stereognosie (das Ertasten und Zuordnen derselben Form mit beiden Händen gleichzeitig fällt ihnen schwer).
- Das Einsortieren von Formen in die Steckbox ist nur nach Versuch und Irrtum möglich.
- Kraftdosierung und Bewegungssteuerung sind inadäquat.
- Bewegungen können nicht plötzlich angehalten werden.
- Strecken schätzen fällt schwer.
- Beim Malen können die Begrenzungslinien nicht eingehalten werden.
- Starke Veränderungen der aufrechten Position werden abgelehnt.
- Das ständige, unbewusste Ausgleichen von Untergrundveränderung ist nur schwer möglich, die Kinder vermeiden deshalb Busfahren ohne Sitzplatz oder festen Halt.
- Langsame, oft ineffektive Arbeitsweise.
- Wenig differenzierte Fingerbewegungen sind die Ursache für feinmotorische Probleme, das Abzählen mit den Fingern beim Rechnen gelingt nicht.
- Anziehen von komplizierten Kleidungsstücken über den Kopf oder von hinten geschlossener Kleidung wird vermieden.

3.3.2. Vestibulärer Bereich

Gleichgewichtsprobleme kennzeichnen in erster Linie die Störungen im vestibulären Bereich und deren Auswirkungen auf das motorische und sozial-emotionale Verhalten des Kindes. Durch die Verbindung mit dem optischen und auditiven System können Störungen im vestibulären Bereich weitreichende Folgen haben. Die ungenaue Aufnahme und Weiterleitung von auditiven Informationen kann die Entwicklung von Sprache verzögern. Die Laute können nicht exakt unterschieden werden, das Feedback wird ungenau und die Aussprache kann verwaschen und undeutlich werden, auch können Silben ausgelassen oder verschluckt werden. Die auditive Merkfähigkeit ist eingeschränkt, das Behalten längerer Aufträge ist erschwert, manchmal wirken die Kinder hörgestört.

Die instabile Haltung hat verschiedene Auswirkungen in der visuellen Wahrnehmung. Die Kinder sehen verschwommene, ungenaue Bilder oder Doppelbilder, ähnlich den Überreichweiten beim Antennenfernsehen. Die Entscheidung, welche der vielen von den Kindern „gesehenen" Linien im Schreibheft die eigentliche Begrenzung darstellen, erfordert eine erhöhte Konzentration und lässt die Kinder schneller ermüden.

Ein unzuverlässiges Gleichgewicht erschwert den Kindern das Verfolgen von bewegten Gegenständen, wenn es mit einer Richtungsänderung des Körpers verbunden ist. Das Einschätzen von Abständen und rechtzeitiges Anhalten bei Annäherung fällt diesen Kindern besonders schwer. Die täglichen Rempeleien auf dem Schulhof können darauf zurückgeführt werden.

In Verbindung mit dem taktil-kinästhetischen System ermöglicht das vestibuläre System den sicheren Ausgleich von Richtungsänderungen bei gleichzeitigem Transportieren eines Gegenstandes. Eine Treppe ohne Geländer herabzugehen und einen Becher mit einem Getränk ohne es zu verschütten zu transportieren, kann von Kindern mit vestibulären Problemen daher *nicht* erwartet werden.

Die Beobachtung von Restreflexen und das Einhalten von Stellungen gehören zur Diagnose von Sensorischen Integrationsstörungen. Persistierende Reflexe haben nicht nur auf die Stellungsveränderung bzw. deren Einhaltung bei Veränderung des Untergrundes einen negativen Einfluss. Durch Bewegungsblockaden im Schulter-Nacken-Bereich kann sich weder ein funktionaler Handstütz ausbilden noch eine hinreichende Augenmuskelkontrolle (AMK) entwickeln. Beides hat wiederum erheblichen Einfluss auf die Auge-Hand-Fuß-Koordination, die sich erst nach der Unterdrückung der Restreflexe voll entfalten kann. Um die Gleichgewichtsfähigkeit zu verbessern, ist es notwendig, persistierende Reflexe weitgehend zu inhibieren (hemmen), damit die Voraussetzungen für eine gute Balancefähigkeit gegeben sind.

Für das Verständnis von abweichendem Verhalten bei Kindern mit vestibulären Störungen ist die Unterscheidung in vestibulär über- oder unterempfindliche Kinder notwendig. Die Beobachtung des Nystagmus (reflektorische Augenbewegungen nach schneller Drehung) gibt Hinweise auf die Art der vestibulären Störung. Die vom Gleichgewichtsorgan ausgehenden Nervenimpulse haben Einfluss auf die Augenbewegungen und lassen Rückschlüsse auf die Stärke und Dauer des Einflusses zu.

Typische Störungen bei Kindern mit vestibulärer *Überempfindlichkeit* sind:

– oft einhergehend mit taktil-kinästhetischer Überempfindlichkeit.
– Vermeiden von Rechts-Links-Veränderungen.
– Das Kind ringt um sein Gleichgewicht, manchmal bis zur existenziellen Angst.
– Es reagiert heftig, wenn es zufällig angestoßen wird.
– Es neigt zur Selbstunterforderung oder Vermeidung.
– Bei Mädchen Neigung zur Weinerlichkeit, bei Jungen zum Überspielen, Kaspern.
– Das Kind fragt oft nach, wenn es angesprochen wird, vergisst leicht wieder.
– Zehenspitzengang, Henkelstellung und Ruderbewegung der Arme.
– Spielplatz oder Turngeräte auf dem Spielplatz werden nicht freiwillig benutzt.

Typische Störungen bei Kindern mit vestibulärer *Unterempfindlichkeit:*

– Hyperaktivität durch Senkung der Reizschwelle, das Kind braucht ständige vestibuläre Stimulation.
– „Kriegt alles mit, obwohl es ständig umherläuft", sagen die Lehrer.
– Ständig in Bewegung, kann nicht abwarten.
– In der Reihe stehen, ohne andere Kinder anzustoßen, ist fast nicht möglich.
– Lautes Vorlesen gelingt im Gehen besser als im Sitzen.
– Nach der großen Pause in der Schule sind diese Kinder unruhiger als vorher.
– Stürmische Umarmungen enden nicht selten mit blauen Flecken bei den anderen.
– Die Schrift ist oft ausfahrend, mit wenig Druck.
– Die Kraftdosierung in den Händen ist entweder zu fest oder zu locker.

3.3.3. Körperorientierung

Ursache für Auffälligkeiten im Bereich der Körperorientierung sind die in den vorherigen Abschnitten beschriebenen Störungen. Eine wenig differenzierte Wahrnehmung des Körpers ist die Ursache für ein unvollständiges

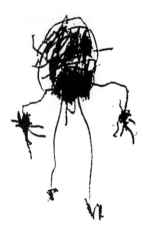

Abb. 14: Zeichnung eines fünfjährigen Jungen mit einer taktil-kinästhetischen Überempfindlichkeit

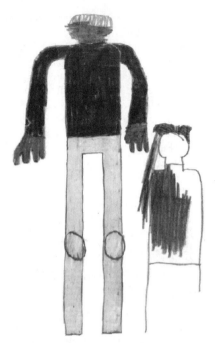

Abb. 15: Zeichnung eines achtjährigen autistischen Jungen

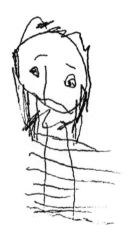

Abb. 16: Zeichnung eines vierjährigen Mädchens nach dreimaliger Operation eines Kleinhirntumors

Körperschema; das Selbstbewusstsein des Kindes kann sich nicht günstig entwickeln, die Vorstellung von sich selbst bleibt ungenau und zeigt sich wiederum im Kinderbild (Abb. 14–16).

Körperstellungen werden von diesen Kindern nicht nachgeahmt, die Raumrichtungen sind sprachlich nicht verfügbar. Ereignisse aus Kindergarten und Schule können nicht in einer sinnvollen Reihenfolge erzählt werden. Meistens ist nur das Ende einer Begebenheit in Erinnerung. Aufsätze schreiben fällt den Kindern schwer, da sie weder die Beziehung von Gegenständen (rechts – links, oben – unten) noch zeitliche Beschreibungen (vorher – nachher) zur Verfügung haben. Die Beobachtung dieser Störungen erfolgt über das Nachahmen von Arm- und Fingerbewegungen, das Überkreuzen der Körpermitte nach beiden Seiten und die Feststellung der Handpräferenz und Dominanz.

Typische Störungen bei Kindern mit Körperorientierungsstörungen:

- Das Kind dreht das Arbeitsblatt bei Richtungsänderung oder ändert stattdessen die Körperhaltung.
- Es wechselt die Hand beim Überkreuzen der Körpermitte (bei waagerechten und diagonalen Linien).
- Die Linien werden ab Mitte des Blattes schwächer, sie fallen oder steigen.
- Beim Schreiben kein Festhalten des Blattes durch die nicht schreibende Hand.
- Buchstaben oder Zahlen werden seitenverkehrt geschrieben. Das Kind beginnt an der rechten Seite des Blattes zu malen und zu schreiben.
- Das Erlernen der Schreibschrift ist schwerer als Druckschrift, weil das Überkreuzen oder Zurückführen des Stiftes schwerfällt.
- Umrisse von Gegenständen können nicht nachgezeichnet werden (besonders Dreiecke!).
- Das Kind stößt durch ungeschickte Bewegungen mit dem Körper oder den Händen ein gerade beendetes „Bauwerk" um.
- Kein beidbeiniges Hüpfen.
- Werfen, Fangen, Zielen mit dem Ball bereiten Schwierigkeiten.
- Kleidungsstücke werden verkehrt angezogen, z. B. befindet sich das Vorderteil des Kleidungsstückes auf dem Rücken des Kindes.

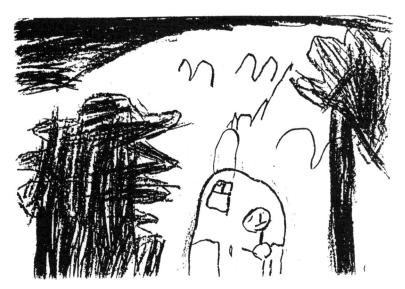

Abb. 17: Zeichnung eines sechsjährigen Jungen mit typischen Zeichen einer Bilateralintegrationsstörung (keine Diagonale, kein Überkreuzen von Linien)

3.3.4. Dyspraxie

Die Bewegungsplanung ist die Übertragung des Körperschemas, ergänzt durch die zeitliche Ordnung, auf den Raum. Die Praxie ist die motorische Basis für die allgemeine Handlungsfähigkeit. Die Beobachtung erfolgt über das Einhalten von Raumrichtungen, Nachklatschen von Rhythmen, Nachlegen von Figuren und Abmalen von Vorlagen. Dabei ist auf die Unterscheidung von Bewegungsplanung und Bewegungsdurchführung zu achten.

Typische Störungen der Praxie:

- Bilder können nicht logisch nach Vorgängen geordnet werden.
- Auftragsketten werden nicht behalten oder in der falschen Reihenfolge ausgeführt.
- Die Kinder haben Rechenprobleme, besonders bei Textaufgaben, weil sie die Reihenfolge von Rechenschritten nicht behalten können.
- Mögliche Gefahren schätzen sie schlecht ein, weil sie sich die Folgen ihrer Handlungen nicht vorstellen können.
- Das Organisieren von Handlungsfolgen gelingt nicht, weil die Vorstellung vom Ziel fehlt.
- Handlungsfolgen können nicht ohne visuelle Kontrolle beschrieben werden.
- Die Kinder finden keine Gegenstände, wenn ihnen der Ort, wo sie zu finden sind, nur verbal erklärt wird.
- Sie lesen Wörter in der falschen Richtung, z. B. NEGER – REGEN.
- Die Form von Buchstaben wurde kinästhetisch nicht gespeichert, deshalb bestehen Schwierigkeiten beim Unterscheiden von ähnlichen Formen (d – p).
- Auch wenn die Buchstaben richtig erkannt werden, fällt ihnen das Zusammenziehen (Erlesen) zu einem Wort schwer.
- Fremde Texte (Textaufgaben) werden nur schwer allein erlesen.
- Die Kinder behalten Texte und Gedichte besser, wenn sie ihnen vorgesprochen werden.
- Das Abschreiben von Hausaufgaben von der Tafel wird gerne „vergessen".
- Es dauert länger als bei anderen Kindern, bis tägliche Abläufe und Strukturen verstanden werden.
- Basteln, schneiden oder von einer Vorlage nachbauen wird möglichst vermieden.
- Die Kombination von Bewegungen fällt schwer, z. B. singen und dazu klatschen, gehen und nach dem Ball greifen.
- Wenn das Kind beidbeinig ein Seil überhüpfen kann, dann höchstens drei- bis viermal.

4. Sensorisch-integrative Motodiagnostik

4.1. Verlauf des diagnostischen Prozesses

Die therapieorientierte Diagnostik einer Sensorischen Integrationsstörung geht von folgenden grundsätzlichen Überlegungen aus. Verhalten, ob motorisch, emotional oder sozial, wird von der Gehirnaktivität bestimmt. Die Funktion des Gehirns wird durch verschiedene Faktoren beeinflusst. Die Grundlage ist die neuronale Verbindung mit dem genetisch vorgegebenen Plan.

Die persönliche Erfahrung eines Kindes ist abhängig von den Reaktionen seines Umfeldes und der Akzeptanz gegenüber seinem Verhalten. Dieser individuelle Faktor prägt die Gehirnfunktion entscheidend mit.

Der aktuelle Zustand des Zentralen Nervensystems lässt Rückschlüsse auf die Verarbeitungsmöglichkeiten sensorischer Reize als Voraussetzung zur Entwicklung einer umfassenden Gehirnfunktion zu und kann über Bewegung und Verhalten beobachtet werden.

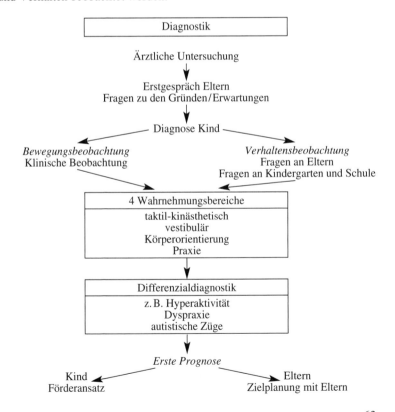

63

Die genannten Faktoren sind selbst bei Zwillingen verschieden. Aufgrund dieser Tatsache gibt es nie zwei völlig gleiche Gehirne. Die Denkstrukturen eines jeden Menschen sind so individuell wie seine Fingerabdrücke.

Über die ärztliche Untersuchung werden alle bedeutenden Informationen über das Kind gesammelt, sodass eine fachspezifische, therapieorientierte Diagnostik folgen kann. Die Einbeziehung des Umfeldes in den diagnostischen Prozess erhält einen wichtigen Stellenwert. Die Erwartungen und Forderungen an das Kind, der gewünschte Entwicklungsverlauf, die Normen des Umfeldes bestimmen die Planung der Intervention und die Beschreibung der Therapieziele mit.

Über die klinische Beobachtung, das heißt eine strukturierte Beobachtungssituation, sollen die Qualität der Motorik, Mimik, Gestik und das Verhalten des Kindes erfasst und die Bedeutung des als störend empfundenen Verhaltens für die Lebensbewältigung des Kindes aufgedeckt werden. Die diagnostischen Kategorien weisen direkt auf die Intervention (Therapie) hin, da beide nach dem im vorigen Kapitel beschriebenen Entwicklungsmodell der Sensorischen Integration aufgebaut sind.

4.1.1. Ärztliche Untersuchung

Die erste Voraussetzung für eine Diagnose ist die ärztliche Untersuchung, am besten durch einen Sozial- oder Neuropädiater. In der ärztlichen Untersuchung werden alle Informationen über das Kind, seine bisherige Entwicklung und alle Aspekte der Störung oder Behinderung gesammelt. Um die Diagnose Sensorische Integrationsstörung stellen zu können, muss geklärt sein, ob die Symptome Zeichen einer neurologischen oder orthopädischen Erkrankung sind. Die Auswirkungen einer Sensorischen Integrationsstörung können dem Anfangsstadium einer schwerwiegenden Erkrankung des Gehirns ähnlich sein. Um zu klären, welche Störungen als Folge eines Syndroms zu sehen und daher therapeutisch kaum beeinflussbar sind, muss eventuell eine genetische Untersuchung und Beratung erfolgen. Bei eindeutigen neurologischen Erkrankungen (Cerebralparese) müssen sämtliche Aspekte der Störung erfasst werden: Welche Sinnesinformation ist gestört? Wie ist die Verarbeitung von sensorischen Informationen? Welche Kompensationsmöglichkeiten hat das Kind gefunden?

Eine genaue Untersuchung der neurologischen Funktionsstörungen ist Bestandteil der ärztlichen Untersuchung. Die Funktionsstörungen sind die sogenannte „organische Basis" für Lern-, Sprach- und Verhaltensstörungen. Geringe neurologische Zeichen müssen jedoch nicht zwangsläufig zu abweichendem Verhalten führen. Wobei bei ähnlichen sensomotorischen Problemen gehäuft ähnliche Störungen des Lern- und Sozialverhaltens auftreten.

Die orientierende Überprüfung des Hörens und Sehens soll eine Störung dieser Sinnesbereiche als mögliche Ursache für eine auffällige Motorik oder ein abweichendes Verhalten ausschließen. Die ärztliche Untersuchung beinhaltet ebenso eine gründliche Anamnese und Befragung der Eltern zur häuslichen Situation, den Problemen im Alltag, Kindergarten oder Schule, dem Erziehungsverhalten sowie bisheriger und unterstützender Fördermaßnahmen. Diese Befragung dient der Unterscheidung zwischen einer Sensorischen Integrationsstörung und einer reaktiven Verhaltensstörung auf ungünstige, hemmende oder negative Bedingungen der familiären Situation, die unter Umständen einer psychologischen oder familientherapeutischen Beratung und Behandlung bedürfen.

4.1.2. Indikationen zur Mototherapie

Die Mototherapie, die von neurophysiologischen Zusammenhängen ausgeht, hat sich bei Störungen der Sensorischen Integration und den sekundären Auswirkungen auf Verhalten und Lernen bewährt. In der Praxis hat sich gezeigt, dass die Mototherapie nicht nur für Kinder mit Sensorischen Integrationsstörungen geeignet ist. Bei verschiedenen Störungen und Behinderungen, z. B. Down-Syndrom, Sinnesbehinderungen, geistige Behinderungen, konnte beobachtet werden, dass die Sekundärsymptomatik über mototherapeutische Maßnahmen günstig beeinflusst werden kann. Wichtig ist jedoch, die Primär-Störung, das heißt die Behinderung, von den Begleitsymptomen diagnostisch durch eine ärztliche Voruntersuchung zu trennen.

Die Festlegung des Ansatzpunktes für die Mototherapie bei den beschriebenen Behinderungen setzt bei der Therapeutin eine genaue Kenntnis der Grundstörung und deren Folgen voraus. Die typische Hypotonie, Haltungsschwäche, ausdrucksarme Mimik, Stifthaltung usw. bei Kindern mit Down-Syndrom sind nur in begrenztem Maße günstig veränderbar. Gerade deshalb müssen in diesem Fall die Schwerpunkte der Mototherapie auf die Auswirkungen der Hypotonie gelegt werden. Die Therapeutin sollte daher bei der Diagnostik therapieorientiert vorgehen und durch die klinische Beobachtung herausfinden, ob und in welchem Bereich eine positive Veränderung bewirkt werden kann. Ist das nicht der Fall, ist eine andere Therapieform für das Kind zu suchen.

Bei folgenden Störungen/Behinderungen hat sich in der Praxis gezeigt, dass eine gezielte mototherapeutische Förderung (Grundtherapie) eine deutliche Besserung der verschiedenen Auffälligkeiten bewirkt:

– leichte cerebrale Bewegungsstörungen
– Restsymptomatik nach Frühbehandlung (KG)
– Handmotorische Störungen (Hand-Auge-Koordination, Grafomotorik, Feinmotorik)

Sensorische Integrationsstörungen:
– Wahrnehmungsstörungen
– Störungen der Propriozeption und Körperperzeption (taktil-kinästhetische Wahrnehmungsstörung)
– Gleichgewichtsstörungen
– Raumorientierungsstörungen

Sprachstörungen:
- Redeflussstörungen
- Sereale und integrale Störungen der Sprache
- Multiple und universelle Dyslalien bei Bewegungsstörungen
- Dysgrammatismus
- Sprachentwicklungsverzögerung

Symptomatische Behandlung durch Mototherapie ist sinnvoll bei:
- Mehrfachbehinderungen
- Syndromen (z. B. Down-Syndrom)
- Sinnesstörungen (Seh- und Hörbehinderungen)

Sekundärtherapie im Lern- und Verhaltensbereich ist angezeigt bei:
- Hyperaktivitätssyndrom
- Konzentrationsstörungen
- Teilleistungsstörungen (LRS, Dyskalkulie)
- Dyspraxien
- autistischen Zügen
- Aggressivität und andere Verhaltensstörungen.

4.1.3. Erstgespräch mit den Eltern

Der klinischen Bewegungsbeobachtung geht ein Gespräch mit den Eltern voraus, um einen genauen Aufschluss über den Alltag des Kindes und die Familiensituation zu erhalten. Die Probleme des Kindes aus Sicht der Eltern sind der Gegenstand weiterer Fragen. In diesem Zusammenhang ist es für die Therapeutin wichtig, sich über die Erwartungen und Forderungen der Eltern an das Kind zu informieren. Die Normen des Umfeldes bezüglich Verhalten und Leistung geben für die Therapeutin wichtige Hinweise für die Therapieplanung. Das Therapieziel wird mit den Eltern abgesprochen und muss mit den Vorstellungen der Eltern Übereinstimmung zeigen. Wird die therapeutische Intervention ohne Rücksicht auf den Erfahrungshintergrund der Eltern geplant, kann keine emotionale Beteiligung der Eltern an der Therapie erwartet werden. Um eine Beurteilung geben zu können, ob die Erwartungen und Forderungen der Eltern realistisch sind, muss die persönliche Konstellation des Kindes mit den Normen des Umfeldes verglichen werden. Weicht das Kind vom erwarteten und akzeptierten Verhalten ab, so ist das noch keine Verhaltensstörung. Das als störend empfundene Verhalten soll von den Eltern genau beschrieben werden. Die Aufgabe der Therapeutin ist, die Gesamtpersönlichkeit des Kindes mit den Erwartungen seiner Umwelt (Normen) zu vergleichen.

Im Laufe der Diagnostik und Therapie wird dann festzustellen sein, inwieweit das Kind mit seinen Möglichkeiten den Forderungen folgen kann. Aufgrund der speziellen Familiensituation ist zu entscheiden, ob die Normen geändert werden können oder ob das Kind seine Möglichkeiten durch therapeutische Unterstützung so erweitern und vervollständigen kann, dass es sich diesen Normen anpassen kann. Bei der Beurteilung spielt das Wissen der

Therapeutin über ungestörte Entwicklung (Normalität) eine entscheidende Rolle. Dieses Wissen ist in hohem Maße von ihrer persönlichen Erfahrung abhängig. Diese Tatsache muss sich die Therapeutin immer wieder vor Augen halten. Es darf aber nicht vergessen werden, dass in erster Linie die Erwartungen und Hoffnungen der Eltern die weitere Entwicklung des Kindes bestimmen werden.

Aufgabe der Therapeutin ist es, dem Kind die Voraussetzung für diese ungestörte Entwicklung zu schaffen. Der Ansatz für die Förderung ist der motorische Anteil an den Störungen des Verhaltens. Dabei ist zu berücksichtigen, dass die positive Entwicklung des Kindes entscheidend vom Verhalten der Eltern und Erzieher/Lehrer abhängig ist.

Die Art der Beziehung von neurologischer Funktionsstörung und Verhaltensstörung ist außerdem erheblich beeinflusst von Faktoren wie Intelligenz und sozialer Schicht. Kinder mit Sensorischen Integrationsstörungen können daher nur bedingt miteinander verglichen werden.

Folgende Überlegungen und Fragen eignen sich für das Erstgespräch mit Eltern:

- Gründe für das Kommen (von Schule/Kindergarten geschickt, aus eigenem Interesse heraus).
- Alltag/Tagesablauf/Lebensstil/Beruf.
- Familiensituation/Umgang innerhalb der Familie.
- Was ist den Eltern an dem Kind aufgefallen? Was stört oder missfällt den Eltern an dem Kind?
- Störendes Verhalten genau beschreiben lassen.
- Warum missfällt den Eltern dieses Verhalten?
- Welche Wertmaßstäbe gelten für die Eltern?
- Was verstehen die Eltern unter „normal"?
- Welche Maßstäbe setzt die Umgebung an (Großeltern, Nachbarn, Bekannte)?
- Warum sehen die Eltern das Kind nur in seinen Fehlern?
- Welche Therapie haben die Eltern bisher gemacht? Ist ihrer Meinung nach etwas versäumt worden?
- Haben sie deshalb Schuldgefühle, Angst vor der Zukunft oder eine gleichgültige/ablehnende Einstellung?
- Was soll anders werden an dem Kind?
- Warum soll das Kind anders werden?
- Was soll aus dem Kind werden (Wünsche, Hoffnungen)?
- Die Erwartungen an die Therapeutin, an den Therapieerfolg.
- Wie stellen sie sich eine Therapie vor (Möglichkeit/Fähigkeit/Willen, sich selbst einzubringen)?

Diese Informationen aus dem Gespräch bilden die Grundlage für die erste Prognose über die Zusammenarbeit mit den Eltern. In dem ersten Elterngespräch erhalten die Eltern außerdem einen Fragebogen mit 64 Verhaltensbeobachtungen ohne das Auswertungsschema. Diesen Bogen sollten die Eltern gemeinsam zu Hause durchlesen und die Fragen, die momentan auf ihr Kind zutreffen, ankreuzen. Die Fragen, die in der Vergangenheit auf das Kind zugetroffen haben, sollten ebenfalls kenntlich gemacht werden, um die Entwicklungen des Kindes besser nachvollziehen zu können. Der Fragebogen wird nach demselben Diagnostik-Schema ausgewertet wie der klinische Beobachtungsbogen.

4.1.4. Elternfragebogen zur Verhaltensbeobachtung

1. Unser Kind vermeidet es, im Gesicht berührt zu werden, es lässt sich ungern das Gesicht waschen.
2. Das Haarewaschen und Haareschneiden ist ihm besonders unangenehm.
3. Vom Kind wird eine freundliche Art der Berührung nicht toleriert, auch wenn es Bekannte, Verwandte oder Freunde sind. Manchmal lässt es sich kurzfristig berühren, geht dann aber wieder fort.
4. Das Kind reagiert negativ, wenn man ihm beim Anziehen helfen will.
5. Es liebt nicht, gebadet zu werden, Finger- und Fußnägel schneiden zu lassen.
6. Eine Berührung von hinten scheint das Kind mehr zu erschrecken als andere Kinder.
7a. Es geht nicht gerne in den Kindergarten, spielt dort meistens abseits und alleine oder es beobachtet lieber die anderen Kinder und beteiligt sich ungern aktiv an deren Spiel.
7b. Das Kind geht gerne in den Kindergarten/Schule, es fällt ihm schwer, sich an gemeinsamen Spielen (Stühlchenkreis) zu beteiligen.
8. Das Kind trägt langärmelige Hemden und Hosen, auch wenn ihm warm ist.
9. Das Kind hat ein auffallendes Bedürfnis, bestimmte Oberflächen (Decken, Stofftiere, Lappen) anzufassen.
10. Es lehnt bestimmte Materialien ab.
11. Das Kind vermeidet, Fingerfarbe, Sand, Kleister und Honig anzufassen, es putzt sich die Hände immer sauber.
12. Auf Sand oder Gras geht es ungern barfuß.
13. Als Kleinkind ließ es sich nicht die Nase oder Ohren mit Wattestäbchen reinigen.
14. Es ließ sich auch als Kleinkind ungern hochheben oder schaukeln.
15. Das Kind hat große Furcht hinzufallen, selbst wenn es sich mit beiden Händen festhalten kann.
16. Es vermeidet, den Kopf nach unten (Kopfstand, Purzelbaum) zu halten oder sich nach hinten zu legen.
17. Das Kind hat wenig Spaß an Spielplatzeinrichtungen oder fahrbaren Spielzeugen (Roller, Fahrrad).
18. Das Kind fürchtet sich, auf Mauern und Balken zu balancieren, es vermeidet, von Stühlen, Mauern etc. herunterzuspringen.
19. Das Kind ist auffällig langsam beim Hinunterlaufen eines Berges oder beim Gehen über unebenes Gelände.
20. Es dauerte lange, bis das Kind Treppensteigen lernte, es hielt sich lange am Geländer fest, geht die Treppe mit Nachsetzen der Füße.
21. Es hat schnell das Gefühl, das Gleichgewicht zu verlieren, es wird leicht schwindelig.
22. Wenn es schnell um Ecken laufen soll, wird es leicht durch Unvorhergesehenes erschreckt, kann schlecht die Bewegung stoppen.
23. Das Kind kann die Abstände schlecht einschätzen, stößt öfter etwas um oder stößt an.
24. Wenn es im Sitzen plötzlich nach hinten gezogen wird, springt es auf.
25. Es hat Schwierigkeiten beim Lesen und Schreiben oder Rechnen, scheint aber von normaler Intelligenz zu sein.
26. Es wird nicht schwindelig, kann gar nicht genug vom Schaukeln bekommen.
27. An sportlichen Betätigungen hat das Kind keinen Gefallen, Werfen und Auffangen eines Balles bereiten Schwierigkeiten.
28. Das Kind stolpert und fällt häufiger hin als andere Kinder seines Alters. Nur manchmal macht es den Versuch, den Sturz abzufangen.
29. Man hat den Eindruck, es könnte beidhändig sein, es ist aber mit beiden Händen nicht sehr geschickt.
30. Das Kind verwechselt oft rechts und links, besonders wenn es keine Zeit hat, darüber nachzudenken.
31. Wenn das Kind schreiben lernt, schreibt es Buchstaben wie „b" und „d" in der verkehrten Richtung, und zwar häufiger als seine Klassenkameraden das tun. Manche von diesen Kindern lesen Worte rückwärts, z. B. anstelle „Maus" lesen sie „Saum".

32. Das Kind hat keine sehr gute Meinung über sich selbst. Es hat Schwierigkeiten, mit sich selbst in Einklang zu leben.
33. Als Kleinkind spielte es nicht längere Zeit (10–15 Min.) mit Bausteinen, Legos oder Ähnlichem.
34. Das Kind baut mit Lego-Steinen o. Ä. nicht nach Anleitung oder eigenem Entwurf.
35. Es spielt immer mit den gleichen wenigen Sachen in derselben Weise.
36. Es kann Puzzle-Spiele nicht gut zusammensetzen, hat keinen Spaß daran.
37. Selbst in bekannter Umgebung hat es Schwierigkeiten, von einem Ort zu einem anderen zu finden, und verläuft sich leicht.
38. Weil es weiß, dass es sich leicht verirrt, ist es nicht gerne an fremden Plätzen.
39. Es zeichnet nicht so gut mit einem Bleistift oder Federhalter und auch nicht so frühzeitig, wie das andere Kinder tun.
40. Es kann die Buchstaben nicht so gut zwischen die vorgeschriebenen Linien schreiben.
41. Tut Dinge mit mehr Kraft als es dazu braucht.
42. Mit der Schere ausschneiden, Faltübungen, Basteln gelingt nicht so gut.
43. Das Kind hat Schwierigkeiten, „groß zu werden". Seine Mutter ist vielleicht immer sehr um das Kind besorgt, weil es ein so schweres Leben hat.
44. Es ist ein „Unfallkind". Kleine Missgeschicke passieren ihm häufig, wie z. B. Milch verschütten, und ebenso auch größere Unfälle, z. B. von einem Dreirad fallen.
45. Es ist sehr gefühlsbetont gegenüber Dingen, die ihm passieren. Seine Gefühle sind leicht verletzbar. Es kann keine plötzlichen Änderungen von Plänen und Erwartungen ertragen.
46. Es mag keine Veränderungen in der Wohnung, Klasse (Sitzordnung), es kann sich nicht gut auf Änderung von Plänen einstellen.
47. Das Kind jammert überstark bei geringfügigen körperlichen Verletzungen, Quetschungen. Beulen und Schnitte scheinen ihm mehr Schmerz zu bereiten als anderen Kindern.
48. Es neigt dazu, stur und unkooperativ zu sein, so will es immer, dass sich alles nach ihm richtet.
49. Es schmust nur kurze Zeit mit den Eltern und läuft wieder weg.
50. Nach längerem Festhalten durch die Eltern wird es deutlich ruhiger.
51. Es spürt Speichelfluss oder einen verschmierten Mund nicht, fühlt sich nicht gestört durch klebrige, schmutzige Hände.
52. Es geht gerne auf die Rutschbahn, aber nicht auf die Schaukel/Karussell.
53. Das Kind tobt gerne mit den Eltern, lässt sich drehen und hochwerfen, kann nicht genug bekommen.
54. Es ist geruchsempfindlich, sagt oft, dass etwas stinkt, riecht an Gegenständen.
55. Es lehnt Speisen nachdrücklich ab, hat eine besondere Vorliebe für wenige bestimmte Speisen.
56. Es ist wenig schmerzempfindlich, weint nicht gleich bei kleineren Verletzungen, weint aber, wenn es geärgert wird.
57. Wenn das Badewasser zu heiß oder zu kalt ist, beschwert es sich nicht gleich.
58. Es verwechselt die Reihenfolge von Buchstaben in Wörtern, kann aus dem Gedächtnis die Wörter nicht schreiben.
59. Es weiß oft nicht, wo es auf einem Arbeitsblatt beginnen soll.
60. Es versteht Ortsangaben wie „vor", „neben", „unter", „hinter" nicht, kann Anweisungen damit nicht ausführen.
61. Es hat Probleme, seine Sachen in Ordnung zu halten oder wiederzufinden.
62. Bei normalem Geräuschpegel werden Anweisungen nicht verstanden, das Kind fragt deshalb häufig nach.
63. Das Kind verliert oft die Stelle aus den Augen, wo es gerade gelesen oder geschrieben hat.
64. Es hat Schwierigkeiten, sich alleine aus- und anzuziehen, z. B. verwechselt es die Schuhe, zieht beim Pullover das Vorderteil nach hinten an.

(Vergleiche auch in ähnlicher Weise Ayres 1984)

Einordnung der Beobachtungen

Taktile Wahrnehmung: 1, 2, 3, 4, 5, 6, 7a, 8, 9, 10, 11, 12, 13, 46, 47, 49, 51, 54, 55, 57
Kinästhetische Wahrnehmung: 14, 15, 16, 19, 20, 22, 23, 24, 27, 28, 41, 50, 56
Vestibuläre Wahrnehmung: 7b, 17, 18, 21, 25, 26, 32, 40, 43, 44, 45, 48, 52, 53, 62, 63
Körperorientierung: 29, 30, 31, 36, 39, 58, 59, 60
Praxie: 33, 34, 35, 37, 38, 42, 61, 64

4.1.5. Gespräch mit Erziehern/Lehrern

Zu einem umfassenden Bild des kindlichen Umfeldes gehört ein Gespräch mit Erziehern/Lehrern. Es gilt grundsätzlich, dass die Eltern dabei anwesend sind. Zum einen ist damit das Problem der Schweigepflicht vermieden, zum anderen wird das Vertrauen der Eltern in die Integrität der Therapeutin gestärkt. Bei einem Gespräch ohne Eltern mit schriftlicher Schweigepflichtentbindung kann bei den Eltern der Eindruck entstehen, dass Koalitionen gebildet werden. Die Eltern sollen aber in jeder Phase wissen, dass *mit* ihnen und nicht *über* sie und ihr Kind gesprochen wird. Bei älteren Kindern kann es durchaus hilfreich sein, ein Gespräch mit dem Kind, Lehrer und Eltern zu führen. Missverständnisse und Probleme lassen sich so besser ansprechen und angemessene Lösungen finden. Die Erfahrung zeigt, dass die Erzieher/Lehrer sehr gern das Angebot annehmen und ein gemeinsames Erziehungskonzept mittragen. Dieser persönliche Erfahrungsaustausch mit Eltern und Erziehern/Lehrern über das Kind in den verschiedenen Situationen kann dazu führen, dass mögliche Probleme in der Zukunft frühzeitiger und offener angegangen werden können.

Die Erzieher/Lehrer werden gebeten, einige Beobachtungen zum Spielen, Lernen und Verhalten und der Motorik des Kindes aus ihrer Sicht zu sammeln und zu notieren. Um noch genauer auf Lernstörungen eingehen zu können, sind die Beobachtungen aus dem Unterricht über Sprache, Sport, Rechnen, Lesen, Schreiben, Sozialverhalten aus dem Buch „Integrationsstörungen" von Brand/Breitenbach/Maisel gut einsetzbar (s. Literaturliste im Anhang). Die Beobachtungen werden gemeinsam besprochen und mit dem Elternfragebogen verglichen. Auf dieser gemeinsamen Grundlage wird die weitere Intervention und das Erziehungsverhalten abgesprochen.

Für eine individuelle Beurteilung des kindlichen Verhaltens ist es wichtig, sich nicht nur auf die Beobachtungsbögen zu verlassen. Durch die Kombination von Fragen an den Erzieher/Lehrer in Verbindung mit seinen persönlichen Beobachtungen aus dem Kindergarten/Unterricht lassen sich schematische und klassifizierende Beurteilungen vermeiden. Die Fragen und Überlegungen für das Gespräch mit dem Erzieher/Lehrer sind hier kurz zusammengefasst:

– Welche Beobachtungen hat der Lehrer gemacht?
– Wann tritt das störende Verhalten auf?

- Gibt es bestimmte Situationen oder bestimmte Zeiten (Pause), in denen das störende Verhalten regelmäßig zu beobachten ist?
- Wie ist der Kontakt zu den anderen Kindern, hat es Freunde, wird es von den Kindern akzeptiert?
- Fallen motorische/grafomotorische Störungen auf? Art der Störung genau beschreiben lassen.
- Wie befolgt das Kind Anweisungen, die an die ganze Gruppe/Klasse gerichtet sind?
- Wie beurteilt der Lehrer das Aufgabenverständnis?
- Sind Sprachstörungen aufgefallen?
- Beteiligt sich das Kind an Gruppenspielen oder schaut es lieber zu?
- Wie geht das Kind mit Versagen um?
- Wie lange konzentriert sich das Kind auf Aufgaben, die ihm Spaß machen bzw. nicht gelingen?
- Ist Gelerntes nach einigen Tagen noch abrufbar?

Dieses Gespräch mit dem Erzieher/Lehrer ist am Ende der Diagnose-Phase sinnvoll, wenn alle Informationen vorliegen. Für die tägliche Arbeit können dem Erzieher/Lehrer Vorschläge für die Förderung des Kindes innerhalb seiner Gruppe oder in einer speziellen Fördergruppe gemacht werden. Um diese Zusammenarbeit auf eine breitere Basis zu stellen, ist es wichtig, Erzieher-/Lehrer-Fortbildungen anzubieten. Die Betrachtungsweise und der Gedankenaustausch mit dem Erzieher/Lehrer werden dadurch genauer und effektiver, da es eine gemeinsame Grundlage gibt.

4.2. Klinische Beobachtung

Unter Beobachtung verstehen wir die strukturierte Situation, in der die qualitative Beobachtung von Wahrnehmung und Motorik stattfindet. Diese Beobachtung ist gegliedert nach den vier Bereichen der Sensorischen Integration und baut sich nach dem beschriebenen neurophysiologischen Entwicklungsmodell auf. Beobachtungsgegenstand ist das Kind in seiner Handlungsfähigkeit, das heißt die Anzahl und Qualität seiner Strategien zum Erreichen eines Zieles.

Die besondere Aufmerksamkeit gilt den sensomotorischen Störungen und den Auswirkungen auf das Verhalten des Kindes. Das Verhalten des Kindes bei auftretenden Problemen erhält besondere Beachtung. Die Art, wie ein Kind mit Schwierigkeiten umgeht, ob es vermeidet, ausweicht oder Auswege und neue Lösungen findet, ist für die Prognose des Kindes wichtig.

In der klinischen Beobachtung ist es bedeutsam, die Art des Misserfolgs in den verschiedenen Komponenten der Motorik, Wahrnehmung, Sprache und des Verhaltens genau zu beschreiben. Die diagnostische Frage ist: *wie* ist gestört, nicht: *was* ist gestört. Die gleichen Symptome können verschiedene Ursachen haben, sie können verschiedene Hirnabschnitte betreffen. Genauso können verschieden aussehende Störungen den gleichen Hirnabschnitt betreffen.

Die Therapeutin muss daher für ihre Beurteilung eine genaue Kenntnis der motorischen Entwicklung und der physiologisch richtigen Bewegungsabläufe haben. Die Norm, das heißt die erwartete altersbedingte Leistung bei ungestörtem Entwicklungsverlauf, ist eine wichtige Voraussetzung für die Diagnostik. Sie ist abhängig einerseits vom Wissen der Therapeutin über die Normalentwicklung und andererseits von ihrer Erfahrung in der Beurteilung von Bewegungsabläufen in ihrem diagnostischen Wert. Dazu gehört ebenso die Fähigkeit, sich in die Stimmung des Kindes während der Beobachtung einzufühlen.

In der klinischen Beobachtung ist die Therapeutin gefordert, die Erwartungen der Eltern mit ihren eigenen Vorstellungen von „normal" zu vergleichen. Dabei ist eine absolute Norm nicht zu ermitteln. Es gibt zwar eine Reihe Anhaltspunkte für den ungestörten Verlauf der kindlichen Entwicklung. Diese sind aber Schwankungen unterworfen, je nach sozialem oder kulturellem Status. Die Aufgabe der Therapeutin kann daher nur sein, die Entwicklungsblockaden im sensomotorischen Bereich zu beschreiben und die Störung in ihrer Bedeutung für das Verhalten des Kindes und das soziale Umfeld zu erkennen. Jedes Kind hat eigene kognitive und emotionale Systeme, die zwar der allgemeinen Entwicklung gehorchen, aber individuell sehr variabel ausfallen können.

Die Diagnose von Sensorischen Integrationsstörungen versucht nun, einen Zusammenhang zu finden zwischen den sensomotorischen Funktionsstörungen und dem störenden Verhalten. Ist dieser Zusammenhang nicht herstellbar, müssen weitere Untersuchungen folgen. Diese Zusammenhänge lassen sich allerdings nicht mit einem genormten Test feststellen. Genormte Tests beruhen auf der Differenz zwischen Erwartung (Altersnorm) und Leistung und orientieren sich an der ungestörten Entwicklung. Sie geben aber keinen Aufschluss über die Ursache einer Störung. Die Kompensationsleistung des Kindes wird ebenso wenig berücksichtigt wie die Hinweise auf mögliche Lernfortschritte.

Die Diagnose von Sensorischen Integrationsstörungen soll aber Hinweise geben auf die Ursache der Störung und die mögliche Intervention. Deshalb werden die Übungen nicht standardisiert, sondern strukturiert und für die zu untersuchenden Kinder modifiziert. Die verbalen Anweisungen werden dem Aufgabenverständnis des Kindes angepasst. Dem Kind wird die Möglichkeit gegeben, durch Versuch und Irrtum auf eine Lösung zu kommen. Die Art, wie ein Kind sich auf sicher verstandene Aufgaben einstellt, die Dauer und Art seiner Lösungsversuche geben der Therapeutin wesentliche Hinweise für die Prognose und die Therapie sowie für die Beratung der Eltern.

Grundsätzlich sind die Eltern bei der klinischen Beobachtung anwesend. Der Zusammenhang zwischen der Sensorischen Integrationsstörung und dem Verhalten des Kindes wird ihnen oft schon durch Beobachten deutlich. An die Fragen und Bemerkungen der Eltern kann dann angeknüpft werden, um mit ihnen über die Schwierigkeiten im Alltag des Kindes zu sprechen. Dabei sollte aber klar getrennt werden zwischen den Aufgaben, die das Kind erledigt, und den Erklärungen für die Eltern. Wenn die Eltern Fragen haben, ist die Beobachtung zu unterbrechen, eventuell an einem weiteren Termin fortzusetzen. Grundsätzlich sollte nicht gleichzeitig mit den Eltern gesprochen und mit dem Kind gearbeitet werden.

Diese Gespräche sind oft eine günstige Gelegenheit, die Spontanmotorik des Kindes zu beobachten. Dabei ist besonders auf den Unterschied zur Untersuchungssituation in Tonus, Mimik, Haltung und Sprache zu achten. Bei den Aufgaben aus dem Beobachtungsbogen können Stressfaktoren die Motorik erheblich verändern. Die spontane Kontaktaufnahme zu den Eltern gibt oft bessere Einblicke in deren Beziehung als die Gespräche darüber.

4.2.1. Organisation der klinischen Beobachtung

Die Anzahl der Diagnostik-Termine hängt von der Anzahl der diagnostischen Daten ab, die für die weitere Planung gebraucht werden. Zum einen wird nicht jedes Kind lange und ausführlich genug mitarbeiten, um ausreichend Daten zu erhalten. Zum anderen reichen bei Kindern mit umfangreicher Diagnostik und Anamnese im Vorfeld wenige Daten aus.

Im Regelfall werden zwei Termine von je 60 Minuten ausreichen, um die Aufgaben durchzuführen. Bei einer kurzen Konzentration des Kindes ist es besser, mehrere Termine anzusetzen. Der klinische Beobachtungsbogen ist für Kinder ab 3 bis 4 Jahre geeignet. Einige Aufgaben oder Beobachtungen eignen sich auch für jüngere Kinder. Bei Behinderten oder stark retardierten Kindern muss die Aufgabenstellung dem Verständnis der Kinder angepasst oder abgewandelt werden.

Für die Auswertung des Beobachtungsbogens ist die Reihenfolge, in der die Aufgaben durchgeführt werden, unerheblich. Die von uns vorgeschlagene Reihenfolge hat sich in den meisten Fällen bewährt. Es ist hilfreich, sich während oder im Anschluss an die Beobachtungssituation Notizen zur Qualität der motorischen Ausführungen des Kindes, zum verbalen Aufgabenverständnis, zur Umsetzung von Anweisungen, zu seiner Motivation und Frustrationstoleranz zu machen. Die Notizen auf dem Beobachtungsbogen und zum Elterngespräch können im Beisein der Eltern gemacht werden. Die Eltern sollen sehen, was notiert wird, sie können die Notizen lesen, da eine vertrauensvolle Basis für die weitere Beziehung zu den Eltern entscheidend ist.

Um die verschiedenen Störungsbilder abzugrenzen, sollte bei Unklarheiten oder Überschneidungen differenzialdiagnostisch vorgegangen werden. Die Beobachtungsaufgaben der vier Wahrnehmungsbereiche werden besonders genau mit den Verhaltensbeobachtungen der entsprechenden Bereiche verglichen. Bei größerer Abweichung in der Auswertung der Beobachtung sollten sich weitere, auch ärztliche Untersuchungen anschließen.

Für die Diagnostik werden folgende Materialien, Spiele und Gegenstände benötigt:

– ein der Größe des Kindes entsprechender Platz (Tisch und Stuhl), um zu malen etc.
– ein 3 m langes Tau
– ein Softball (Durchmesser 20 cm)
– ein Bild als Malvorlage und eines zum Ergänzen (Abb. 18 u. 19)

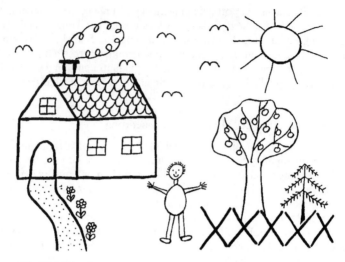

Abb. 18: Malvorlage

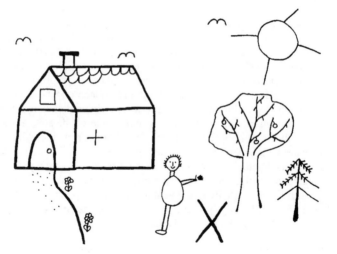

Abb. 19: Bild zum Ergänzen

Abb. 20: Holzformen

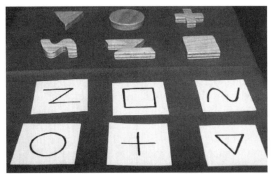

Abb. 21:
Weitere Gegenstände

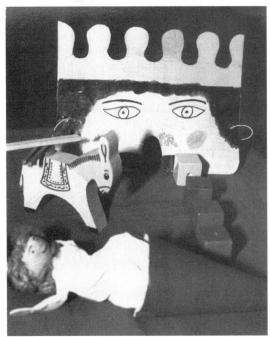

Die in Abb. 20 und 21
gezeigten Gegenstände
sind in der *Materialbox
zur Moto-Diagnostik*
enthalten (s. S. 10)

- sechs verschiedene Holzformen (etwa 5 cm groß) (Abb. 20)
- ein Spiel „Der Packesel" (Abb. 21)
- eine Stabpuppe (Tütenkaspar) (Abb. 21)
- verschiedenfarbige Holzperlen (Durchmesser 2 cm) (Abb. 21)
- ein einfarbiges Baumwolltuch (Größe 40 cm)
- ein Rollbrett (40 x 60 cm)
- eine Turnmatte
- ein Bohnensäckchen (10 x 20 cm)

4.2.2. Beobachtungen zum Verhalten und zur Motorik

Die Beobachtungen zum Verhalten, verbalen Sprachverständnis, Umsetzung von Anweisungen, Aufmerksamkeit, Ausdauer, Verhalten bei Misserfolg, Motivation geben zusammen mit den Bemerkungen zur Motorik zusätzliche Informationen für die Planung und Durchführung der Therapie.

Notizen über Tonus, assoziierte Bewegungen, Seitendifferenz, bevorzugte/dominante Seite, Koordination, Stifthaltung und Sprache werden am Ende des Beobachtungsbogens zusammengefasst. Die Symptome, die sich aus dem Beobachtungsbogen ergeben, haben nur geringe Relevanz, sofern sie nicht im Gesamtzusammenhang gesehen werden. Bei fast jedem Kind wird man das eine oder andere Symptom finden, ohne dass dieses Kind jemals Lern- oder Verhaltensprobleme entwickelt.

Erst die Häufung von nicht optimalen Symptomen in Kombination von Lern-, Sprach- oder Verhaltensproblemen gibt Anlass zu therapeutischen Maßnahmen. Bei vielen Kindern mit einzelnen Symptomen wird es ausreichend sein, mit den Eltern fördernde oder vorbeugende allgemeine Maßnahmen zu besprechen. Die Zuordnung der nicht optimalen Zeichen aus dem Beobachtungsbogen mit den Lern-, Verhaltens- und Sprachproblemen sollte eine weitgehende Übereinstimmung ergeben. Ist dies nicht der Fall, müssen weitere diagnostische Maßnahmen erfolgen. Bei vielfacher Übereinstimmung ist ein möglicher Ansatzpunkt für die Therapie gefunden. Wir beobachten das Verhalten des Kindes unter folgenden Aspekten:

a) Sprache
Die Sprachentwicklung ist im Allgemeinen mit 4 Jahren abgeschlossen; zu diesem Zeitpunkt gelingt die fehlerfreie Aussprache der Buchstaben und Buchstabenverbindungen, z. B. *tr, kr, kl, schw,* Sätze werden grammatikalisch richtig gebildet, das Kind benutzt Haupt- und Nebensätze.

Im Alter von $3\frac{1}{2}$ Jahren ist das „physiologische Stottern" zu erwarten. Von Dysgrammatismus und Dyslalie spricht man bei Kindern, die älter als 4 Jahre sind.

Bei Kindern, die über das 5. Lebensjahr hinaus stottern, finden sich besonders viele mit Störungen der Funktionsintegration der Körperseiten (Bilateralintegrationsstörung), diese können z. B. verursacht sein durch den Zwang zum Wechsel der präferenten Hand. So hören auf rechts umerzogene Linkshänder oft auf zu stottern, wenn sie die linke Hand benutzen dürfen. Der erzwungene Wechsel der natürlichen Präferenz wird als störend für die Entwicklung der funktionalen Asymmetrie angesehen.

Viele der stotternden Kinder zeigen Koordinationsstörungen als Folge von taktil-kinästhetisch-vestibulären Störungen. Gute Körperkoordination setzt einen normalen Tonus und angemessene Gleichgewichtsreaktionen bei Schwerpunktverlagerungen voraus. Schnelles Erlernen motorischer Fertigkeiten und rhythmischer Bewegungen sind ein Merkmal guter Körperkoordination.

Die Sprachentwicklungsverzögerung (SEV) bezeichnet eine Störung, bei der die Stadien der Sprachentwicklung später als üblich durchlaufen werden oder länger andauern. Das Sprachverständnis ist bei diesen Kindern besser als die Sprachproduktion. Besonders häufig findet man bei diesen Kindern, ebenso wie bei Kindern mit verzögertem Spracherwerb, Schwierigkeiten im taktil-kinästhetischen Bereich. Die Sprache kann bei Kindern, die älter als $2\frac{1}{2}$ Jahre sind, besonders gut über taktil-kinästhetische Stimulation angebahnt werden.

Bei Störungen der expressiven Sprache besteht ein Zusammenhang zwischen neurologischer Entwicklung und Sprache. So finden sich bei Kindern mit verzögerter Sprachentwicklung (SEV) gehäuft Störungen der Fuß- und Fingerdifferenzierung. Nach durchgemachter SEV haben viele dieser Kinder später besondere Probleme mit der Rechtschreibung (LRS). Dabei ist die verzögerte Sprachentwicklung nicht die Ursache, sondern ein Symptom für eine Sensorische Integrationsstörung.

Bei stammelnden Kindern fallen Gleichgewichtsprobleme auf, die oft eine Störung der auditiven Wahrnehmung zur Folge haben. Bei der schwerpunktmäßigen Förderung des Gleichgewichts verschwinden die Stammelfehler. Die Störungen der expressiven Sprache sind durch Mototherapie besonders günstig zu beeinflussen.

b) Bevorzugte Seite

Die vom Kind für Tätigkeiten am häufigsten benutzte Seite wird als bevorzugte (präferente) Seite bezeichnet und ist in der Regel identisch mit der dominanten Seite.

Mit Dominanz wird die Überlegenheit der Hemisphäre bei der Kontrolle motorischer Funktionen bezeichnet. Daher ist es möglich, dass rechtshändige Kinder, die links schreiben, seitenverkehrt schreiben (z. B. b – d). Ein Phänomen, das man sonst nur bei umerzogenen Linkshändern feststellt. Sichere Aussagen über die Dominanz lassen sich erst ab etwa 5 Jahren machen.

Die präferente Seite ist bereits ab 2 Jahren zu beobachten. Bei entwicklungsverzögerten Kindern ist eine Feststellung erst entsprechend später möglich. Bei Kindern mit einem Entwicklungsalter von 3 Jahren kann daher auch keine dominante Seite festgestellt werden. Die Feststellung der Dominanz durch Nachahmen von Alltagsbewegungen (Blumen gießen, Haare kämmen usw.) kann sehr irreführend sein. Umerzogene Linkshänder bevorzugen bei eingeübten motorischen Tätigkeiten (Malen, Schreiben) die rechte Hand, bei ungewohnter Arbeit aber eher die linke.

c) Seitendifferenz

Die Kombination von motorisch auffälligen Zeichen auf einer Körperseite bezeichnet man als Hemisymptomatik (Seitendifferenz). Die Seitendifferenz findet sich sehr häufig bei Kindern mit SEV. Lese-Rechtschreib-Schwäche und Dyskalkulie treten ebenfalls kombiniert mit deutlicher Seitendifferenz auf.

Die Feststellung der Dominanz, besonders der Händigkeit, kann in solchen Fällen schwierig sein. Das Kind bedient sich überwiegend der motorisch nicht beeinträchtigten Seite. Fällt die vom Gehirn bestimmte Dominanz mit der

Körperseite zusammen, die motorisch behindert ist, benutzt das Kind oft die nicht behinderte Hand. Bei diesen Fällen ist die präferente Hand nicht die dominante. Der Vergleich der „bevorzugten Seite" (siehe dort) mit der Seitendifferenz lässt in den meisten Fällen eine sichere Aussage über die dominante Hand zu. Die wechselnde Dominanz wird im Allgemeinen als Hinweis für verzögerte Hirnreifung angesehen. Die Mototherapie ist eine gute Möglichkeit, die verzögerte Entwicklung der funktionalen Asymmetrie aufzuholen.

Bei nicht sicheren Diagnosen über die Dominanz empfiehlt es sich, die zugrunde liegende Störung zu behandeln. In den meisten Fällen wird sich die dominante Hand in dem Maße herausstellen, wie die motorische Störung verschwindet. Erst dann sind zum Beispiel spezielle grafomotorische Übungsprogramme angezeigt.

d) Assoziierte Bewegungen

Die Begleitung von willkürlichen und unwillkürlichen Bewegungen durch Mitbewegungen an der Tätigkeit nicht beteiligter Körperteile sind bis etwa 3 Jahre deutlich zu beobachten. Danach nimmt die Beteiligung nichtbeschäftigter Körperteile rasch ab. Das Verschwinden der assoziierten Bewegungen wird als funktionale Reifung des Zentralen Nervensystems angesehen. Bei ausgeprägten assoziierten Bewegungen über das 5. Lebensjahr hinaus wird man nach geeigneten Therapiemaßnahmen suchen müssen. Die Förderung ist abhängig von der Grundstörung des Kindes. Die assoziierten Bewegungen stören das Kind bei vielen Tätigkeiten und sind als ein Grund für den Entwicklungsrückstand des Kindes zu sehen.

Bei Kindern mit SEV sind die Mitbewegungen besonders aufschlussreich. Die assoziierten Bewegungen der Zunge, Finger und Füße sind ein Hinweis auf die motorische Störung der Sprache und durch geeignete Übungen zu verbessern.

e) Muskeltonus

Die Muskelspannung des Kindes soll sowohl in Ruhestellung als auch bei Tätigkeiten beobachtet werden, da Tätigkeit und Stress den Tonus bestimmen. Viele bei Ruhe hypotone Kinder wirken bei verschiedenen Tätigkeiten eher hyperton. Da ihnen die feine Dosierung des Tonus schwerfällt, bauen sie mehr Spannung auf, als sie für die Ausführung der Aufgaben brauchen. Besonders gut zu beobachten ist die Veränderung des Tonus bei der Stifthaltung und Stiftführung, da die Kinder gleichzeitig den Stift festhalten und locker im Handgelenk und in den Fingern sein müssen. Diese feine Regulierung (Steuerung) fällt hypotonen Kindern besonders schwer, sodass sie verkrampft und mit viel Druck malen, leicht ermüden oder sehr bald über Schmerzen in der Hand klagen. Hypertone Kinder schreiben oft verzittert und mit wenig Druck und haben Probleme, Begrenzungslinien einzuhalten.

Haltung und Mimik lassen ebenfalls Rückschlüsse auf den Tonus zu, sind allerdings in besonderem Maße stimmungsabhängig und deshalb mit Sorgfalt zu überprüfen.

f) Koordination

Eine gut koordinierte Bewegung wirkt leicht, fließend und angemessen, das heißt, das harmonische Muskelspiel kann mit wohldosierter Kraft zum entsprechenden Zeitpunkt mit angemessener Dauer eingesetzt werden. Die Koordination ist keine angeborene Fähigkeit, sondern entwickelt sich mit zunehmender Reifung des Zentralen Nervensystems und ausreichenden Bewegungserfahrungen (siehe Motorische Entwicklung – Reziproke Verflechtung).

Für eine gute Koordination sind taktile, kinästhetische und vestibuläre Informationen ausschlaggebend sowie das Einschätzen einer Bewegung durch das Sehen und die bisher gespeicherten Bewegungserfahrungen.

Jede Bewegung muss zunächst „erlernt" werden, um sie gut koordiniert wiederholen zu können. Die Speicherung von Bewegungserfahrungen, die Automatisierung von Bewegungsmustern, die exakte Anpassung der Muskelaktivität und des Muskeltonus sind Voraussetzungen einer guten Koordination. Sie ermöglicht ein schnelles und sicheres Erlernen motorischer Fertigkeiten und rhythmischer Bewegungen. Koordination ist daher nicht gleichbedeutend mit der Kombination verschiedener motorischer Muster.

4.3. Beschreibung der Beobachtungsaufgaben

4.3.1. Aufgabe 1: Bild ergänzen nach Vorlage (Grafomotorik)

Ausführung:
Dem Kind werden zwei Bilder vorgelegt, eines mit dem vollständigen Motiv, das andere mit einem unvollständigen. Die Therapeutin fragt das Kind a) nach dem Unterschied der Bilder und bittet es b), beim zweiten die fehlenden Teile zu benennen und zu ergänzen (ab 4 Jahren) (Abb. 22, S. 80).

Beobachtung:
Die hier und im Folgenden unter dem Stichwort „Beobachtung" aufgeführten Symptome sind sämtlich *mögliche* Beobachtungen; sie spielen für die Auswertung der Diagnostik eine wichtige Rolle.

a) Die fehlenden Teile des zweiten Bildes werden nicht erkannt, gezeigt oder benannt.

b) Die grafischen Grundmuster werden nicht oder nur teilweise ausgeführt, z. B. fehlen nur die Diagonalen. Zusätzlich werden die Schreibhand, Stifthaltung und Strichführung notiert (verzittert, verkrampft, die Begrenzungslinien werden nicht eingehalten). Bei sehr dichter Heranführung des Kopfes an die Arbeitsunterlage ist die erneute Untersuchung der Sehfähigkeit zu empfehlen.

4.3.2. Aufgabe 2: Eine Linie ziehen (Grafomotorik)

Ausführung:
Die Therapeutin markiert auf einem Blatt die Endpunkte für eine waagerechte und eine diagonale Linie. Der Buntstift wird vor das Kind auf die Mitte des

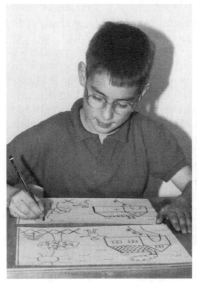 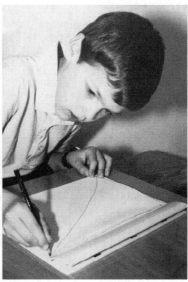

Abb. 22: Bild ergänzen nach Vorlage   Abb. 23: Eine Linie ziehen

Blattes gelegt. Das Kind zieht die Linien abwechselnd mit der rechten und linken Hand (ab 4 Jahren) (Abb. 23).

Beobachtung:
Die Richtung wird mit der rechten und/oder linken Hand nicht eingehalten, die Stifthaltung und Strichführung sind unsicher, verkrampft, verzittert. Weiterhin ist darauf zu achten, ob das Kind versucht, ab der Mitte des Blattes die Hand zu wechseln oder seine Position zum Blatt zu verändern.

4.3.3. Aufgabe 3: Hautreaktion (Taktile Sensibilität)

Ausführung:
Die Therapeutin reibt mit mittlerem Druck mit den Fingerspitzen die Haut des Kindes an der Außenseite des rechten und linken Unterarmes aufwärts.

Beobachtung:
Die normale Reaktion sind rote Streifen, die innerhalb von Minuten gleichmäßig verblassen. Keine Rötung oder nur an einzelnen abgegrenzten Stellen, ebenso eine heftige, langanhaltende Rötung, die auch an den Rändern fleckig (hektisch) ausfransen kann, sind Reaktionsmöglichkeiten, die an beiden Armen verschieden sein können (Seitendifferenz).

4.3.4. Aufgabe 4: Punkte lokalisieren und diskriminieren (Taktile Wahrnehmung)

Ausführung:
Die Aufgabe wird dem Kind erst mit offenen Augen erklärt und gezeigt. An der rechten oder linken Hand wird das Kind mit dem Finger angetippt, es hält die Augen dabei geschlossen. Das Kind zeigt dann mit offenen Augen genau auf diesen Punkt (ab 3 Jahren). Anschließend werden zwei Punkte gleichzeitig an beiden Händen berührt (ab 4 Jahren).

Beobachtung:
Die Berührungspunkte werden nicht genau gezeigt, die Abweichungen betragen mehr als 1 cm, nach Händen getrennt notieren. Die Aufgabe kann mehrmals wiederholt werden, da viele Kinder sich erst einfühlen müssen und dann sicherer lokalisieren und diskriminieren können.

4.3.5. Aufgabe 5: Ertasten von Formen (Tastwahrnehmung)

Ausführung:
a) Die Holzformen und deren Abbildungen werden vor das Kind auf den Tisch gelegt, die Formen werden mit einem Tuch verdeckt. Die Therapeutin zeigt dem Kind die Aufgabe: Mit einer Hand wird unter dem Tuch eine Form ertastet und festgehalten. Mit der anderen Hand zeigt die Therapeutin auf die entsprechende Abbildung. Das Kind darf diese Aufgabe mehrmals wiederholen (ab 3 Jahren).

b) Die Holzformen liegen jeweils doppelt auf dem Tisch und werden wieder mit einem Tuch verdeckt. Die Therapeutin zeigt die Aufgabe: Mit einer Hand wird unter dem Tuch eine Form ertastet und festgehalten, dann wird mit der anderen Hand unter das Tuch gefasst und die zweite Form ertastet. Beide Formen werden dem Kind gezeigt. Jetzt beginnt das Kind. Es ist zweckmäßig, die Hand des Kindes mit der ertasteten Form unter dem Tuch festzuhalten. Manche Kinder verlieren beim Suchen mit der anderen Hand die zuerst ertastete Form und haben dadurch keine Möglichkeit zum Vergleich. Die Aufgabe mehrmals wiederholen (ab 4 Jahren).

Beobachtung:
a) Das Kind kann die ertastete Form keiner Abbildung zuordnen und kann sie auch nicht benennen.

b) Es werden auch nach drei bis vier Versuchen keine zwei gleichen Formen ertastet.

Bei beiden Aufgaben auf den Lernerfolg nach mehreren Versuchen achten. Es soll beobachtet werden, welche Hand spontan zum Tasten benutzt wird bzw. ob bei beiden Aufgaben die gleiche Hand benutzt wird.

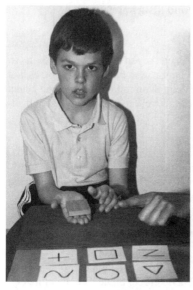

Abb. 24: Ertasten von Formen

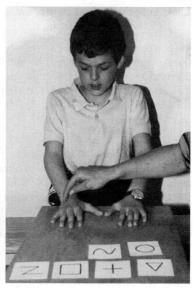

Abb. 25: Formen auf die Hand zeichnen

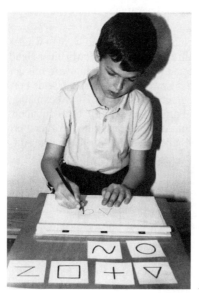

Abb. 26: Formen zeichnen

4.3.6. Aufgabe 6: Formen erkennen und zeichnen (Hautzeichnung)

Ausführung:

a) Die Abbildungen der Holzformen werden vor das Kind gelegt und eine Form dem Kind bei offenen Augen auf die Hand gezeichnet (Abb. 25). Das Kind zeigt auf die entsprechende Abbildung. Jetzt wird die Aufgabe mehrmals abwechselnd auf der rechten und linken Hand bei geschlossenen Augen des Kindes wiederholt. Die Zuordnung der Form erfolgt mit geöffneten Augen (ab 4 Jahren).

b) Die Abbildungen sollen vom Kind nachgezeichnet werden (ab 4 Jahren).

Beobachtung:

a) Es wird notiert, auf welcher Hand das Kind die Formen nicht erkannt hat. Um eine Schematisierung zu vermeiden, werden die Formen nicht nach der Reihenfolge der Abbildungen auf die Hand des Kindes gezeichnet.

b) Das Kind kann die Form nicht nachzeichnen, auch nicht in der richtigen Raumlage. Bei Schwierigkeiten darf das Kind mit dem Finger auf der Abbildung nachfahren und nochmals versuchen, die Form zu zeichnen.

4.3.7. Aufgabe 7: Fingerdifferenzierung (Kinästhesie)

Ausführung:

a) + b) Die Therapeutin zeigt dem Kind die gestreckten Finger einer Hand, beugt und streckt einen Finger. Die anderen Finger sollen sich nicht mitbewegen. Das Kind macht die Aufgabe jeweils nach, die Therapeutin bewegt nacheinander alle Finger der rechten und linken Hand (ab 4 Jahren) (Abb. 27). Dieselbe Aufgabe wird anschließend mit beiden Händen gleichzeitig gemacht. Dabei beugt die Therapeutin an jeder Hand einen anderen Finger (ab 5 Jahren).

c) + d) Mit einer Hand beginnend berühren alle Finger abwechselnd den Daumen (ab 4 Jahren). Auch diese Aufgabe wird erst mit einer, dann mit beiden Händen gleichzeitig vorgemacht. Es soll jeweils abgewartet werden, bis das Kind die Aufgabe nachahmt (ab 5 Jahren) (Abb. 28).

e) Das Spiel „Packesel" wird vor das Kind gestellt. Die Therapeutin beginnt mit dem Aufstapeln der Stäbchen auf dem Esel und wechselt sich mit dem Kind ab (ab 3 Jahren) (Abb. 29).

Beobachtung:

a) – d) Das Kind zeigt assoziierte Bewegungen in der nicht beteiligten Hand und im Gesicht (Zunge). Die Beobachtungen für die rechte und linke Hand getrennt notieren. Bei den beidhändigen Aufgaben bewegt das Kind die Finger beider Hände nicht gleichzeitig. Es kann die Aufmerksamkeit nur auf eine Hand richten. Die verschiedenen Stellungen der Finger an beiden Händen kann das Kind nicht erkennen und nicht nachahmen.

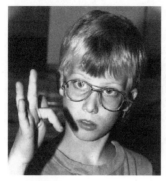
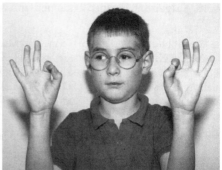

Abb. 27: Fingerdifferenzierung   Abb. 28: Fingerdifferenzierung

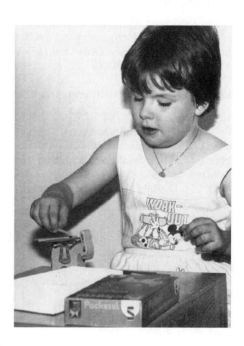

Abb. 29: Packesel zur Fingerdifferenzierung

e) Beim Packeselspiel wird die bevorzugte Hand notiert und die Fingerstellung. Das Kind legt weniger als drei Stäbchen auf den Packesel.

Bei Kindern mit Sprachauffälligkeiten ist besonders auf die assoziierten Bewegungen und die Fingerdifferenzierung zu achten, hier könnte ein Ansatzpunkt für die Sprachförderung sein.

84

4.3.8. Aufgabe 8: Fußdifferenzierung (Kinästhesie)

Ausführung:
a) Die Übung wird im Sitzen durchgeführt. Das Kind soll einen Fuß strecken, beugen, drehen und die Zehen auf- und abbewegen. Das Bein soll sich nicht mitbewegen. Die Aufgabe wird von der Therapeutin vorgemacht. Wenn das Kind Schwierigkeiten hat, den Fuß oder die Zehen isoliert zu bewegen, sollten die Bewegungen mit dem Kind auch passiv durchgeführt werden (ab 3 Jahren).

b) Wenn die Füße einzeln bewegt werden konnten, sollen die Bewegungen mit beiden Füßen gleichzeitig gemacht werden. Zusätzlich werden beide Füße auf die Fersen gestellt, dann auf die Zehen, danach einen Fuß auf die Ferse und einen auf die Zehen stellen. Beide Füße werden gleichzeitig, gegengleich nach rechts und links gedreht (ab 4 Jahren).

Beobachtung:
Die Füße können nicht aktiv gebeugt, gestreckt oder gedreht werden. Bei den beidfüßigen Übungen können beide Füße nicht gleichmäßig bewegt werden. Bei allen Aufgaben besonders auf assoziierte Bewegungen (Rumpf, Hände, Unterkiefer, Zunge) achten. Die Übungen geben bei älteren Kindern (ab 8 Jahren) Hinweise auf Restsymptomatik. In Zusammenhang mit der Fingerdifferenzierung ist eine Fördermöglichkeit bei SEV durch gezielte Finger- und Fußübungen gegeben.

4.3.9. Aufgabe 9: Augenmuskelkontrolle (Vestibulärer Bereich)

Ausführung:
a) Die Stabpuppe wird jeweils 15 sec gehalten. Der Abstand wird mehrmals geändert, ebenso die Richtung. Das Kind soll die Puppe mit beiden Augen ohne Kopfbewegungen fixieren (ab 4 Jahren).

b) Das Kind legt das Kinn auf die Hand der Therapeutin und verfolgt die Stabpuppe in 40 cm Entfernung ohne Kopfbewegung. Die Therapeutin bewegt die Handpuppe in vertikaler, horizontaler und diagonaler Richtung (Abb. 30).

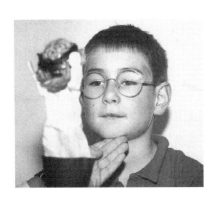

Abb. 30: Stabpuppe zur Augen-
muskelkontrolle

c) Die obigen Aufgaben werden vom Kind beherrscht und jetzt mit dem rechten und linken Auge getrennt durchgeführt, das andere Auge wird vom Kind mit der Hand zugehalten (ab 6 Jahren).

Beobachtung:
a) Das Kind fixiert weniger als 10 sec, bewegt den Kopf oder wehrt die Aufgabe ab. Wenn sich keine Pupillenreaktion auf die unterschiedlichen Entfernungen einstellt, ist eine genauere augenärztliche Untersuchung nötig.

b) Eine oder mehrere Richtungen werden nicht verfolgt. Es wird notiert, welche Bewegungen und nach welcher Seite sie nicht ausgeführt werden, z. B. von links nach rechts wird ausgeführt, aber nicht umgekehrt.

c) Das Kind kann nicht mit einem Auge fixieren, verfolgen. Das Auge bzw. beide Augen getrennt notieren.

4.3.10. Aufgabe 10: Armstellungen nachahmen und Körperteile benennen (Körperschema)

Ausführung:
a) Die Therapeutin sitzt vor dem Kind und bittet es, alle Armbewegungen nachzuahmen (Abb. 31). Sie beginnt mit Übungen, bei denen beide Arme dieselbe Bewegung ausführen: Beide Hände auf den Kopf, Rücken, Bauch, die Knie, Ohren, Schultern. Danach berühren beide Hände verschiedene Körperteile auf jeweils ihrer Körperseite: z. B. die rechte Hand auf das rechte Knie, die linke Hand an das linke Ohr usw. Die Therapeutin fragt: Wo sind meine Hände? und lässt das Kind die Körperteile benennen.

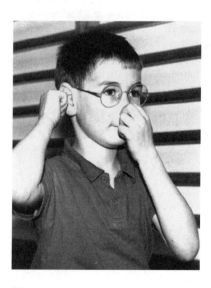

Abb. 31: Armstellungen nachahmen

b) Die Arme kreuzen die Körpermitte, erst berühren wieder beide Hände dieselben Körperteile: z. B. die rechte Hand die linke Schulter und die linke Hand die rechte Schulter. Danach berühren die Hände verschiedene Körperteile auf der jeweils anderen Körperseite. Bei der letzten Aufgabe überkreuzt nur ein Arm die Körpermitte, z. B. die linke Hand auf das rechte Knie, die rechte Hand ans rechte Ohr.

Beobachtung:
Die Körperteile werden nicht oder nur teilweise benannt. Mit 4 Jahren benennen Kinder im Allgemeinen Kopf, Bauch, Rücken, Ohren, Augen, Nase, Mund, Hals, Arm, Hand; ab 6 Jahren sollten alle Körperteile benannt werden. Das Kind ist nicht in der Lage, auch nach mehrmaligem Üben, die Positionen nachzuahmen. Es kann Überkreuzbewegungen nicht ausführen, es kann die Aufmerksamkeit nur auf einen Arm richten, wenn beide Hände verschiedene Körperteile berühren. Die Aufgaben können ab 4 Jahren durchgeführt werden und dürfen bis 7 Jahre spiegelbildlich nachgemacht werden.

4.3.11. Aufgabe 11: Nachklatschen (Bewegungsplanung)

Ausführung:
a) Dem Kind werden drei Klatscher mit den Händen vorgemacht, die das Kind nachklatschen soll. Die Anzahl der Klatscher werden bei Schulkindern bis auf sechs erhöht. Die Übung wird, mit wechselnder Anzahl der Schläge, drei- bis viermal wiederholt.

b) Die Klatscher werden nicht nur mit den Händen, sondern auf Tisch, Knie und Händen abwechselnd vorgemacht.

Beobachtung:
Von 4- bis 6-jährigen Kindern sollen drei bis vier Schläge, von 6- bis 8-jährigen Kindern fünf bis sechs Schläge in der richtigen Bewegungsfolge wiederholt werden. Es wird notiert, ob die Anzahl oder Reihenfolge nicht nachgeahmt werden konnte.

4.3.12. Aufgabe 12: Nachlegen von Formen (Bewegungsplanung)

Ausführung:
a) Kreuz, Quadrat oder Dreieck werden von der Therapeutin nacheinander vorgelegt und bleiben offen liegen, während das Kind die Formen nachlegt. Verwendet werden die Stäbchen vom Packesel (ab 4 Jahren) (Abb. 32).

b) Einzelne gegenständliche Formen (Tisch, Stuhl, Treppe) werden mit vier Stäbchen gelegt und sollen vom Kind benannt und nachgelegt werden. Die Gegenstände sollen in der richtigen Raumlage gelegt werden (ab 5 Jahren durchführbar).

c) Mit vier Stäbchen beginnend abstrakte und asymmetrische Formen vorlegen, zuerst bei offener, dann zugedeckter Vorlage nachlegen lassen (ab 6 Jahren) (Abb. 33).

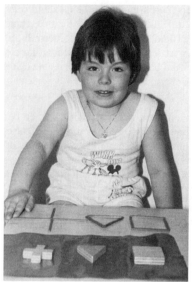 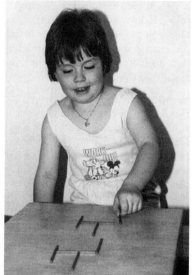

Abb. 32: Nachlegen von Formen   Abb. 33: Abstrakte Formen legen

Beobachtung:
Bei diesen Aufgaben lässt sich besonders gut die Diskrepanz zwischen Bewegungsentwurf, -vorstellung und -ausführung erkennen. Das Kind wird erst nach dem Gegenstand gefragt, um zu sehen, ob die Vorstellung vorhanden ist. Danach wird die Vorlage zugedeckt und das Kind legt den Gegenstand. Bei Abweichungen wird das Kind erst gefragt, ob sein Gegenstand in Form und Raumlage mit der Vorlage übereinstimmt. Erst danach darf das Kind mit der Vorlage vergleichen. Kinder mit Störungen der Bewegungsvorstellung können erst jetzt die falsche Lösung erkennen. Bei Störungen der Bewegungsausführung wird schon bei zugedeckter Vorlage der Fehler erkannt, kann aber nicht berichtigt werden.

Notiert werden die falsch und nicht ausgeführten Vorlagen. Nicht erkannte und benannte Formen werden ebenfalls notiert. Bei allen Aufgaben ist besonders darauf zu achten, wie viele Versuche ein Kind benötigt und ob es die falschen (Raumlage) erkennt.

4.3.13. Aufgabe 13: Reihenfolge erkennen und nachlegen (Bewegungsplanung)

Ausführung:
a) Die Therapeutin stellt vor das Kind eine Schüssel mit Holzperlen und legt eine Reihe aus drei verschiedenfarbigen Perlen. Das Kind soll die Farben der Reihe nach benennen und bei zugedeckter Vorlage nachlegen.

b) Die Therapeutin legt drei verschiedenfarbige Perlen auf den Tisch, lässt vom Kind die Farben benennen und deckt sie mit einem Tuch zu. Sie „zaubert" beim Hochheben des Tuches eine Perle weg. Das Kind soll die Farbe der fehlenden Perle nennen oder aus der Schüssel eine gleichfarbige Perle zeigen. Wenn ein Kind die Farben nicht benennt, werden sie ihm von der Therapeutin mehrmals bei Beginn der jeweiligen Aufgabe vorgesprochen.

Beobachtung:
Es wird notiert, ob die Farben nicht oder nur teilweise benannt werden, die Reihenfolge falsch oder seitenverkehrt gelegt wird. Zusätzlich vermerken, welche Hand bevorzugt oder ob beidhändig gearbeitet wird. Die Anzahl der Perlen wird bei Schulkindern auf fünf erhöht, wenn die vorherigen Aufgaben gelöst wurden.

4.3.14. Aufgabe 14: Übungen auf dem Rollbrett (Stellungsintegration)

Ausführung:
a) Das Kind nimmt den Vierfüßlerstand auf dem Rollbrett ein, die Hände liegen flach auf dem Rollbrett (Abb. 34). Die Therapeutin nimmt den Kopf des Kindes zwischen die Hände und bewegt ihn von rechts nach links.

b) Dieselbe Stellung wie oben, nur wird der Kopf passiv nach oben und unten bewegt.

c) Das Kind liegt mit dem Bauch auf dem Rollbrett, die Schultern und Arme ragen deutlich über das Rollbrett hinaus. Die Arme sollen leicht gebeugt etwa 20 cm über den Boden gehalten werden. Der Kopf wird dabei deutlich über die Schulterlinie gehalten.

d) Das Kind liegt in Rückenlage auf dem Rollbrett, ohne dass der Kopf gestützt wird. Der Kopf und die gebeugten Knie sollen so angehoben werden, dass die Nase die Knie berührt. Die Arme werden ohne Aufstützen seitlich gestreckt gehalten. Gelingt die Übung in dieser Position nicht, darf das Kind die Knie mit beiden Händen festhalten (Abb. 35).

Beobachtung:
a) Der Kopf soll sich ohne Widerstand drehen lassen. Es wird notiert: die Beugung des Armes auf der Hinterhauptseite, das Anheben der Füße nach Seiten getrennt, die Rumpfstabilität, die Veränderung des Handstützes (Aufsetzen von Daumen und Fingern statt der ganzen Handfläche) und der Fingerhaltung (gebeugt, Fauststütz).

b) Bei dieser Übung zusätzlich auf assoziierte Bewegungen (Gesicht, Füße, Hüften) achten.

c) Die Position soll etwa 20 sec, bei Schulkindern 30 sec beibehalten werden. Die Veränderung in der Arm- oder Beinhaltung wird notiert, z. B. starkes Beugen eines oder beider Arme, Überstrecken der Finger, ein Bein wird höher gehalten, die Fußstellung ist verkrampft, der Kopf sinkt ab, die Schultern werden hochgezogen, starkes Grimassieren.

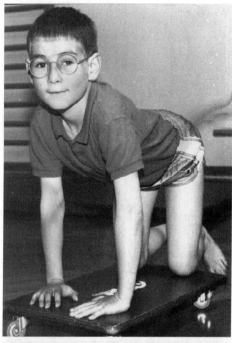

Abb. 34: Vierfüßlerstand
auf dem Rollbrett

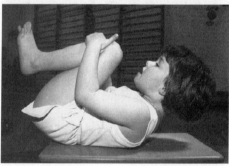

Abb. 35: Rückenlage
auf dem Rollbrett

d) Notiert werden folgende Beobachtungen: Der Kopf kann nicht gehoben werden, bei Anheben des Kopfes strecken sich die Beine und können nicht durch die Arme gehalten werden. Wenn das Kind seitlich vom Rollbrett fällt, die Seite notieren.

Die Aufgaben lassen Rückschlüsse auf Bewegungsblockaden und ungenügend integrierte Reflexe zu (siehe 2.2.2.). Die meisten Kinder zeigen eine Mischung aus verschiedenen Restreflexen. Bei Kindern mit Schwierigkeiten im Schulter-Nacken-Bereich besonders auf die Augenmuskelkontrolle achten.

Die Seitendifferenz bei allen Übungen notieren und mit der präferenten Hand des Kindes vergleichen.

4.3.15. Aufgabe 15: Rolle vorwärts (Stellungsintegration)

Ausführung:
Die Füße stehen geschlossen nebeneinander, die Hände sind mit der ganzen Handfläche auf der Matte aufgesetzt, die Finger gestreckt. Das Kinn wird auf die Brust gebeugt. Während des Rollens soll die Bewegungsrichtung eingehalten werden.

Beobachtung:
Die Arme knicken ein, der Kopf wird zu einer Seite gedreht, die Richtung wird nicht eingehalten. Bei der Rolle vorwärts lassen sich besonders gut die Auswirkungen von Restreflexen beobachten (siehe 2.2.2.). In den meisten Fällen treten der ATNR und STNR gemeinsam auf. Bei diesen Kindern ist als Folge besonders auf die Augenmuskelkontrolle und auf grafomotorische Probleme zu achten.

4.3.16. Aufgabe 16: Krabbeln mit Sandsäckchen auf dem Kopf (Stellungsintegration – Handstütz)

Ausführung:
Das Kind krabbelt auf Händen und Knien. Auf den deutlich über der Schulter gehobenen Kopf wird ein Sandsäckchen gelegt. Die Hände sind mit leicht gebeugten, nach außen gedrehten Ellbogen auf der ganzen Handfläche aufgesetzt, die Füße liegen locker auf dem Boden. Der Blick des Kindes ist geradeaus gerichtet. Das Kind krabbelt kreuzkoordiniert.

Beobachtung:
Der Kopf bleibt nicht erhoben, die Arme werden überstreckt. Die Hände werden nach außen gedreht aufgesetzt, im Fauststütz oder auf Daumen und Zeigefinger. Notiert werden die assoziierten Bewegungen im Gesicht (Mundöffnung). Das Kind krabbelt im Passgang oder nicht kreuzkoordiniert.

4.3.17. Aufgabe 17: Gehen mit geschlossenen Augen (Raumwahrnehmung, kinästhetische Wahrnehmung, Gleichgewicht)

Ausführung:
a) Das Kind geht mit offenen Augen eine Strecke von 5–6 m und soll dann mit geschlossenen Augen den gleichen Weg zurückkommen (Abb. 36).

b) Die Übung wird wiederholt, wobei die Therapeutin (oder die Eltern) den Namen des Kindes rufen, während sie ihre Position ändern, das Kind lässt die Augen geschlossen. Die auditive Lokalisation und Diskrimination sind eng verbunden mit dem vestibulären System (siehe 3.2.2.), daher sind vestibuläre Probleme oft eine Ursache für SEV.

Beobachtung:

a) Die Unsicherheit im Gang und die Einhaltung der Raumrichtung werden beobachtet und die Seitenabweichung notiert. Das Kind orientiert sich in der Regel an seiner dominanten Seite. Der Unterschied zwischen offenen und geschlossenen Augen zeigt Schwierigkeiten der kinästhetischen Wahrnehmung.

b) Das Kind dreht sich nicht spontan in die Richtung des Rufers, Unsicherheiten oder falsche Richtungen werden nach Seiten getrennt notiert. Der Rufer soll von der rechten und linken Seite des Kindes rufen.

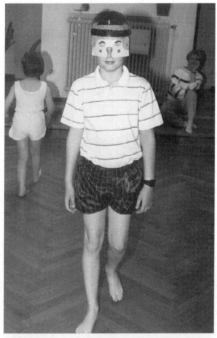

Abb. 36: Gehen mit geschlossenen Augen

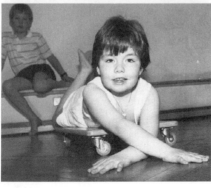

Abb. 37: Bauchlage auf dem Rollbrett

4.3.18. Aufgabe 18: Drehen auf dem Rollbrett (Nystagmus)

Ausführung:
a) Das Kind liegt in Bauchlage auf dem Rollbrett, die Arme sind auf das Rollbrett aufgestützt und die Beine angewinkelt. Das Kind wird von der Therapeutin langsam erst nach rechts und dann nach links gedreht. Nachdem das Kind gedreht wurde, wird der Kopf des Kindes von der Therapeutin festgehalten und das Kind wird gebeten, die Therapeutin anzusehen.

b) Das Kind liegt in Bauchlage auf dem Rollbrett, die ganze Handfläche auf den Boden aufgesetzt, die Beine gestreckt. Das Kind dreht sich selber nach rechts und links (Abb. 37).

Beobachtung:
a) Wenn der Kopf festgehalten wird, zeigt sich normalerweise eine kurze, rasche Bewegung der Augen in Gegenrichtung zur Drehrichtung. Längeres Anhalten oder deutliches „Rollen" der Augen wird ebenso notiert wie das völlige Ausbleiben des Nystagmus. Nach der Übung wird das Kind gebeten aufzustehen, und es wird nach seinem Schwindelgefühl gefragt. Deutliche, länger anhaltende Gangunsicherheit wird notiert. Bei vestibulär überempfindlichen Kindern ist in der Regel ein deutlicher, langanhaltender Nystagmus zu beobachten, während vestibulär unterempfindliche Kinder kaum oder gar keinen Nystagmus haben. Diese Kinder zeigen oft wenig Anzeichen von Schwindelgefühlen, besonders häufig ist dies bei hyperaktiven Kindern zu beobachten.

b) Im Normalfall sollte das Kind die Arme auf dem Boden überkreuzen. Das Ausbleiben des Überkreuzens auch nur zu einer Seite und die Art des Handstützes werden notiert. Bei Kindern, die nicht spontan die Hände überkreuzen, fehlt sehr oft die Diagonale in den Zeichnungen.

4.3.19. Aufgabe 19: Einbeinstand (Gleichgewicht)

Ausführung:
a) Das Kind steht auf einem Bein, den anderen Unterschenkel angehoben mit locker herabhängenden Armen, Wechsel auf das andere Bein. 4- bis 6-jährige Kinder sollten 10–20 sec auf einem Bein stehen können, Schulkinder über 20 sec (Abb. 38).

b) Wie oben, jedoch mit geschlossenen Augen.

Beobachtung:
Das Kind steht nur kurz oder mit deutlichen Ausgleichsbewegungen auf einem Bein. Es beherrscht die Übungen nur mit einem Bein, die Beobachtungen für beide Beine getrennt notieren. Ein deutlicher Unterschied bei offenen oder geschlossenen Augen deutet auf eine kinästhetische Wahrnehmungsstörung hin. Sehbehinderte Kinder beherrschen die Aufgaben fast gleich gut, da sie sich im täglichen Leben viel mehr auf ihr kinästhetisches „Gefühl" verlassen müssen als gut sehende Kinder. Kinder mit Hörstörungen können ihr Gleichgewicht nicht mit geschlossenen Augen halten!

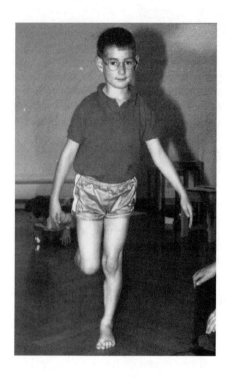

Abb. 38: Einbeinstand

4.3.20. Aufgabe 20: Hüpfen (Lateralisation)

Ausführung:

a) Das Kind hüpft erst auf dem einen, dann auf dem anderen Bein vorwärts durch den Raum, ab 4 Jahren fünf bis acht Hüpfer, ab 6 Jahren zehn Hüpfer.

b) Das Kind hüpft beidbeinig vorwärts (ab 3 Jahren), dann rückwärts durch den Raum (ab 4 Jahren).

c) Ein 3 m langes Tau soll vorwärts zweibeinig seitlich von rechts nach links überhüpft werden (ab 5 Jahren) (Abb. 39).

Beobachtung:

a) Notiert werden, für jedes Bein getrennt, Ausgleichsbewegungen, die Qualität des Hüpfers (plump, ungefedert) und ob das Kind überhaupt auf jedem Bein hüpfen konnte.

b) Beim zweibeinigen Hüpfen wird zusätzlich darauf geachtet, ob die Beine geschlossen bleiben und die Raumrichtung eingehalten wird.

c) Das Überhüpfen des Taus sollte mindestens viermal ohne Zwischenhüpfer und Pausen durchgeführt werden. Bei älteren Schulkindern (ab 8 Jahren) lässt sich diese Aufgabe auch rückwärts durchführen. Da es sich in der Re-

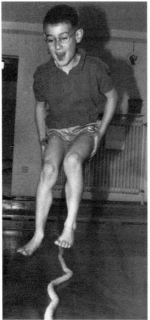
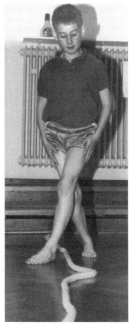

Abb. 39: Tau überhüpfen   Abb. 40: Tau im
Scherenschritt überkreuzen

gel um eine bisher nicht geübte Fertigkeit handelt, lassen sich die Auffälligkeiten besser beobachten als in der Alltagsmotorik.

4.3.21. Aufgabe 21: Balancieren auf einer Linie (Gleichgewicht)

Ausführung:
a) Das Kind balanciert vor- und rückwärts neben dem Tau oder auf einer
Linie im Seiltänzergang, die Fersen und Zehen berühren sich (ab 5 Jahren).

b) Das Tau soll im Scherenschritt überkreuzt werden (ab 6 Jahren), zunächst
vorwärts, bei Schulkindern auch rückwärts (Abb. 40).

Beobachtung:
a) Das Kind zeigt heftige Ausgleichsbewegungen und weicht häufig von der
Linie ab oder fällt um, eventuell immer zur selben Seite (notieren).

b) Beim Scherenschritt braucht das Kind längere Zeit, um jeden Schritt neu
zu planen, rückwärts gelingt es nicht oder nur auf der Stelle. Es fällt immer
wieder um, Seite notieren. Bei Kindern mit Lese-Rechtschreib-Schwäche wird
häufig beobachtet, dass sie zwar den Seiltänzergang, aber nicht den Scherenschritt beherrschen, ebenso bei Kindern mit dysgrammatischen Störungen.

4.3.22. Aufgabe 22. Beidhändiges Fangen (Bilateralintegration)

Ausführung:
Ein Softball wird dem Kind aus etwa 3 m Entfernung zugeworfen, dann zugeprellt. Das Kind wirft oder prellt zurück. Der Ball soll mit beiden Händen vor dem Körper gefangen werden, die Handflächen werden parallel gegenüber gehalten.

Beobachtung:
Die Augen sind beim Fangen nicht auf den Ball, beim Werfen nicht auf das Ziel gerichtet. Der Ball wird nicht mit den Händen gefangen, sondern am Körper festgehalten. Die Hände werden nebeneinander, die Handflächen nach oben, gehalten. Der Kopf wird vor dem Fangen zur Seite gedreht. Beim Prellen des Balles ist es hilfreich, einen Reifen als Markierung des Prellpunktes hinzulegen.

4.3.23. Aufgabe 23: Armkreise (Stellungsintegration)

Ausführung:
a) Dem Kind werden die Armkreise mit einem Arm vorgemacht, erst werden die Armkreise nach hinten, dann nach vorne durchgeführt (4 Jahre).

b) Wie oben, mit beiden Armen gleichzeitig (4 Jahre).

Beobachtung:
Das Kind beugt die Arme (Henkelstellung), kann die Bewegung nicht oder nur mit einem Arm ausführen. Die Drehung wird nur in eine Richtung ausgeführt. Bei beidarmigen Kreisen werden die Bewegungen nicht symmetrisch ausgeführt. Der dominante Arm dreht sich in der Regel besser, eventuelle starke Unterschiede notieren (Seitendifferenz).

4.3.24. Aufgabe 24: Beobachtungen bei den Aufgaben

1. Spontanmotorik:

– Tonus
– Koordination
– Mitbewegungen
– Seitendifferenz
– bevorzugte/dominante Seite
– Stifthaltung
– Sprache (Dyslalie, Dysgrammatismus, verzögerte Sprachentwicklung)
– Haltung/Mimik

2. Verhalten:

– Verbales Aufgabenverständnis
– Umsetzung von Anweisungen
– Aufmerksamkeit/Ausdauer
– Verhalten bei Misserfolg
– Motivation

Tabelle 1: Diagnostik-Bogen

Aufgabe	Richtige Ausführung	Besonders zu beachten
1 Bild ergänzen nach Vorlage	a) Fehlende Teile des Bildes werden erkannt, benannt und gezeigt b) Folgende Grundmuster werden ausgeführt: – Striche – Punkte – Bögen/Kreise – Diagonale/Überkreuzen	
2 a) Eine waagrechte Linie von links nach rechts ziehen und umgekehrt b) Eine diagonale Linie von links nach rechts ziehen und umgekehrt	Abwechselnd mit der rechten und linken Hand zeichnen, Richtung einhalten	Rechte Hand, linke Hand
3 Die Haut am Unterarm des Kindes mit den Fingerspitzen reiben	An der Außenseite der Unterarme reagiert die Haut mit streifiger Rötung, die gleichmäßig verblasst	Rechter Arm, linker Arm
4 a) Die rechte und linke Hand des Kindes mit dem Zeigefinger berühren b) Wie oben, aber zwei Punkte gleichzeitig	Die Berührungspunkte sollen exakt lokalisiert werden	a) Rechte Hand, linke Hand b) Gleichzeitigkeit
5 a) Verschiedene Formen ohne visuelle Kontrolle ertasten (Formen) b) Zwei gleiche Formen ertasten	a) Die Formen werden mit einer Hand ertastet und der Abbildung zugeordnet b) Die Form unter dem Tuch mit beiden Händen ertasten	a) Zuordnung b) Ertasten mit beiden Händen
6 a) Formen auf dem Handrücken zeichnen b) Formen nachzeichnen	a) Die Formen werden erkannt und den Abbildungen zugeordnet b) Die Formen können in der richtigen Raumlage nachgezeichnet werden	a) Rechte Hand, linke Hand b) Nachzeichnen in der richtigen Raumlage
7 a) Isolierte Fingerbewegungen an einer Hand b) Wie oben, aber beide Hände gleichzeitig c) Fingeroppositionstest einhändig	a) Die einzelnen Finger werden gebeugt, ohne Mitbewegungen der anderen Finger oder im Gesicht b) Wie oben, beide Hände gleichzeitig c) Der Daumen kann von allen Fingern nacheinander berührt werden.	a) Rechte Hand, linke Hand b) Assoziierte Bewegungen, Orientierung c) Rechte Hand, linke Hand

97

Aufgabe	Richtige Ausführung	Besonders zu beachten
d) Wie oben, aber beidhändig	d) Wie oben, beide Hände gleichzeitig	d) Orientierung, Gleichzeitigkeit
e) Stäbchen aufstapeln	e) Die Stäbchen abwechselnd mit dem Kind auf den Packesel stapeln	e) Bevorzugte Hand, Fingerstellung
8 a) Einen Fuß auf- und abbewegen, drehen, Zehen beugen	a) Die Füße werden isoliert bewegt, die Zehen gebeugt ohne merkliche Mitbewegungen (Gesicht, Hände, Füße, Rumpf)	a) Rechter Fuß, linker Fuß, assoziierte Bewegungen
b) Wie oben, mit beiden Füßen gleichzeitig	b) Wie oben, beide Füße gleichzeitig	b) Orientierung, Gleichzeitigkeit
9 a) Nah- und Fernpunkte werden mit beiden Augen fixiert b) Vertikales, Horizontales, Diagonales verfolgen mit beiden Augen	a) + b) Die Stabpuppe soll 15 sec fixiert und mit den Augen ohne Kopfbewegungen auf ca. 40 cm Entfernung verfolgt werden	a) Fixieren mit beiden Augen b) Verfolgen mit beiden Augen
c) Wie a) und b), aber rechtes und linkes Auge getrennt	c) Wie oben, dabei jeweils ein Auge abdecken	c) Rechtes Auge, linkes Auge
10 a) Verschiedene Positionen mit den Armen nachahmen b) Wie a), aber die Körpermitte kreuzen	Die Übungen werden, erst ohne die Körpermitte zu kreuzen, vorgemacht (bis 6 Jahre spiegelbildlich) und die berührten Körperteile von dem Kind benannt	a) Körperteile benennen, Armstellungen b) Überkreuzbewegung, Gleichzeitigkeit
11 a) Nachklatschen b) Wie a), aber mit Bewegungsfolgen	Die Anzahl und die richtige Reihenfolge der Klatschbewegungen sollen nachgeahmt werden	Anzahl, Reihenfolge
12 a) Nachlegen einer geometrischen Form (Kreuz, Quadrat, Dreieck)	a) Die geometrischen Formen werden mit Stäbchen bei offener Vorlage nachgelegt	
b) Nachlegen einer konkreten Form (Tisch, Stuhl, Treppe)	b) Die konkrete Form soll benannt und nachgelegt werden (3–4 Stäbchen)	
c) Nachlegen einer abstrakten Form	c) Die abstrakte Form soll ohne Vorlage gelegt werden (3–4 Stäbchen)	
13 a) Nachlegen einer Reihe verschiedenfarbiger Holzperlen b) Von verschiedenfarbigen Holzperlen die fehlende Perle benennen	a) Bei zugedeckter Vorlage mit 3 Perlen beginnend die richtige Reihenfolge nachlegen b) Mit 3 Perlen beginnend die Farben benennen oder zeigen lassen, die fehlende Perle soll benannt oder gezeigt werden	

Aufgabe	Richtige Ausführung	Besonders zu beachten
14 a) Vierfüßlerstand auf dem Rollbrett b) Wie oben c) Bauchlage auf dem Rollbrett d) Rückenlage auf dem Rollbrett	a) Den Kopf des Kindes von rechts nach links drehen b) Den Kopf des Kindes auf- und abbewegen c) Beide Arme leicht gebeugt 20 cm hochheben, Kopf deutlich über die Schulterlinie d) Den Kopf anheben und zwischen die gebeugten, angezogenen Knie bringen	a) Arme, Hände, assoziierte Bewegungen b) Arme, Hüfte, Beine, assoziierte Bewegungen c) Position einhalten, assoziierte Bewegungen d) Kopf, Seitenabweichung
15 Rolle vorwärts	Kopf auf die Brust, Richtung einhalten	Hände, Hüfte, Seitenabweichung
16 Mit einem Säckchen auf dem Kopf krabbeln	Die Hände mit leicht gebeugten Armen aufsetzen	Handstütz, Kopf, Art des Krabbelns
17 a) Gehen mit geschlossenen Augen b) Wie oben mit Richtungsänderung	a) Eine Strecke (5–6 m) erst mit offenen, dann mit geschlossenen Augen gehen b) Mit geschlossenen Augen in die Richtung des Rufers gehen	a) Raumrichtung einhalten, Seitenabweichung b) Richtungshören
18 a) In Bauchlage auf dem Rollbrett drehen b) Wie oben, das Kind dreht sich selbst	a) Das Kind wird auf dem Rollbrett gedreht b) Die Arme werden beim Drehen überkreuzt und die Handflächen aufgesetzt	a) Nystagmus, Schwindelgefühl b) Rechts, links
19 a) Einbeinstand mit offenen Augen b) Wie oben, mit geschlossenen Augen	a) Sicherer Stand bei locker herabhängenden Armen b) Wie oben	Rechts, links
20 a) Einbeinig hüpfen b) Zweibeinig hüpfen c) Tau zweibeinig von rechts nach links überhüpfen	a) Vorwärts hüpfen ohne Ausgleichsbewegungen b) Mit geschlossenen Füßen vorwärts und rückwärts hüpfen c) Das Tau ohne Zwischenhüpfer vorwärts überhüpfen	a) Rechts, links b) Vorwärts, rückwärts c) Richtung, Seitenabweichung
21 a) Balancieren auf einer Linie (3 m) b) Über ein Tau im Scherenschritt gehen	a) Vorwärts und rückwärts balancieren im Seiltänzergang b) Vorwärts und rückwärts überkreuzen	Vorwärts, rückwärts
22 Softball beidhändig fangen	Den geworfenen oder geprellten Ball fangen, zurückwerfen und prellen	Fangen, werfen, prellen
23 a) Einarmig kreisen nach hinten und vorn b) Beidarmig kreisen wie oben	a) Abwechselnd rechts und links neben dem Körper einarmig große Kreise drehen b) Wie oben, beide Arme gleichzeitig	a) Rechts, links b) Gleichzeitigkeit, Symmetrie

Zuordnungen für die Auswertung der Beobachtungen

I. Taktil-kinästhetischer Bereich

Taktile Wahrnehmung: 3, 4a, 4b, 5a, 5b, 6a

Kinästhetische Wahrnehmung: 1b, 2a, 2b, 7a, 7b, 7c, 7d, 7e, 8a, 8b, 19b

II. Vestibulärer Bereich

Gleichgewicht: 17a, 17b, 18a, 19a, 20a, 21a, 21b

Stellungsintegration: 14a, 14b, 14c, 14d, 15, 16, 22, 23a, 23b

Augenmuskelkontrolle: 9a, 9b, 9c, 16, 18a, 22

III. Körperorientierung

Körperschema: 1a, 5a, 6b, 7b, 7d, 8b, 10a, 10b

Bilateralintegration: 1b, 2b, 10b, 18b, 20b, 20c, 21b, 22, 23b

Lateralisation: 2a, 2b, 7a, 7c, 7e, 8a, 19b, 20a, 23a

IV. Bewegungsplanung/Ausführung

Raumwahrnehmung: 1b, 2a, 2b, 6b, 12a, 12b, 12c, 13a, 17a, 22

Synchronität: 4b, 5b, 7b, 7d, 8b, 9b

Rhythmus: 11a, 11b, 20a, 20b, 20c

Sequenz: 11b, 12a, 12b, 12c, 13a, 13b, 21b

4.4. Differenzialdiagnostik

4.4.1. Hyperaktivität

Diese Verhaltensstörung ist gekennzeichnet durch eine zwanghafte Reaktion, die das Kind weder in geordnete Bahnen lenken noch völlig abschalten kann. Als Ursache wird eine frühkindliche Hirnschädigung vermutet, gekennzeichnet durch ständige Übererregung des ZNS. Dies hat eine mangelnde Koordination der neuralen Prozesse zur Folge. Als kompensatorisches Verhalten auf fehlende Stimulation zeigt das Kind gesteigerte Erregbarkeit und verstärkte physische Aktivitäten, die weder zweckmäßig noch zielgerichtet sind. Das Verhalten des Kindes ist nicht in einem Reiz-Reaktions-Muster auf bestimmte Situationen zu verstehen, sondern hat mit dem eigenen Empfinden des Kindes zu tun:

– Es zeigt eine verminderte Konzentration und Ausdauer sowie eine erhöhte Ablenkbarkeit.

– Das Kind ist zum Teil nicht in der Lage, Reize verschiedenster Art zu unterdrücken. Menschen, die unterschiedliche Dinge tun, verursachen Verwirrung.

– Es hat ein schwach entwickeltes Selbstbewusstsein, seine Gefühle sind leicht verletzbar, die Frustrationstoleranz ist sehr niedrig.

– Es versucht ständig, sich das Gefühl zu verschaffen, erfolgreich und bedeutend zu sein, dadurch entstehen vermehrt Kontakt- und Kommunikationsprobleme.

– Es muss Dinge möglichst rasch tun, eine langsame Arbeitsweise bereitet ihm große Schwierigkeiten.

– Es kann Aufgaben nicht zu Ende bringen.
– Es behält oft nur eine Anweisung, Auftragsketten kann es nicht ausführen.
– Es arbeitet nie bis an seine Leistungsgrenze heran.
– Es kann seine Sachen nicht in Ordnung halten.

Beobachtet werden besonders Störungen der Sensorischen Integration im *vestibulären Bereich:*

– Unterfunktion, Senkung der Reizschwelle durch starke Hemmung im Hirnstamm (kein oder wenig Nystagmus),
– Stellungsintegration; gering integrierte Haltereflexe,
– Augenmuskelkontrolle; wenig oder kein Fixieren und Verfolgen,
– Steuerungsprobleme bei Gleichgewichtsreaktionen,
– schlechte auditive Merkfähigkeit.

4.4.2. Autistische Züge

Kinder mit autistischen Zügen lassen sich selten oder gar nicht über die klinische Beobachtung beurteilen. Die Förderdiagnose muss sich deshalb zum größten Teil auf die Verhaltensbeobachtung beschränken. Der Elternfragebogen gibt hierzu ausreichend Hinweise. Diesen Kindern ist eine Verarbeitungsstörung in der taktil-kinästhetischen Wahrnehmung gemeinsam. Als Ursache wird eine Blockierung der sensomotorischen Entwicklung in einer frühkindlichen Phase vermutet.

Die Wahrnehmungsstörungen haben einige *typische Verhaltensweisen* zur Folge:

– Überreaktion auf Berührung und Nähe,
– besondere Empfindlichkeit auf Geruch und Geschmack,
– Auswahl/Ablehnung bestimmter Kleidung, Nahrung, Spielzeug,
– Veränderungsangst, zwanghaftes Bestehen auf Alltagsritualen,
– stereotype Bewegungen und Verhaltensmuster,
– Vermeidung von Blickkontakt,
– soziale Unzugänglichkeit (Abwehr/Rückzug),
– Störung der sprachlichen Kommunikation (Echolalien, keine Ich-Form)
– „Hängenbleiben" an Gedanken/Situationen,
– plötzliche Gefühlsausbrüche ohne erkennbare Ursache,
– eingeschränktes Bewegungsrepertoire, ausdrucksarme Mimik.
– Auffallend ist bei den Kindern die eingeschränkte Fähigkeit, Gefühle auszudrücken, sie beteiligen sich nur selten an den Spielen anderer Kinder.

Störungen der Sensorischen Integration im *taktil-kinästhetischen Bereich:*
– taktile Wahrnehmung: Überempfindlichkeit
– kinästhetische Wahrnehmung: Störungen der Mimik, Bewegungssteuerung und Eigenwahrnehmung

4.4.3. Dyspraxie

Die Dyspraxie ist die Schwierigkeit, zielbewusste, zweckmäßige und situationsgerechte Handlungen zu organisieren, bei erhaltenem Aufgabenverständnis. Meist lassen sich keine Lähmungen, grobe Bewusstseinsstörungen oder Koordinationsstörungen nachweisen. Es wird zwischen zwei Formen der Dyspraxie unterschieden, die unterschiedliche Prognosen haben.

a) Ideomotorische Dyspraxie
Bei erhaltenem Aufgabenverständnis und Erkennen von richtigen und falschen Handlungen bei anderen zeigen diese Kinder Störungen in der Ausführung des eigenen Handlungsplanes (Abb. 41, 42). Die Beschreibung von Bewegungsfolgen ist kein Problem, sie sehen auch Fehler anderer Kinder, können aber selbst die Handlungen nur unvollständig ausführen. Lesen fällt ihnen leichter als schreiben, reden ist leichter als handeln. Diese Kinder sitzen gerne im Hintergrund und stiften andere zu Streichen an. Das Nachahmen von Körperstellungen oder die Ausführung von verstandenen Anweisungen, auch bei mehrmaligem Vormachen, fällt ihnen schwer. Das Hüpfen in einer festgelegten Reihenfolge (Hüpfspiele, Tänze) bereitet Schwierigkeiten. Anweisungen, die mehrere Handlungsschritte beinhalten, können nicht in der vorgegebenen Reihenfolge ausgeführt werden. Das Kind stiftet andere Kinder an, wird aber selten selbst aktiv. Es hat wenig Phantasie und Kreativität im Umgang mit neuem Spielmaterial. Es kann zwar lesen, aber schlecht abschreiben.

Verbale Unterstützung oder Vorbilder helfen diesen Kindern nur wenig, durch passives Führen der Hände, einzelner Körperteile oder des gesamten Körpers werden Handlungsabläufe leichter erlernt, sind aber nicht immer übertragbar auf ähnliche Situationen.

b) Die ideatorische Dyspraxie
Die Kinder haben Schwierigkeiten bei der Planung motorischer Handlungen, können sie aber mit verbaler Unterstützung ausführen. Sie haben keine motorische Einschränkung, ihnen fehlt die Vorstellung der aufeinanderfolgenden Handlungen, sie können auch keine Handlungsfolgen beschreiben. Keine Schwierigkeiten bereiten ihnen Bewegungsabläufe, wenn sie einzeln vorgemacht werden. Der Gebrauch und der Einsatz von Werkzeugen gelingt selten oder nur nach längerer Übung. Die Vorstellung von möglichen Reaktionen des Umfeldes auf ihr Verhalten fällt ihnen schwer. Sie wirken oft wie überrumpelt von der Situation.

Die Schwierigkeit besteht darin, einen Bewegungsentwurf für die auszuführende Handlung zu finden. Meist werden einzelne, richtige Handlungen in einer sinnlosen Folge aneinandergereiht. Die Kinder zeigen Schwierigkeiten, Serien zu bilden, häufig ist diese Störung mit einer Merkschwäche verbunden. Das Kind kann Handlungsfolgen nicht beschreiben, wird ihm aber die Bewegung vorgemacht, kann es sie anschließend eigenständig ausführen. Bei verbaler oder passiver Unterstützung sind keine motorischen Einschränkungen zu beobachten. Das Kind kann Wörter abschreiben, diese aber nicht

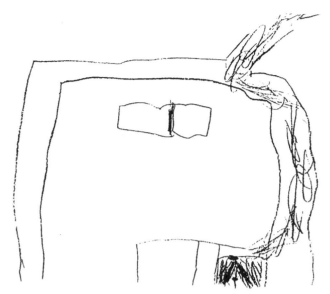

Abb. 41: Ein fünfjähriger Junge mit dyspraktischen Störungen zeichnet ein Haus

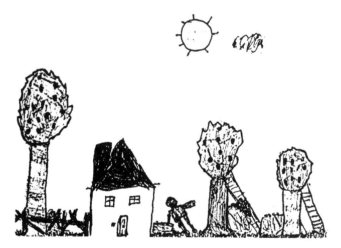

Abb. 42: Zeichnung desselben Jungen nach 1 $\frac{1}{2}$ Jahren Mototherapie

erlesen. Es zeigt meist eine langsame Arbeitsweise und vermeidet Anforderungen. Es hat Schwierigkeiten, seine Dinge in Ordnung zu halten. Bei Versagen oder Unfähigkeit im kreativen Spiel zeigt das Kind Zerstörungswut. Emotionale Labilität, Versagensängste und daraus resultierende Unterlegenheitsgefühle kann bei diesen Kindern gehäuft beobachtet werden.

Störungen der Sensorischen Integration im *taktil-kinästhetischen Bereich* und im *Bereich der Bewegungsplanung:*
- taktil-kinästhetische Wahrnehmung: Störungen der Diskrimination
- Körperorientierung: Störungen der Selbstwahrnehmung und des Richtungssinns
- Bewegungsplanung: Schwierigkeiten bei Sequenzen und bei gleichzeitiger Verarbeitung von mehreren Reizen

4.4.4. Grafomotorische Störungen

Die Grundmuster der Schrift (Strich, Punkt, Bogen, Kreis, Diagonale) werden mit fünf Jahren im Wesentlichen richtig und flüssig ausgeführt. Die korrekte Stifthaltung kann mit etwa fünf Jahren erwartet werden. Grafomotorische Störungen können nach verschiedenen Gesichtspunkten unterschieden werden:

- Das Schriftbild ist auffällig, verzittert, zu fester Druck, die Schrift wird zunehmend größer/kleiner.
- Die Stifthaltung ist nicht korrekt, der Stift wird zu fest/locker gehalten, der Stift wird mit gestreckten Fingern gehalten, die Handhaltung ist verkrampft (besonders bei Linkshändern).
- Die Grenzen von Bildern/Linien werden übermalt, beim Ausmalen werden die Bildränder übermalt, die Formen nicht vollständig ausgefüllt, die Linien werden beim Schreiben nicht eingehalten, die Buchstaben „fallen" nach einer Seite.
- Die Grundmuster werden nicht richtig und flüssig beherrscht, es werden nur einige Muster angewandt, die Bögen werden nicht verbunden, Überkreuzen/Diagonale fehlen, Kreise sind nicht geschlossen.

Bei Kindern mit grafomotorischen Schwierigkeiten ist es wichtig, die Art der Störung genau festzustellen. So ist es differenzialdiagnostisch ein Unterschied, ob ein Kind nur verzittert schreibt oder einige der Grundmuster (z. B. die Diagonale) nicht ausführen kann. Bei der verzitterten Schrift ist der Verdacht einer taktil-kinästhetischen Wahrnehmungsstörung naheliegend, während das Auslassen der Diagonalen/Überkreuzen im Zusammenhang mit einer Bilateralintegrationsstörung oder Seitendifferenz zu sehen ist. Schwierigkeiten beim Nachzeichnen von Formen oder bei der Ausführung von Grundmustern sind oft auf motorische Störungen zurückzuführen.

Auffallend ist der Zusammenhang mit taktil-kinästhetischen Wahrnehmungsstörungen. Man spricht bei der taktil-kinästhetischen Wahrnehmung auch von „Bewegungsintelligenz". Das Erfassen von Formen und damit auch die Speicherung und Wiedergabe sind bei diesen Kindern eingeschränkt. So findet sich diagnostisch bei Kindern mit Fingeragnosie (siehe Fingerdifferenzierung) oft zur Dysgrafie eine Dyskalkulie.

Bei ungeschickter Stifthaltung ist der taktil-kinästhetische Bereich genauer zu untersuchen, ebenso die Fingerdifferenzierung. Grundsätzlich ist bei allen grafomotorischen Störungen eine Überprüfung des Sehvermögens durchzuführen. Erhöhte Aufmerksamkeit erfordert die Augenmuskelkontrolle, besonders die Koordination beider Augen. Bei deutlicher Seitendifferenz tritt gehäuft die Störung der Augenkoordination in der betroffenen Seite auf.

Beispiel: Ein 7-jähriger Junge, nach dem Besuch des Schulkindergartens und vor der Einschulung in die Regelschule, malte Bilder für die Diagnose seiner grafomotorischen Störungen.

1. Mit der Vorlage zum Vergleich (Abb. 18 und 19, S. 74) ergänzte er die fehlenden Striche. Er erkannte zwar die Lücken, konnte aber weder Linien überkreuzen noch diagonale Linien ausführen. Die Bögen nach unten (Dach) werden nicht gezeichnet, die Menschzeichnung deutet auf eine Körperschemastörung hin (Abb. 43).

2. Nach dem Ausfüllen der Vorlage malte der Junge dasselbe Motiv aus seiner Erinnerung. Die Einzelheiten des Bildes werden im Wesentlichen wiedergegeben. Er stellt

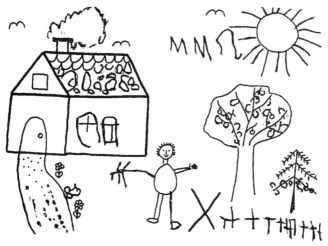

Abb. 43: Ergänzte Bildvorlage eines Siebenjährigen

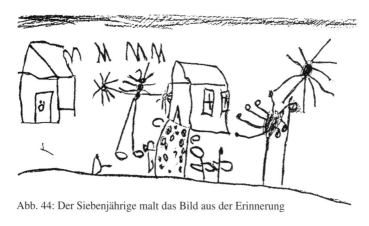

Abb. 44: Der Siebenjährige malt das Bild aus der Erinnerung

105

die Teile des Bildes fehlerhaft oder nicht dar, die ihm beim Ausfüllen der Vorlage schon schwergefallen sind, den Zaun, den Tannenbaum und die Dachziegel. Der Verdacht auf eine Körperschemastörung erhärtet sich durch die dargestellte Menschzeichnung (Abb. 44).

Störung der Sensorischen Integration:
– im taktil-kinästhetischen Bereich: Störungen der taktilen Sensibilität, der kinästhetischen Wahrnehmung, des Muskeltonus
– im vestibulären Bereich: Störung der Augenmuskelkontrolle
– im Bereich der Körperorientierung: Störung der Bilateralintegration
– im Bereich der Bewegungsplanung/-ausführung: Störung von Rhythmus, von Sequenzen

4.4.5. Umerzogene Linkshänder

Werden linkshändige Kinder zum Gebrauch der rechten Hand angehalten, können sich einige typische Störungen einstellen, besonders dann, wenn der Gebrauch der nicht dominanten Hand unter Druck erzwungen wird. Bei linkshändigen Kindern, die sich selbst das Schreiben mit der rechten Hand angewöhnen, werden diese Störungen in den meisten Fällen nach kurzer Zeit verschwinden. Grundsätzlich darf kein Kind gezwungen werden, mit seiner nicht dominanten Hand zu schreiben. Zu den typischen Fehlern rechtsschreibender Linkshänder gehören:

– Spiegelschrift: Bei einzelnen Buchstaben (d–b) oder ganzen Wörtern (von–nov, Hund–DnuH)
– Vertauschen von Silben und Wörtern
– Vertauschen von Zahlen (83–38)
– die verkehrte Schreib- und Leserichtung von rechts nach links
– feinmotorische Störungen durch eine ungewohnte und falsche Hand- und Stifthaltung
– Gedächtnisstörungen, verlangsamtes oder unzureichendes Abrufen von Lerninhalten

Durch diese Schwierigkeiten kommt es nicht selten, besonders unter Druck, zu sekundären Verhaltensproblemen. Die Kinder weichen den Anforderungen aus, entziehen sich, werden unsicher und kommen in einen Lernrückstand, der sich im Rechnen, Schreiben und Lesen bemerkbar macht.

4.4.6. Lese-Rechtschreib-Schwäche

Als Lese-Rechtschreib-Schwäche (LRS) wird ein Phänomen bezeichnet, hinter dem sich eine Reihe verschiedener Schwierigkeiten mit dem Lesen und Schreiben verbirgt. Genauso unterschiedlich wie die Art der Lese-Rechtschreib-Schwäche sind die Wege zur Hilfe für die Schüler. Die Schwierigkeiten beim Lesen und Schreiben können verschiedene Ursachen haben. So entwickeln Kinder nach SEV überproportional häufig eine LRS, das deutet auf einen ähnlichen Zusammenhang der beiden Störungsbilder hin.

Die Sensorische Integrationsstörung ist eine mögliche Ursache und die Behandlung ein Weg zur Verbesserung der Lese- und Schreibleistungen. Es besteht allerdings kein kausaler Zusammenhang zwischen einer bestimmten sensomotorischen Störung und der LRS. Bei Kindern mit einer LRS finden sich vermehrt motorische Auffälligkeiten, die Art der Störung hat Auswirkungen auf das Lesen oder Schreiben. Diese Kinder zeigen selten nur diese isolierte LRS, oft kommen Schwierigkeiten in der Hand-Auge-Koordination und grafomotorische Störungen (vgl. 4.4.4.) hinzu.

Auffallend sind bei Störungen der Augenmuskelkontrolle das Auslassen von Buchstaben oder Fehler beim Abschreiben von Texten und Zahlen. Diese Kinder haben sehr oft Leseschwierigkeiten, da sie die Zeile verlieren, in der sie gerade gelesen haben. Eine erste Hilfe für diese Kinder könnten Leseschablonen sein, die immer nur eine Zeile des Textes freigeben.

Die Art der Lese-Rechtschreib-Schwäche ist genau zu beobachten, da sie Rückschlüsse auf die mögliche Ursache zulässt:

– Kinder können lesen, aber nicht abschreiben (siehe ideomotorische Dyspraxie).
– Kinder können abschreiben, aber nicht erlesen (siehe ideatorische Dyspraxie).
– Bei Diktaten wird die Schrift zusehends unleserlich, weil die Automatisierung der Bewegungsabläufe nicht ausreichend oder die Bewegungsvorstellungen unvollständig sind (siehe taktil-kinästhetische Wahrnehmung).
– Verdrehen von Buchstaben, Spiegelschrift (siehe umzogene Linkshänder und Körperschema).
– Vertauschen von Buchstaben/Wörtern (siehe Praxie: Sequenz).
– Auslassen von Buchstaben/Silben (siehe Augenmuskelkontrolle).
– Verwechseln von Buchstaben (siehe auditive Wahrnehmung).

Die Mototherapie ist in diesen Fällen eine Möglichkeit, die schulischen Leistungen unterstützend zu verbessern. Sie ersetzt jedoch keine speziellen Übungsprogramme.

4.4.7. Dyskalkulie

Selten tritt eine isolierte Rechenschwäche auf, oft ist sie verbunden mit anderen Lernstörungen. Einige typische Sensorische Integrationsstörungen fallen gehäuft in der klinischen Beobachtung auf. Kinder mit Dyskalkulie haben besonders häufig Schwierigkeiten in folgenden Bereichen:

– Ertasten und Unterscheiden von Formen ohne visuelle Kontrolle (taktile Diskrimination).
– Nachzeichnen von Formen (taktil-kinästhetische Wahrnehmung).
– Schätzen von Abständen/Strecken; die räumliche Vorstellung von geometrischen Körpern fällt schwer (taktil-kinästhetische Wahrnehmung).
– Zahlen werden spiegelbildlich geschrieben (6 – ∂) oder in der Reihenfolge vertauscht (27 – 72) (siehe umzogene Linkshänder und Körperschema, Rechts-Links-Orientierung).

- Zahlenreihen werden mechanisch gezählt, die Zahlen vor oder hinter einer bestimmten Zahl können nicht genannt werden, rückwärts zählen gelingt nicht (siehe Praxie: Sequenzen)
- Die Lösung von Textaufgaben, das heißt mehrere Handlungsschritte hintereinander zu ordnen, bereitet Schwierigkeiten (siehe Praxie).

Die Beobachtungen geben Hinweise für die Therapie der sensomotorischen Fähigkeiten als Grundlage für das Rechnen. Rechnen ist kein schematisierter Denkvorgang. Denkstrukturen sind so individuell wie Fingerabdrücke. Die Rechenfehler der Kinder müssen daher genau analysiert und störungsspezifisch therapiert werden. Die mototherapeutischen Maßnahmen sind jedoch nicht isoliert symptomspezifisch (z. B. auf Kopfrechnen) bezogen, sondern sie bedürfen kombinierter Übungsprogramme.

4.5. Auswertung und Zielplanung

Die Auswertung der klinischen Beobachtung und der Verhaltensbeobachtung ist die Voraussetzung für die Planung des weiteren Vorgehens. Die Ergebnisse werden nicht wie in einem Test nach der Anzahl der Punkte gewichtet, ebenso wird kein Entwicklungsalter ausgerechnet. Die bisherigen diagnostischen Informationen werden miteinander verglichen. Es kommt nicht auf die Anzahl der Symptome an, die als auffällig angekreuzt wurden. Wichtiger ist, ob sich mit den sensorischen Auffälligkeiten die Verhaltens- und Lernstörungen erklären lassen (siehe 3.3.).

Wir haben die Einteilung nach Wahrnehmungsbereichen vorgenommen, um den Zusammenhang zwischen motorischen Störungen und Verhaltensauffälligkeiten aufgrund derselben Ursache besser darstellen zu können. Erst die Häufung von Auffälligkeiten im selben Wahrnehmungsbereich in der klinischen wie in der Verhaltensbeobachtung geben Hinweise auf einen Zusammenhang zwischen Störung und sogenannter organischer Basis. Lassen sich die Verhaltens- und Lernprobleme aus den bisherigen Informationen nicht oder nicht ausreichend erklären, sind weitere diagnostische Überlegungen notwendig, eventuell weitere diagnostische Maßnahmen, auch durch andere Fachbereiche. Zeigt sich über die Auswertung der Beobachtungen, dass die Mototherapie nicht oder nicht allein ausreichend ist, werden weitere Fördermaßnahmen (Heilpädagogik, Logopädie u. Ä.) eingeleitet.

Der Vergleich der diagnostischen Ergebnisse mit anderen Fachbereichen schafft eine gemeinsame Wissens- und Informationsbasis, auf der die Förderung mit den Kollegen besprochen und abgestimmt werden kann. Nach der Auswertung der diagnostischen Daten ist es sinnvoll, eine erste Prognose für Eltern und Kind, jeweils getrennt, zu erstellen. Diese erste Prognose muss von Zeit zu Zeit überprüft und gegebenenfalls geändert werden.

Erste Prognose Kind. Zur ersten Prognose über die weitere Arbeit mit dem Kind und seiner Entwicklungsmöglichkeiten gehört die Beantwortung einiger Fragen:

- Welche Fähigkeiten (Wahrnehmung, Motorik, Kommunikation) hat das Kind?
- Welche SI-Bereiche sind besonders auffällig (Diagnose)?
- Welche Entwicklung kann erwartet werden (Prognose)?
- Welches (vorläufige) Ziel hat die Therapie?
- In welcher Form soll die Förderung angeboten werden?

Erste Prognose Eltern. Für die weitere Planung ist es unerlässlich, sich von der Zusammenarbeit mit den Eltern anhand der nachfolgenden Fragen und Überlegungen ein Bild zu machen:
- Welche Erwartungen haben die Eltern an uns (Wünsche, Ratschläge)?
- Welche Hoffnungen und Forderungen haben die Eltern an die Entwicklung des Kindes?
- Was können/wollen die Eltern leisten?
- Welchen Einsatz können die Eltern aufgrund ihrer Möglichkeiten (Geld, Zeit, Wohnung) leisten?
- Welche Einstellung haben die Eltern der Therapie gegenüber?
- Wie ist mein erster Eindruck von den Eltern?

Diese Prognose ist die eigene Vorbereitung für das nächste Gespräch mit den Eltern. In diesem Gespräch, möglichst ohne Kind, werden die Ergebnisse der Diagnostik mit den Eltern besprochen. Das Kind mit seinen Fähigkeiten und seiner vermuteten Entwicklung wird dargestellt. Die erste Prognose ist der Ausgangspunkt für das Therapieziel, das mit den Eltern gemeinsam besprochen wird. Zu diesem Gespräch gehören die Überlegungen, wie die Mitarbeit der Eltern gestaltet werden kann. Die Organisation und Form der Förderung wird nach den individuellen Möglichkeiten abgesprochen. Es stehen verschiedene Formen der Förderung zur Auswahl:

1. Die weitere Förderung des Kindes findet in der häuslichen Umgebung statt. Bei genauer definierten, kleinen Auffälligkeiten, z. B. in der Grafomotorik, kann es ausreichend sein, ein entsprechendes Übungsprogramm zu empfehlen.
2. Die Zusammenarbeit mit Institutionen/Kollegen, die in der Förderung des Kindes schon tätig geworden sind, wird abgestimmt. Dabei wird darauf zu achten sein, dass nicht zu viele Fördermaßnahmen gleichzeitig durchgeführt werden.
3. Die Förderung findet in größeren Abständen (2 bis 6 Wochen) statt. Die Eltern/Erzieher werden zu den Übungen für zu Hause/Kindergarten angeleitet. Bei Kindern, die eine zusätzliche Erzieherin im Kindergarten haben, laden wir regelmäßig die Erzieherin zu den Therapiestunden ein. Sie wird zu den Übungen, die im Kindergarten durchgeführt werden können, angeleitet.
4. Das Kind muss in Einzeltherapie gefördert werden, bis es in eine Eltern-Kind-Gruppe integriert werden kann.
5. Die weitere Förderung findet wöchentlich/14-tägig in einer Eltern-Kind-Gruppe statt.

5. Elternkonzept

Das Konzept der Mototherapie umfasst neben der sensorischen und motorischen Förderung die Anleitung, Beratung und Aufklärung der Eltern sowie die Zusammenarbeit und den Austausch mit anderen Institutionen. In diesem Kapitel wird die Elternarbeit in den verschiedenen Phasen mit der Diagnostik und Therapie in Zusammenhang gestellt. Die Notwendigkeit eines Elternkonzepts stellte sich schon zu Beginn unserer Arbeit. Die wichtigste Überlegung war, dass Eltern grundsätzlich die alleinige Verantwortung für ihr Kind und seine Zukunft haben und behalten müssen. In der Arbeit mit den Eltern stellten sich einige Überlegungen als besonders bedeutend heraus, die Grundlagen unseres Elternkonzepts wurden.

Eltern müssen über die Störung ihres Kindes genau unterrichtet werden und so weit als möglich über die zukünftige Entwicklung und die Fördermöglichkeiten. Eltern sollen die Probleme ihres Kindes und die Auswirkungen auf sein Verhalten verstehen lernen und Kompetenz im Umgang mit dem Kind in seinem Umfeld erwerben. Sie sollen das Kind realistisch in seinen Stärken und Schwächen einschätzen und Sicherheit im Erziehungsverhalten entwickeln. Eltern können durch die Gestaltung einer geeigneten Umwelt den dauerhaften Erfolg und die Effektivität der Therapie maßgeblich beeinflussen. Ein eindeutiges, konsequentes Erziehungsverhalten mit wenigen, aber sinnvollen und angemessenen Regeln und Ordnungen lassen die Erziehungspersonen im Umfeld des Kindes eindeutig und berechenbar erscheinen.

Um diese Ziele zu erreichen, müssen Eltern die Initiative ergreifen, den Weg der Veränderung zu beschreiten; die Therapeutin steht ihnen als Begleiterin zur Seite. Alle Entscheidungen über die weitere Förderung des Kindes liegen im Zuständigkeitsbereich der Eltern, die Therapeutin kann den Eltern nur Entscheidungshilfen geben. Für die Einstellung zur Elternarbeit ist es für die Therapeutin wichtig, daran zu denken, dass die Eltern nicht zu Ko-Therapeuten werden dürfen. Die Rollen dürfen nicht vertauscht werden, sodass die Therapeutinnen die „besseren Eltern" werden und die Eltern Ko-Therapeuten. Eltern sollen und müssen Eltern bleiben. Die Therapeutin begleitet die Familie auf dem Weg, durch Anleitung zu den Übungen, Beratung in Konfliktsituationen, und hilft den Eltern, die Behinderung/Störung des Kindes kognitiv und emotional zu verarbeiten. Die Annahme des Kindes mit seinen Schwierigkeiten ist die Voraussetzung für eine geeignete Umgebung, in der das Kind sich seinen Fähigkeiten entsprechend entfalten kann. Um dieses Ziel zu erreichen, ist es wichtig, den Alltag des Kindes und seiner Familie so zu gestalten, dass die Therapie überflüssig wird. Ziel einer jeden Förderung muss die Integration der Therapie in den Alltag der Familie sein, aber nicht so, dass der Alltag zur Therapie wird. Eltern sollen Eltern bleiben, mit ihren Gefühlen und Gedanken so „normal" wie möglich mit dem Kind umgehen. Die Beziehung zwischen Eltern und Kind soll gleichberechtigt gestaltet werden, jeder

der Beteiligten trägt mit Rechten und Pflichten nach seinen Kräften zum Familienklima bei. Dabei sind die Bedürfnisse aller Familienmitglieder gleich bedeutend und wichtig. Die Anpassung sollte zwischen Eltern und Kind gegenseitig erfolgen, wobei die Stärken und Schwächen eines jeden Familienmitgliedes entsprechend berücksichtigt werden sollen.

Übersicht Elternkonzept

---

1. Phase: Erstgespräch
Fragen zur Problemstellung
Alltag
Normen
Erwartungen
Klinische Beobachtung

2. Phase: Beratung
Aufklärung der Eltern über Störung/Behinderung
Beratung von Eltern, Erziehern, Lehrern
Informationsaustausch mit Institutionen/Therapeuten
Ziel: Absprache und Aufteilung
      Förderung
      Einheitliches Erziehungsverhalten

3. Phase: Therapie
Anleitung der Eltern zu den Übungen
Hilfen zur Verarbeitung der Störung/Behinderung
Modell der Therapeutin für Erziehungsverhalten
Einzel-/Gruppentherapie

Ziele:
1. Wissen der Eltern über Störung/Behinderung und Förderung
    Transfer in den Alltag
    Veränderung des Umfeldes
    Annahme des Kindes
2. Verbesserung der Neuralintegration
    Handlungsfähigkeit/Selbstbewusstsein
    Integration
3. Gemeinsames, realitätsnahes Bild der Familie und des Umfeldes vom Kind und seinen Fähigkeiten

---

5.1. Erstgespräch

Der erste Kontakt findet mit Eltern und Kind gemeinsam im Erstgespräch der mototherapeutischen Diagnostik (in der Regel in der jeweiligen Institution) statt. Die Eltern haben aufgrund ihrer Beobachtungen oder durch Hinweise aus dem Umfeld einen Verdacht, dem sie nachgehen wollen. Das Kind hat sich nicht erwartungsgemäß entwickelt, die erwartete Entwicklung (z. B. Sprache) blieb aus. Bei älteren Kindern sind die häufigsten Gründe für die Vorstellung im Lern-und Verhaltensbereich zu suchen. Eltern werden oft von Ärzten geschickt, weil die Kinder in der Vorsorgeuntersuchung aufgefallen sind. Andere Kinder zeigen Schwierigkeiten im Kindergarten oder in der Schule, die Eltern wurden von Erziehern/Lehrern auf die Probleme hingewiesen.

Im ersten Gespräch ist es ein Unterschied, ob Eltern aus eigener Initiative ihr Kind vorstellen oder ob sie auf Veranlassung anderer Institutionen (Schule, Kindergarten usw.) kommen. Viele Eltern fühlen sich in ihrer Kompetenz in Frage gestellt oder haben Schuldgefühle, sie sind verunsichert und ängstlich. Manche Eltern haben sich vorher verschiedene Meinungen über ihr Kind eingeholt, sodass diese auch mit berücksichtigt werden müssen. Der erste Termin ist deshalb zum großen Teil damit ausgefüllt, die Probleme mit dem Kind aus der Sicht der Eltern kennenzulernen.

Die Therapeutin muss versuchen, den Alltag der Familie zu verstehen, um sich eine Vorstellung über die Möglichkeiten und Belastungen der Familie machen zu können. Die Frage nach dem häuslichen Umfeld beinhaltet auch die Frage nach den Einflüssen durch Verwandte, Nachbarn usw. Diese Personen haben die Normen der erwarteten Entwicklung mitgeprägt und dürfen deshalb nicht vergessen werden. Die Anpassung an die Erwartungen und Vorstellungen der Therapeutin kann die Eltern verunsichern. Es hat sich herausgestellt (Kirchmaier-Baupain 1986; Wolter 1986), dass durch die Anpassung an Normen Außenstehender die Eltern „schwieriger" Kinder ihre Erziehungskompetenz in Frage stellen und in ihrem Erziehungsverhalten unsicher werden.

Die Erwartungen und Wünsche an die Therapeutin sowie die erhofften Erfolge der Maßnahmen sind ein weiteres Gesprächsthema. Die Eltern sollen über die Wünsche bezüglich der Entwicklung ihres Kindes und die Erwartungen an das Therapieziel sprechen. Es ist wichtig zu unterscheiden, welche Vorstellungen die Eltern haben, welche eigenen Normen der Therapeutin mit in das Gespräch fließen.

Viele Eltern haben Zweifel und besprechen sich mit verschiedenen Personen. Diese Meinungen beeinflussen natürlich die Position, die die Eltern der Therapeutin gegenüber einnehmen. Es ist wichtig, die möglichen Zweifel der Eltern ernst zu nehmen.

Die Eltern sollen die Anamnese des Kindes aus ihrer Sicht erzählen, mit ihren Erinnerungen, Wünschen, Abschweifungen. Daraus entsteht für die Therapeutin ein Bild über das Kind in den Gedanken der Eltern. Dieses „Phantasiekind" kann von dem realen Kind sehr weit entfernt sein. Eine Aufgabe der Elternarbeit ist es, im Laufe der Therapie dieses „Phantasiekind" der Realität so weit als möglich anzugleichen. Die Phantasie über das Kind und seine erhoffte Entwicklung sowie deren Bedeutung für die Eltern sind im Erstkontakt besonders wichtig und haben großen Einfluss auf die weitere Planung und Zusammenarbeit. Die Fragen und Überlegungen zum Erstgespräch (siehe Kapitel 4.) geben Anregungen für das Elterngespräch.

Für den weiteren positiven Verlauf der Arbeit muss mit den Eltern über möglicherweise verschiedene Ansichten pädagogischer Ziele der Förderung gesprochen werden, um sich mit ihnen abstimmen zu können. Unterschiedliche Grundsätze und Vorstellungen von Erziehung, von dem eigenen Verhalten dem Kind gegenüber, erschweren die weitere Zusammenarbeit. Ein klärendes Gespräch ist nötig, damit die Therapeutin die Haltung der Eltern kennen- und verstehen lernt. Die eigenen Erfahrungen der Therapeutin können Eltern helfen, ihren Standpunkt zu klären, aber es wäre falsch, Eltern zur Übernahme fremder Normen zu überreden und damit weiter zu verunsichern. Eltern und Kind müssen in ihrem Umfeld gemeinsam leben und das Umfeld nach ihren Bedürfnissen gestalten. Im Fall unterschiedlicher Auffassungen über Erziehung und erwünschtes Verhalten ist es die Aufgabe der Therapeutin, sich so weit als möglich die Normen der Eltern zu eigen zu machen.

Die Diagnose-Termine haben auf Eltern sehr unterschiedliche Wirkung. Alle Eltern wollen Aufklärung über Ursache und Symptome der Störung und sie erwarten konkrete Informationen über geeignete Hilfe. Die klinische Beobachtung des Kindes bietet eine Möglichkeit des Gedankenaustausches. In dieser Beobachtung erleben die Eltern ihr Kind oft in einer neuen oder ungewohnten Situation mit überraschenden Verhaltensweisen. Aus der Untersuchung entsteht eine Vorstellung von den Fähigkeiten und Schwierigkeiten des Kindes und seiner möglichen Entwicklung. Diese erste Einschätzung wird mit den Eltern besprochen. Es wird den Eltern nicht nur eine Diagnose vermittelt (die ist ihnen vom Arzt bekannt), sondern eine prognostische Einschätzung. Eltern wollen wissen, wie die Zukunft ihres Kindes aussieht und welchen Anteil sie an der Gestaltung haben können.

Zur weiteren Planung des gemeinsamen Zieles gehören die Überlegungen, in welcher Form weitergearbeitet werden soll. Die Therapie und die Art ihrer Durchführung wird mit den Eltern organisiert. Ob in Einzel- oder Gruppentherapie, durch Beratung oder Einbeziehung anderer Fachleute weitergearbeitet wird, ist im Einzelfall zu entscheiden.

Die Festlegung des Wochentages und der Uhrzeit, an dem die Therapie stattfinden soll, muss die häuslichen Möglichkeiten berücksichtigen. Steht ein Auto zur Verfügung oder ist die Mutter auf öffentliche Verkehrsmittel angewiesen? Wer kann die Geschwisterkinder während der Therapiestunden beaufsichtigen? Kann die Mutter wegen eigener Berufstätigkeit nicht kommen? Muss eine Betreuung für das Kind während der Therapiestunden, aber auch für die Übungen zu Hause gefunden werden?

5.2. Beratung

Ein weiterer Schritt der Elternarbeit ist die Beratung von Eltern, Erziehern/Lehrern über die Störung des Kindes und die daraus resultierenden Auswirkungen auf das Verhalten des Kindes. Informationen und Erfahrungen aus anderen Institutionen oder von anderen Therapeuten fließen in die Beratung mit ein. Bei jedem Kind wird der Austausch mit den Lehrern/Erziehern angestrebt. Dieses Gespräch findet immer im Beisein der Eltern statt. Dadurch wird die Vertrauensbasis mit den Eltern gestärkt und die Informationen laufen nicht über Dritte, was oft zu Missverständnissen führen kann.

Der Lehrer/Erzieher schildert aus seiner Sicht die Schwierigkeiten des Kindes im Lern- und Sozialverhalten. Aufgrund gezielter Fragen (siehe Kapitel 4.) wird es oft möglich sein, Übereinstimmungen mit der klinischen Beobachtung festzustellen. In diesem Fall ist es vorrangig, dem Lehrer/Erzieher die SI-Störung zu erklären und abzusprechen, wie die weitere Förderung stattfinden kann. Das mit den Eltern geplante Therapieziel wird dargestellt und die Schwerpunkte der Förderung festgelegt. Die Aufteilung der Förderung erfolgt nach genauer Absprache. So könnten die Eltern zu Hause die taktil-kinästhetische Stimulation durchführen, während der Lehrer ein grafomotorisches Programm im Förderunterricht anbieten kann.

Praktische Anregungen für den Alltag zu Hause und für Kindergarten oder Schule können Eltern und Erzieher/Lehrer oft schon eine große Hilfe sein. So können Eltern darauf achten, dass das Kind, wenn es vom Kindergarten oder der Schule nach Hause kommt, zuerst schaukelt oder einige Zeit im Schaukelstuhl oder der Hängematte verbringt, um wieder zu einer besseren inneren Organisation zu kommen. Sie können auf eine klare Struktur im Tagesablauf achten, die dem Kind Sicherheit durch die Vorhersehbarkeit bietet. Manchmal müssen auch Überlegungen zu Allergien und Nahrungsmittelunverträglichkeiten, z. B. Milcheiweiß, tierisches Eiweiß u. v. m. angeregt werden. Manche Kinder zeigen auf Nahrungsmittel Reaktionen, die sich als Überaktivität, Unkonzentriertheit, Aggressivität äußern. Durch Weglassen der entsprechenden Nahrungsmittel, die durch geeignete Tests herausgefunden werden müssen, kann das Kind sein Verhalten wieder besser regulieren und sich sinnvoll auf Umweltanforderungen einstellen. Anregungen zum Arbeitsmaterial in der Schule und für zu Hause, z. B. Schreibhilfen, rutschfeste Schreibunterlagen, Schreib- oder Leseschablonen, die nur die Zeile freilassen, die im Moment geschrieben oder gelesen werden soll, stellen oft hilfreiche Maßnahmen dar, die dem Kind das schulische Lernen erleichtern.

Überlegungen zu alternativen Lern- und Lehrmethoden – mit Farben schreiben, mit visuellen oder auditiven Verstärkern arbeiten, Laufdiktate schreiben – können dem Kind besser entgegenkommen und Erfolg im schulischen Lernen bieten (weitere Anregungen dazu siehe Vitale 1988).

Im Gespräch mit Erziehern und Lehrern sollte überlegt werden, welche Bedeutung ein strukturierter Ablauf des Tages im Kindergarten und in der Schule für das Kind hat und welche Möglichkeiten sich für die einzelnen Einrichtungen ergeben. Vielen Kindern mit Störungen der Sensorischen Integration ist die Situation der Pause in der Schule oder des Freispiels eine viel zu unüberschaubare, nicht vorhersehbare Situation, die sie oft zu unangemessenem Verhalten zwingt oder ihre innere Organisation so verwirrt, dass sie sich selbst nicht mehr steuern können. In solchen Fällen ist es zu überlegen, wie sich diese Situation so umgestalten lässt, dass sie dem Kind gerecht wird. Es kann hilfreich sein, dem Kind während der Pause oder des Freispiels gezielte Arbeitsaufträge, z. B. Tafelwischen, Schaukeln oder Ähnliches zu geben, die ihm Bewegung und Entspannung bieten, es jedoch nicht der Situation „Pausenhof" ausliefern.

Nachdem eine Verständigung erfolgte über die Störung und die Förderung des Kindes, ist eine Absprache über einen gemeinsamen Erziehungsstil die Grundlage für den dauerhaften Erfolg der gesamten Maßnahmen. Oft sind es Teilbereiche der Gesamtproblematik, die genau aufeinander abgestimmt werden. Einer dieser Teilbereiche, die immer wieder zu Konflikten führen, sind die Hausaufgaben.

Beispiel: Ein Junge der ersten Klasse macht zu Hause seine Aufgaben nur, wenn die Mutter ihn erinnert. Im Laufe der Monate verschärft sich die Situation derart, dass er die Hausaufgaben nur nach längeren Debatten erledigt. Eines Tages behauptet er, nicht zu wissen, welche Aufgaben er zu erledigen habe. Die Mutter ruft einen Klassenkameraden an, lässt sich die Aufgaben sagen, und nach der üblichen Debatte werden die Aufgaben schlampig erledigt. Daraufhin streicht die Mutter die Aufgaben durch, lässt die Arbeiten neu machen. Die Folge von diesen Hausaufgaben-Dramen ist ein Kampf, der die ganze Familie belastet.

Im Beratungsgespräch mit Mutter und Lehrer wurde durch den Lehrer klargestellt, dass der Junge von ihm so eingeschätzt wird, dass er die Aufgaben behalten und selbstständig ausführen kann. Es wurde dann folgende Absprache getroffen: Die Mutter wird den Jungen nicht mehr zu den Hausaufgaben treiben, schon gar nicht bei Klassenkameraden die Aufgaben erfragen. Sie wird für Fragen zur Verfügung stehen, die Aufgaben wird der Junge allein in seinem Zimmer machen. Bei unordentlich oder falsch gelösten Aufgaben wird die Mutter versuchen, keine Bemerkungen zu machen. Der Lehrer seinerseits sieht in der Schule die Aufgaben durch wie bei allen Kindern. Die Konsequenzen für unfertige oder unordentliche Hausaufgaben werden in die Schule verlagert. Eine Konsequenz wäre, dass der Junge während der Förderstunde die Hausaufgaben unter Aufsicht des Lehrers nochmals anfertigt.

Die Maßnahmen wurden nach drei Wochen noch einmal besprochen, die Mutter berichtete von einer deutlichen Entspannung der häuslichen Atmosphäre und der Lehrer bestätigte die erhöhte Aufmerksamkeit des Jungen während des Unterrichts. Die gute Zusammenarbeit mit Lehrern/Erziehern gewährleistete die Umsetzung der Therapie in den normalen Tagesablauf als ein wichtiges Ziel der mototherapeutischen Maßnahmen.

Viele Kindergärten beantragen für auffällige Kinder eine Zusatzkraft, die sich besonders mit diesen Kindern beschäftigen kann. Die Integration von behinderten Kindern in den Regelkindergarten ist dadurch eine erfolgversprechende Maßnahme.

5.3. Therapie

Die Beratung und Aufklärung der Eltern geht in den meisten Fällen in die Therapiephase über. In der Einzeltherapie wie in der Gruppe ist die Anleitung der Eltern zu den Übungen die erste Voraussetzung für die weitere Förderung. Die Eltern werden aktiv in die Behandlung einbezogen, das heißt es werden Übungen durchgeführt, bei denen Mutter/Vater und Kind eine aktive Rolle erhalten. Sie führen die Übungen miteinander aus. Die Eltern unterstützen ihr Kind bei den Übungen und geben ihm durch ihre Anwesenheit Sicherheit. Durch das gemeinsame Erleben und Üben sowie durch das Überwinden auftretender Probleme („Wir schaffen das!") können sich Eltern und Kind als Partner erleben. Sie werden vor eine neue Aufgabe gestellt, die es gilt, gemeinsam zu bewältigen.

Das Programm zur taktil-kinästhetischen Stimulation sowie die Finger- und Fußübungen werden grundsätzlich nach der Einführung durch die Therapeutin von den Eltern (auch zu Hause) durchgeführt. Die Therapeutin beobachtet die Ausführung der Übungen in der Therapiestunde, den Eltern werden notwendige Korrekturen gezeigt. Wenn die Ausführung zu Hause Schwierigkeiten bereitet, bespricht die Therapeutin mit den Eltern mögliche Alternativen. Durch dieses tägliche miteinander Üben verändert sich die Beziehung zwischen Eltern und Kind zusehends. Der intensive Körperkontakt begünstigt eine oft bisher nicht erlebte emotionale Nähe, die für Eltern und Kind neue Wege der Beziehung öffnet.

Nach einer kurzen Eingewöhnung in die Gruppensituation ergeben sich die ersten Gespräche der Mütter und Väter untereinander. Durch das Turnen in der Eltern-Kind-Gruppe, durch das Erleben und Besprechen von Problemen anderer Eltern mit ihren Kindern kann die Beziehung der Eltern untereinander gefördert werden. Sie erleben sich nicht mehr alleine mit ihren Problemen, sie können Erfahrungen untereinander austauschen und stellen somit eine Selbsthilfegruppe für sich dar. So entsteht in der Elterngruppe über allgemeine Höflichkeitsfloskeln und die Weitergabe von Informationen hinaus eine sehr persönliche Atmosphäre, die in jeder Gruppe einen unverwechselbaren Charakter hat.

Im Zusammensein mit anderen Eltern und Kindern tritt eine Eigenregulation von Verhaltensweisen bei den Eltern ein. Die Zusammensetzung der Eltern einer Gruppe ist daher eine Möglichkeit, auf indirektem Wege Probleme anzugehen, und bedarf der Erfahrung und Intuition der Therapeutin. Je nach Einschätzung der Therapeutin muss überlegt werden, ob und wie sich die Eltern gegenseitig ergänzen und stützen können. Eltern, die ähnliche Lebens- und Denkgewohnheiten haben, wachsen leichter zu einer Gruppe zusammen, die sich gegenseitig Hilfestellung und Unterstützung geben kann.

Ungünstig ist es, Eltern in einer Gruppe zusammenzunehmen, bei denen von vorneherein Ablehnung besteht. Die daraus entstehende Missstimmung kann die ganze Gruppe negativ beeinflussen. Es kann hilfreich sein, eine Mutter, die eher mit Rückzug und Depression auf die Probleme ihres Kindes reagiert, einer Gruppe von Müttern anzugliedern, die einen positiven und annehmenden Umgang mit ihren Kindern gefunden haben.

Für einige Eltern ist es hilfreich, wenn Kinder derselben Behinderungsart in einer Gruppe zusammengefasst sind. Bewährt hat sich die Zusammensetzung von Gruppen mit Down-Syndrom-Kindern oder autistischen Kindern. Diese Behinderungen sind von der Behandlung und daher auch von der Prognose einem Wandel in dem Verständnis des Umfeldes unterworfen, sodass der Austausch von Informationen über Schulwahl und Schulerfolg besonders wichtig ist. Die Integrationsversuche gerade bei den vorgenannten Behinderungen haben so unterschiedliche Fortschritte gemacht, dass für Eltern der Informationsfluss besonders wichtig ist.

Den Eltern von behinderten Kindern helfen gemeinsame Gespräche über die Kinder und deren Probleme im Alltag. Die beste Therapeutin kann sich nicht so in die Lage dieser Eltern versetzen wie andere Eltern, die ebenfalls ein behindertes Kind haben. Das heißt aber nicht, dass in der Gruppe nur Kinder mit derselben Behinderung sein müssen, sondern das Erleben unterschiedlicher Schwierigkeiten bei den Kindern lässt die Eltern besser erkennen, wo die Stärken und Schwächen ihres Kindes liegen.

5.3.1. Verarbeitung von Behinderung/Störung

Wenn Eltern von Ärzten und therapeutischem Fachpersonal zum ersten Mal eine Diagnose über ihr Kind erhalten und sie über die Störungen des Kindes aufgeklärt werden, sind sie zunächst einmal schockiert. Die Begegnung mit einer Behinderung bereitet Angst. Unbewusst werden Abwehrmechanismen gegen die Angst vor dem eigenen Leid aufgebaut. Erst die Auseinandersetzung mit den Ängsten, Schmerzen und Wutgefühlen ermöglicht die bewusste Verarbeitung und Annahme der Behinderung.

Der Arzt oder Berater muss versuchen, die Diagnose und ihre wahrscheinliche Ursache einfühlend in das Gespräch aufzunehmen. Dieses erste Gespräch werden Eltern nie vergessen können, deshalb müssen die Worte genau überlegt werden.

Durch das Ausprobieren verschiedener pädagogischer Konzepte und Ratschläge der Umgebung sind die Eltern sehr verunsichert. Sie können nicht auf Erfahrungen zurückgreifen, denn diese Kinder sind die Ausnahme der Familie. Die Fragen nach der Ursache, einer Erklärung für die Störung, gehören zu den ersten Reaktionen. Die Frage nach der Zukunft des Kindes, seiner wahrscheinlichen Entwicklung (Prognose), ist für Eltern ebenso von Bedeutung. Eine Aussage zur Prognose wird immer etwas vage ausfallen, daher ist es für die Eltern entscheidender zu wissen, was sie unternehmen können.

Die Vorstellungsgründe sind oft harmlose, vorgeschobene Störungen wie Bettnässen, Konzentrationsstörungen oder eher allgemein gehaltene Klagen. Diese vorgeschobenen Gründe sollen verdecken, dass die sorgenvollen Ahnungen bestätigt werden könnten.

Eine eindeutige Diagnose mit möglichst genauer Prognose kann für Eltern auch eine Entlastung sein. Diese Eltern suchen, manchmal schon seit längerer Zeit, nach Gewissheit, sie sind von ihren Zweifeln befreit und können die Zukunft ihres Kindes planen und organisieren. Sie haben die Zweifel und Ängste schon durchlitten und können die Realität besser annehmen.

Nach dem ersten Schock folgt die Auseinandersetzung mit der Diagnose und deren Bedeutung für die Familie. Den meisten Eltern ist es nicht möglich, sich sofort mit der Realität abzufinden und aktiv zu werden. Es werden verschiedene Abwehrmechanismen aufgebaut. In einigen Fällen werden verschiedene Stadien von Abwehr erlebt, bis die Eltern sich zur Annahme und Verarbeitung ihrer Gefühle durchringen können. Wenn Eltern in einer Abwehrphase verharren, kann es zu neurotischen Fehlentwicklungen kommen, die im Familiensystem behandelt werden müssen.

Eine häufige Abwehr ist die Ablehnung der Diagnose. Diese Haltung ist gekennzeichnet durch Nicht-wahr-haben-Wollen. Die Unterschiedlichkeit wird abgelehnt, der Zusammenhang zwischen Störungen und Verhalten nicht hergestellt. Die Familie greift nicht ein, das Kind wird durch die negativen Reaktionen, die es im Umfeld hervorruft, für die Eltern zu einem ständigen Ärger. In diesen Fällen kann es zur aggressiven Haltung dem Kind gegenüber kommen. Hinter diesem Verhalten steht oft die Angst vor dem fremdartigen, unerklärlichen Verhalten des Kindes und „dass nicht sein kann, was nicht sein darf".

Eine ähnliche Abwehr ist die Verleugnung. Bei dieser Einstellung ist zwar die Diagnose als richtig erkannt, die Angst vor der Einmischung anderer und möglicher Veränderung der Familienstruktur aber so groß, dass die Fakten ignoriert werden. Die Familie hält das Problem geheim und ordnet sich unter. Durch diese Anpassung wird das auffällige Verhalten des Kindes begünstigt und stabilisiert. Um sich zu beruhigen, werden Fälle von Kindern gesucht, denen es deutlich schlechter geht. Diese Negativbeispiele helfen, die eigenen Probleme zu verharmlosen. Bei diesen Familien ist die Angst vor Veränderung sehr groß und das Problemkind ein Grund, noch mehr in den bisherigen Strukturen zu verharren.

Eine weitere, weit verbreitete Möglichkeit der Abwehr ist die Überreaktion auf die Probleme des Kindes. Bei Kindern, die keine schwerwiegenden Störungen haben, ist diese Reaktion der Familie häufig. Die Eltern verlieren das Augenmaß und gehen überbehütend und überfürsorglich mit dem Kind um. Dadurch kann das Kind sich nicht selber erproben und wird immer unselbstständiger. Wegen unklarer Schuldgefühle der Eltern bekommt das Kind ein Übermaß an Liebe, die die eigenen Aktivitäten des Kindes erdrückt. Oft liegt diesem Verhalten die unrealistische Vorstellung von der komplikationslosen Normalentwicklung zugrunde.

Einige Eltern wollen sich nicht mit der gegebenen Prognose abfinden. Sie hadern mit ihrem Schicksal, lehnen sich auf. Ganz unrecht haben diese Eltern nicht, natürlich gibt es immer wieder falsche Prognosen von Ärzten oder Therapeuten. Diese Eltern gehen aber weiter, sie zweifeln nicht nur an der Prognose, was ihr gutes Recht ist, sie haben einen unbeirrbaren Glauben an die Machbarkeit. Dieser Glaube lässt sie nach „der" Therapie suchen, die ihr Kind heilt. Es werden mehrere Therapien gleichzeitig durchgeführt, oft ohne Wissen der einzelnen Therapeuten voneinander. Therapien werden lange Zeit durchgezogen, die wenig Erfolg bringen und schon längst abgesetzt werden müssten. Von diesem „wilden Therapieren" erhoffen die Eltern Entlastung von ihrer Verantwortung. Schuldige werden gesucht und oft gefunden.

Wenn eines oder mehrere dieser Stadien der Abwehr durchlebt wurden, ohne dass den Eltern Hilfe zur Verarbeitung gegeben wurde, erfolgt in vielen Fällen eine tiefe Resignation. Der Mangel an sozialer Unterstützung, die Enttäuschung über die vielen erfolglosen Versuche treiben die Familie in diese resignierte Haltung, die die Familie vordergründig von der Verantwortung freispricht. Die Übergabe von Verantwortung an Institutionen ist dann die logische Folge. Diese Eltern haben klare Vorstellungen von ihren eigenen Bedürfnissen und sehen keine weiteren Möglichkeiten des eigenen Handelns. Die Heimeinweisung, auch auf Druck von Behörden, ist eine Folge dieser Haltung.

5.3.2. Hilfestellung in der Verarbeitung

Die Eltern brauchen auf ihrem Weg die Hilfe und Unterstützung der Therapeutin. Dieser Weg ist durch drei Schritte gekennzeichnet.

Im ersten Schritt sollen die Eltern Verständnis für die Störung/Behinderung ihres Kindes bekommen. Die Ursachen und Folgen der Störung müssen ihnen deutlich gemacht werden. Die Freude über die Fortschritte des Kindes werden mit den Eltern geteilt; das Miterleben der Veränderung der kindlichen Verhaltensweisen stärkt die Eltern in der Akzeptanz des Kindes. Die gemeinsame Suche nach Problemlösungen und die Hilfe bei der Konfliktlösung stärkt das Vertrauen zwischen Eltern und Therapeuten. Die Familie probiert die geänderten Verhaltensweisen und erlangt mehr Sicherheit im Umgang mit dem Kind. Die innere Sicherheit der Eltern verschafft dem Kind ein Gefühl von Geborgenheit. Die Eltern lernen, dass Probleme zur Entwicklung gehören, und sie lernen die Grundzüge der Entwicklung kennen. Die verschiedenen Reifungsschritte der Kinder werfen wieder neue Fragen auf, die beantwortet werden müssen. Mit zunehmendem Erfolg erwerben sie mehr Zutrauen in ihre eigenen Fähigkeiten. Sie lernen, sich selbst in Schutz zu nehmen und den Kindern Grenzen zu setzen.

Der zweite Schritt ist die Verarbeitung von Gefühlen wie Schmerz, Trauer usw. Das Zulassen der Gefühle ermöglicht die Annahme des Kindes in seiner ganzen Persönlichkeit. Diese Akzeptanz verändert die Vorstellung der Eltern von der Entwicklung des Kindes. Die bisherigen Wünsche und Erwartungen können der Realität angepasst werden. Damit verändert sich die „Norm" der Familie. Diese „Norm" sieht natürlich anders aus als die anderer Familien. Die Familie lernt, die eigenen Bedürfnisse zuzulassen und zu erfüllen. Die Aufmerksamkeit soll auf die gesamte Familie gerichtet sein, unter Berücksichtigung der Besonderheit des auffälligen Kindes. Die Gespräche während oder am Ende jeder Gruppenstunde geben die Möglichkeit, die Probleme zu erörtern. Es werden Erziehungsprobleme, Schulprobleme, zusätzliche Förderprogramme, Störungen und Entwicklungsfortschritte besprochen, und es wird gemeinsam nach Lösungen gesucht, sodass die Eltern mehr Einsicht in das Verhalten ihrer Kinder finden und Verständnis für die Auswirkungen von Problemen entwickeln können.

Meistens vergeht eine lange Zeit, bis die Eltern sich mit der Realität auseinandersetzen können. Häufig kann nur unter Einbeziehung der gesamten Familie oder anderer beteiligter Personen aus dem sozialen Umfeld in die Therapie eine bewusste Veränderung der Einstellung zum Kind bewirkt werden. Bei den Eltern hat durch die Therapie die bewusste Verarbeitung ihrer Gefühle begonnen, sie können sich aber anderen Familienangehörigen gegenüber nicht mitteilen oder durchsetzen, sodass diese weiterhin an „alten" Verhaltensmustern dem Kind gegenüber festhalten.

Durch die Einbeziehung dieser Personen kann die Therapeutin sie über die Probleme und Störungen des Kindes und deren Auswirkungen auf sein Verhalten aufklären, Erziehungsprobleme werden besprochen und gemeinsame Lösungsmöglichkeiten und Handlungsweisen, auch für andere Familienangehörige, erarbeitet. Die Eltern erhalten Hilfe und Unterstützung bei der Verarbeitung und bei der Schaffung eines günstigen sozialen Umfeldes durch die anderen Eltern der Gruppe. Durch den Rückhalt der Gruppe und das gestärkte Selbstwertgefühl erwerben die Eltern Kompetenz in der Störung/Behinderung ihres Kindes. Diese Kompetenz hilft ihnen auch beim Umgang mit Institutionen.

Bei der Schaffung eines günstigen Umfeldes, den Entscheidungen über den Besuch von Kindergarten und Schule wird den Eltern durch die Unterstützung der Therapeutin die Möglichkeit gegeben, für sich und ihr Kind die beste Form des Zusammenlebens zu finden. Das heißt nicht, die Therapie abzuschaffen. Sie erhält im Alltag den ihr zustehenden Platz. Die Therapie trägt nur dann zur Integration in das soziale Umfeld bei, wenn sie so verändernd auf das Umfeld einwirkt, dass günstige Bedingungen für das Kind geschaffen werden. So wird in der Therapie der Alltag immer wieder reflektiert und überlegt, an welcher Stelle die Alltagsstrukturen günstig verändert werden können, aber immer auf der Basis der Möglichkeiten und Fähigkeiten sowie der Bedürfnisse der Familie. Es ist sinnlos, den Eltern Veränderungsmöglichkeiten anzubieten, die sich aufgrund ihrer äußeren Bedingungen (kleine Wohnung, große Familie, alleinerziehende Eltern) nicht umsetzen lassen. Nur was in der Familie angebahnt, durch die Eltern nachgeübt, was konsequent durchgehalten und beständig mit dem Kind weitergeführt werden kann, bewirkt auf Dauer Anregung und Stärkung der vorhandenen Möglichkeiten.

Der dritte Schritt ist die Integration dieser Veränderung in ein neues Lebenskonzept. Die Veränderung darf nur unter der Berücksichtigung der Bedürfnisse der ganzen Familie stattfinden. Die Achtung vor den Gefühlen und den Bedürfnissen der anderen Familienmitglieder beruht auf der gegenseitigen Anpassung. Sie setzt Verständnis für das Verhalten des Kindes voraus und ermöglicht der Familie ein realitätsnahes Bild vom Kind und seinen Fähigkeiten. Das Erkennen der Fähigkeiten heißt aber auch, die Rechte und Pflichten in der Familie zu klären. Jeder in der Familie muss nach seinen Fähigkeiten zur guten Familienatmosphäre beitragen. Dabei sind die Kinder nicht ausgeschlossen, sie üben ihre sozialen Fähigkeiten und lernen, Verantwortung für sich und die Familie zu übernehmen. Dieser Prozess dauert Jahre und kann nicht nur in der Gruppentherapie geleistet werden. Es hat sich aber im Verlauf von vielen Gruppen gezeigt, dass der einmal beschrittene Weg zu weiteren Fortschritten führt.

5.3.3. Therapeutinnenverhalten

An die Fähigkeiten der Therapeutin in der Arbeit mit Eltern und Kind werden verschiedene Forderungen gestellt. Diese Aufgaben sind hier in der Form einer Checkliste aufgeführt und ausführlich in den verschiedenen Kapiteln dargestellt.

1. Aufklärung über
– die Beziehung von Störung und Verhalten,
– Entwicklungsphasen,
– den Verlauf der Therapie,
– die Wirkung der Übungen.

2. Anleitung bei der Durchführung der Übungen in der Therapie und zu Hause.

3. Beratung
– in Erziehungsfragen im Zusammenhang mit der Störung,
– bei der Umsetzung in den Alltag,
– der Lehrer/Erzieher über den Umgang und die Förderung der speziellen Störung des Kindes.

4. Modellverhalten
– als pädagogische Hilfe bei Konflikten,
– für alternative Handlungsmöglichkeiten.

5. Hilfe bei der Verarbeitung durch
– Verbesserung des Selbstbewusstseins der Eltern,
– Erkennen der eigenen Wünsche der Eltern,
– Stärken der Kompetenz der Eltern,
– Unterstützung der Eltern beim Umgang mit Institutionen,
– Schaffen eines günstigen Umfeldes für das Kind.

6. Persönliche Voraussetzungen der Therapeutin als hilfreiche Begleitung:
– positive Einstellung zu Kind/Eltern,
– Einfühlungsvermögen in verschiedene Persönlichkeiten (Intuition),
– ausreichende Erfahrungen mit nicht beeinträchtigten Kindern,
– partnerschaftliches Verhalten,
– geduldige Konsequenz als Modellverhalten,
– kongruentes Verhalten in Mimik, Gestik und Sprache,
– fundiertes Fachwissen über Entwicklungsphasen und deren Störungen.

6. Sensorisch-integrative Mototherapie

In diesem und dem folgenden Kapitel wird aus den neurophysiologischen Grundlagen, den motorischen und sensorischen Entwicklungsprinzipien und der Diagnostik die Schlussfolgerung für die Therapie erläutert. Aus den vier Bereichen der Sensorischen Integration (siehe 3.2.1. bis 3.2.4.) konnten wir insgesamt zehn Therapieelemente mit Übungen ableiten, die die Struktur des Übungsaufbaues bilden.

Die Umsetzung der Therapieelemente in eine nach pädagogischen/therapeutischen Gesichtspunkten gestaltete Stundenstruktur soll exemplarisch an Beispielen aus verschiedenen Phasen der Therapie verdeutlicht werden. Das Kapitel 7. „Praxis der Mototherapie" enthält die nach Therapieelementen geordneten praktischen Übungen. Bevor wir uns mit der Therapie an sich beschäftigen, wollen wir noch einige Gedanken zur Organisation und Planung der Therapie sowie dem methodischen Vorgehen, dem Verlauf einer Behandlung und dem Therapieziel voranstellen.

6.1. Therapieplanung

6.1.1. Struktur des therapeutischen Prozesses

Wenn die Ergebnisse der fachspezifischen Diagnostik sowie die Daten aus anderen Bereichen (Arzt, Kindergarten/Schule usw.) eine Beschreibung der Funktionsstörung als mögliche Ursache für die Probleme des Kindes als wahrscheinlich erscheinen lassen, kann eine erste Prognose für das Kind und seine weitere Entwicklung formuliert werden. Sie stellt den Ausgangspunkt für die weiteren Überlegungen zum therapeutischen Vorgehen dar. Die Ergebnisse der Untersuchungen und eine erste Einschätzung werden mit den Eltern besprochen. Gemeinsam werden die Ziele der Therapie erarbeitet, die die Wünsche und Vorstellungen der Eltern, ihre Möglichkeiten und Einschränkungen berücksichtigen. Dieses Gespräch beinhaltet auch die Überlegungen, in welcher Form die Therapie (Beratung, Einzel- oder Gruppentherapie, in Zuammenarbeit mit anderen Institutionen) durchgeführt werden soll.

6.1.2. Beratung von Lehrern und Erziehern

Für Kinder, bei denen die sekundären Auswirkungen auf Verhalten, Lernen und Sprache leichteren Grades sind oder wo Eltern und Erzieher/Lehrer für die Schwierigkeiten des Kindes einen guten pädagogischen Weg gefunden haben, reicht oft eine Beratung aus. Den Eltern und Erziehern/Lehrern werden der Zusammenhang von SI-Störung und dem Verhalten erläutert und Hinweise für den Umgang mit dem Kind gegeben.

Oft sind einige Beratungstermine erforderlich, bis diese Themen mit Eltern, Erzieher und Lehrer besprochen sind bzw. bis sie so aufgearbeitet sind,

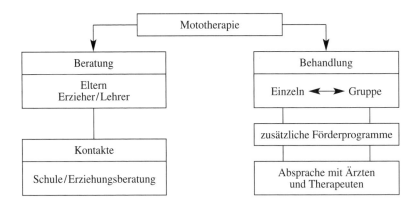

dass Eltern und Erzieher eigene Übertragungsmöglichkeiten für ihren Alltag erkennen. Können die Überlegungen so umgesetzt werden, dass eine Integration des Kindes in sein soziales Umfeld erfolgt ist, kann der Abstand zwischen den Beratungsterminen vergrößert werden.

Eltern äußern oft von sich aus, dass sie nun so viel erfahren hätten, um ihr Kind besser verstehen zu können, dass sie von sich aus diese Beratung beenden. Die Gewissheit, einen Rückhalt zu haben, die Möglichkeit, bei erneuten Schwierigkeiten nachfragen zu können, hilft den Eltern, die Beratung abzuschließen. Sollte sich dagegen herausstellen, dass die anfänglich bekannten Störungen doch schwerwiegender sind als erwartet, wird über das weitere Vorgehen erneut entschieden.

Vor Beginn einer Gruppenbehandlung muss manchmal die häusliche und familiäre Situation mit den Eltern und den Familienangehörigen besprochen werden. Wird in den Gesprächen deutlich, dass das eigentliche Problem nicht das Kind darstellt, sondern Beziehungsprobleme zwischen den Partnern vorliegen, ist es ratsam, den Eltern einen Familien- oder Gesprächstherapeuten zu empfehlen.

6.1.3. Einzelbehandlung

Eine Einzelbehandlung wird erforderlich, wenn das Kind aufgrund seines Verhaltens oder seiner motorischen Schwierigkeiten noch nicht in eine Gruppe eingegliedert werden kann. Die Einzelbehandlung hat immer die Integration in eine Motopädie-Gruppe zum Ziel. In der Einzelsituation wird das Kind auf das Programm in der Gruppe vorbereitet. Die Eltern werden zu gezielten Übungen angeleitet, die sie zu Hause mit ihrem Kind weiterführen. Zeigen diese Maßnahmen erste Erfolge, sodass das Kind sich selbst besser steuern kann, sein Verhalten stabiler geworden ist und es leichter mit Veränderungen umgehen kann, kann eine schrittweise Integration in eine Gruppe erfolgen. Zunächst wird ein zweites Kind, dann ein drittes Kind hinzugenommen und auf diesem Wege allmählich eine Gruppe von drei bis fünf Kindern zusammengestellt.

6.1.4. Gruppenbehandlung

Die motopädische Förderung wird bei uns (G. K., C. H., DRK-Kinderklinik Siegen) in der Mehrzahl in Gruppen mit drei bis fünf Kindern und deren Eltern oder einer anderen Bezugsperson, die das Kind überwiegend betreut, durchgeführt. Die Kleingruppen treffen sich einmal wöchentlich für einenhalb Stunden. Die Kinder sind in unseren Gruppen im Alter von drei bis zehn Jahren.

Bei der Zusammensetzung der Gruppen sind einige wichtige Kriterien zu beachten. Wir stellen die Kinder nach dem momentanen Entwicklungsstand und ihrem Alter zusammen. Die Art der Störung und der prognostizierte Entwicklungsfortschritt werden ebenfalls in die Überlegungen einbezogen. Die Kinder einer Gruppe sollten von ihren Störungen her möglichst heterogen sein. Ungünstig ist eine Gruppe von fünf überaktiven Kindern, die sich gegenseitig ablenken, oder eine Gruppe von fünf eher inaktiven Kindern, die sich gegenseitig wenig Anregung geben würden. Kinder, die sich annähernd gleich schnell entwickeln, sollten gemeinsam in eine Gruppe genommen werden. Häufige Wechsel innerhalb einer Gruppe sollten vermieden werden, da sie meistens eine Störung für die Kinder, oft auch für die Eltern, bedeuten.

Eine weitere Überlegung bei der Zusammensetzung der Gruppen gilt den Eltern der Kinder. Das Verständnis der Eltern untereinander ist für die gute Zusammenarbeit von entscheidender Bedeutung. Daher achten wir darauf, dass sich die Eltern in ähnlichen Lebenssituationen befinden. So wird das Zusammenwachsen der Gruppen leichter gewährleistet.

Die Terminfrage, auch die Frage der An- und Rückfahrt (unser Einzugsgebiet umfasst auch sehr ländlich strukturierte Gebiete) und mögliche Mitfahrgelegenheiten werden mit den Eltern überlegt und besprochen.

Finanzielle Fragen werden mit den Eltern erörtert, es wird versucht, geeignete Ansprechpartner bei Behörden etc. zu finden, an die sie sich wenden können.

Eltern sind oft hilflos in Fragen der Einschulung oder des geeigneten Schultyps für ihr Kind. Die Möglichkeiten der Einschulung oder Zurückstellung werden erörtert, die Eltern werden motiviert, sich Schulen anzuschauen, die in Frage kommen, und es werden ihnen Schritte gezeigt, die sie selbst unternehmen können.

Neben der Klärung praktischer Fragen müssen aber auch die Bedürfnisse und Wünsche der Eltern und Geschwister ihre Berücksichtigung finden. Nur wenn alle Beteiligten zufrieden sind und die Bedingungen, die das Kind braucht, um seine eigenen Kräfte zur Entwicklung kommen zu lassen, von allen akzeptiert werden können, ist die Familie auch belastbar und ausdauernd in ihrer Fürsorge um das Kind.

Die Eltern werden zu Übungen angeleitet, die sie einmal täglich mit ihrem Kind als „Hausaufgaben" zu Hause weiterführen. Es handelt sich hierbei um Übungen, die ohne Materialaufwand auf kleinem Raum durchgeführt werden können. Sie erfordern allerdings ein konsequentes tägliches Üben von ca. 20 Minuten. Die Hausaufgaben werden in den Gruppenstunden geübt und die Eltern angeleitet. Der Zweck der Übungen und Hinweise für die Durchführung werden am Ende einer jeden Gruppenstunde besprochen.

Durch die gemeinsamen Turnstunden finden viele Eltern eigene Umsetzungsmöglichkeiten für den häuslichen Bereich und sind aktiv an den Fortschritten ihres Kindes beteiligt. Es geht aber nicht darum, Eltern zu Ko-Therapeuten zu erziehen, sondern ihnen Handlungsmöglichkeiten anzubieten. Sie sollen in jedem Fall Eltern bleiben können. In der Gruppenstunde hat die Therapeutin die Möglichkeit, den Eltern Hilfestellungen und als Modell alternative Umgangsformen anzubieten. Die Therapeutin wird immer unterstützend und nie reglementierend eingreifen. Die Eltern können Sicherheit im Umgang mit Alternativen gewinnen, um sie dann in den Alltag umzusetzen. Gespräche, ohne dass die Kinder zuhören (während und nach der Gruppenstunde, wenn die Kinder sich umziehen), bieten die Möglichkeit, spezielle Probleme zu erörtern. Es werden Erziehungsprobleme, Schulprobleme, Störungen und Entwicklungsfortschritte besprochen und mögliche Lösungen gesucht.

Eine Gruppenbehandlung erfordert großen Einsatz und Aufwand der Eltern, vor allem, da eine solche Behandlung zumindest ein Jahr, oft auch zwei oder drei Jahre dauert. Die Eltern werden über die Bedingungen und Erfordernisse in Zusammenhang mit einer Gruppenbehandlung vorab informiert.

Parallel zur Gruppenbehandlung werden, wenn nötig, Gespräche gemeinsam mit den Eltern, den Erziehern/Lehrern oder anderen Therapeuten, auch aus anderen Institutionen, geführt. Die Absprachen im Team dienen dem Informationsaustausch über die Entwicklung des Kindes, über zusätzliche oder neu auftretende Schwierigkeiten, sowie der Beratung, welche Förderschwerpunkte und zusätzliche Förderprogramme in die Behandlung einbezogen werden. Wenn in der heilpädagogischen Förderung grafomotorische Übungen und Programme durchgeführt werden, müssen diese nicht in der motopädischen Behandlung angeregt werden. Zusätzlich zur Motopädie können auch andere Therapien notwendig werden. Die Eltern stellen die Kinder regelmäßig zur ärztlichen Kontrolle vor, der Arzt leitet gegebenenfalls andere Therapien ein.

6.2. Arbeitsmethoden

6.2.1. Die allgemeinfördernden Maßnahmen

Unsere Grupppenstunde weist eine klar strukturierte und immer wiederkehrende äußere Ordnung auf. Durch den regelmäßigen Ablauf der Gruppenstunde mit ihrem klar strukturierten Programm wollen wir dem Kind helfen, seine innere Ordnung zu finden. Ein Kind mit Störungen der Sensorischen Integration ist meist nicht in der Lage, Situationen so zu strukturieren und sein Bewegungsverhalten so zu steuern, dass eine bessere innere Organisation geschaffen wird. Das Kind kann sich selbst keine fördernde Situation schaffen, deshalb müssen die Therapeutin/Erzieher oder die Eltern optimale Bedingungen schaffen.

Das freie Spiel führt bei vielen Kindern mit Steuerungsproblemen und SI-Störungen zu keiner verbesserten Sensorischen Integration, sondern eher zur Desorganisation. Erst wenn das Kind spontane Anpassungsleistungen zeigt, wird der Abbau der festgelegten Strukturen zugunsten einer offenen Situation möglich. Die Verbesserung der spontanen Anpassungsleistung zeigt sich in der besseren motorischen Bewältigung einer Aufgabe, den sicheren Halte-, Stell- und Gleichgewichtsreaktionen. Die Vervollständigung der Neuralintegration zeigt sich in der Verbesserung des Kindes und einer befriedigenden Reaktion auf das Umfeld. Diese positiven Gefühlsreaktionen, die wiederum ein positives Feedback hervorrufen, zeigen sich in besserer Motivation und Leistungsfähigkeit.

Die dabei aufkommende Freude allein kann noch nicht als Therapieerfolg definiert werden. Die Anstrengung muss sich in der reifer gewordenen Steuerung und Handlungsfähigkeit widerspiegeln. Auch der Wille, eine Aufgabe meistern zu wollen und erlernte Handlungsmechanismen in neuen Bewegungssituationen auszuprobieren, verbessert sich genauso wie die Motivation und der Ehrgeiz, eine schwierige Aufgabe zu lösen.

Weniger angemessene Reaktionen des Kindes deuten auf eine schlechte oder unvollständige neurale Verarbeitung hin. Die Anforderung an das Kind ist dann auf einem zu hohen Niveau angesiedelt und erfordert ein Zurückgehen auf ein niedrigeres Entwicklungsniveau.

Die Strukturiertheit einer Situation und die schrittweise Steigerung der Aufgaben helfen dem Kind, zu einer besseren Sensorischen Integration zu gelangen, als es allein schaffen würde. Zu viel Strukturierung verfehlt allerdings auch den Zweck, Strukturierung und Offenheit müssen im richtigen Gleichgewicht stehen.

Die Aufgaben und Anforderungen, die an die Kinder gestellt werden, müssen so dargestellt werden, dass die Kinder das Ziel erkennen können. Anfangs ist es erforderlich, Teilziele zu formulieren, die die Kinder Schritt für Schritt erfassen können. Beispiel: Das Kind soll sich auf einer Bank auf dem Bauch liegend mit beiden Händen bis an das Ende der Bank ziehen. Am Ende der Bank erwartet die Mutter das Kind. Für die nächste Aufgabe wird wieder das Ziel beschrieben. Wenn die Kinder in der Lage sind, diese Teilziele zu überschauen, kann auch ein weiter gefasstes Ziel genannt werden. Beispiel: Im Geräte-Parcours sollen die Kinder drei Runden üben. Nur wenn ein Kind das Ziel einer Aufgabe verstehen kann, ist es in der Lage, sich zu organisieren, einzustellen und zu steuern.

Die zielgerichtete und adaptive Handlung schließt die Bewältigung der Umwelt ein. Das Kind lernt, welche seiner motorischen Aktionen eine Veränderung in der Umwelt hervorrufen. Die Effektivität einer Handlung ist abhängig von der Genauigkeit des sensorischen Feedbacks und ermöglicht somit einen Zuwachs an Lernerfahrungen. Von daher ist in der Therapie darauf zu achten, dass Kinder zielgerichtete, physiologisch richtige Bewegungen und Handlungen eigenständig durchführen.

Die Aufgaben, die an das Kind gestellt werden, müssen Erfolg beinhalten. Ist eine Aufgabe im Kapazitätsbereich des Kindes angesiedelt, zeigt es adaptive und zielgerichtete Reaktionen und ist mit emotionalem Engagement, Ehrgeiz und Willen an der Aufgabe beteiligt. Aufgaben, die keine Erfolgserlebnisse beinhalten und eher eine Bedrohung für das Kind darstellen, provozieren Verhaltensweisen, die als störend gelten. Verhaltensstörungen lassen eine unvollständige neurale Integration vermuten und erfordern geeignete, dem Kind und seiner individuellen Störung angepasste sensorische Stimulationen. Die Neuralintegration, die von taktiler, kinästhetischer und vestibulärer Stimulation ausgeht, ist weitaus größer als die von Übungen mit Papier und Bleistift.

Vielfältige Wahrnehmungs- und Bewegungserfahrungen stellen ein großes Reizangebot dar, das das Gehirn zur Ausbildung einer Vielzahl von Dendritenverschaltungen benötigt. Ein störungsfreier Informationsfluss zwischen den Nervenzellen ermöglicht die Koordination und das Vergleichen sensorischer Informationen, sodass ein ganzheitliches und umfassendes Umweltbild entstehen kann. Können Informationen nicht einem Erfahrungshintergrund zugeordnet oder in Beziehung zu anderen gesetzt werden, kann das Kind bei geringfügiger Veränderung der Situation seine Handlungen nicht mehr darauf abstimmen. In der Therapie ist daher darauf zu achten, dass das Kind durch vielseitige Transfer- und Assoziationsübungen zu einer Generalisierung von Bewegungsmustern gelangt, die es jederzeit abrufbar und auf andere Situationen übertragbar zur Verfügung haben soll.

Die Anweisungen zu Bewegungsaufgaben müssen den Kindern, vor allem zu Beginn der Behandlung, in kleinen, verständlichen Handlungsschritten gegeben werden. Es genügt nicht zu sagen: „Zieh dich auf dem Bauch über die Bank", da viele Kinder noch keine innere Vorstellung über die einzelnen Handlungsschritte zur Bewältigung dieser Aufgabe präsent haben. Ihnen wird erst *eine* Handlungsanweisung gegeben, und wenn diese ausgeführt ist, wird ein *weiterer* Auftrag an das Kind gerichtet. Mit zunehmender Bewegungserfahrung können die Kinder eine innere Vorstellung zu einer Handlung entwickeln, den sogenannten Bewegungsplan (Handlungsfähigkeit).

6.2.2. Therapeutinnenverhalten

Die Therapeutin ist in ihrem Verhalten den Kindern gegenüber klar und eindeutig. Sie stellt wenige, jedoch eindeutige Regeln auf, auf die Konsequenzen folgen. Diese Regeln und Absprachen gelten zu jeder Zeit. Dadurch wird die Person der Therapeutin für das Kind einsichtig und vorhersehbar. Das Kind kann sich an ihr orientieren, weil es weiß, dass die Therapeutin in ihrem Verhalten verlässlich ist. Das Kind muss nicht jede Stunde neu erforschen, welche Regeln wohl gelten mögen. Die Kinder wären überfordert, wenn sie die Zusammenhänge zwischen Müdigkeit, Kopfschmerzen, schlechter oder guter Laune und den geltenden Regeln durchschauen müssten. Das eindeutige, auf jeden Fall auch warme und annehmende Verhalten der Therapeutin ist für das Kind vorhersehbar, sodass es sich darauf einstellen kann; mit zunehmender Eigensteuerung der Kinder werden die meisten Regeln verinnerlicht.

Die wenigen, wohl überlegten Regeln müssen so gestaltet sein, dass sie in jedem Fall auch von der Therapeutin eingehalten werden können. Zeitdruck durch eng gesetzte Therapietermine können die sinnvollsten Regeln zunichte machen. Daher ist es unerlässlich, sich nur wenige, für alle geltende Regeln zu überlegen, die unter allen Umständen auch von der Therapeutin eingehalten werden können. Diese Regeln müssen dann für die ganze Gruppe gelten und mit der von den Kindern schon erwarteten Sicherheit zur Anwendung kommen. Gerade bei Kindern mit SI-Störungen kann immer wieder beobachtet werden, wie sie durch ihr Verhalten die Einhaltung der Regeln fordern. Werden diese Regeln ohne Ankündigung außer Kraft gesetzt, reagieren diese Kinder nicht selten mit Enttäuschung oder Wutanfällen.

Das Verhalten der Therapeutin muss von Ruhe und Sicherheit gekennzeichnet sein. Diese innere Haltung gibt den Kindern Schutz, wenn die Desorganisation überhandgenommen hat. Dabei muss die Therapeutin auf eine Übereinstimmung der nonverbalen Mitteilung durch Mimik und Gestik und den verbalen Äußerungen achten. Bei einer Diskrepanz dieser beiden Kommunikationsebenen weiß ein Kind unter Umständen nicht, welche Information im Moment Gültigkeit und Bedeutung hat. Viele Kinder, vor allem auch geistig behinderte Kinder, achten eher auf die nonverbalen Mitteilungen, da sie diesen eher Inhalt und Bedeutung zuordnen können als der Sprache.

6.2.3. Individualisierende Maßnahmen

Aufgrund der Diagnostik werden für jedes Kind die individuellen Therapieschritte festgelegt. Die Gruppen werden nicht nur nach gemeinsamen Förderschwerpunkten der Kinder zusammengestellt, sondern nach ihrem Entwicklungsstand und der möglichen Entwicklungsgeschwindigkeit der Kinder. Das Voranschreiten im Therapieprogramm richtet sich nach dem Fortschritt der Gruppe. So kann mit verschiedenen Gruppen unterschiedlich lange an einem Therapieelement gearbeitet werden. Die Übungen werden in sich so variiert, dass sie für die Kinder spannend bleiben.

Jedes Kind wird während der Gruppenstunde von einem Elternteil oder einer anderen Bezugsperson betreut. In der Anfangsphase der Behandlung üben die Eltern mit ihrem Kind, sodass die verschiedenen Eltern-Kind-Paare eher nebeneinander als miteinander agieren. In den weiteren Phasen gewinnt das Spielen und Turnen der Kinder miteinander mehr und mehr an Bedeutung, sodass die Eltern nur noch bei wenigen Übungen mit ihrem Kind turnen.

Die Situation, dass Eltern und Kind miteinander in der Gruppe turnen, ermöglicht, die Eltern aufmerksam zu machen auf die individuellen Schwierigkeiten ihres Kindes und sie bei den Übungen anzuleiten. Die Übungen für zu Hause richten sich nach den individuellen Problemen der einzelnen Kinder. Die Auswahl der Übungen wird nach den ermittelten Förderansätzen und den auftretenden Schwierigkeiten im häuslichen und im außerhäuslichen Umfeld festgelegt. So kann es vorkommen, dass vier Kinder einer Gruppe vier verschiedene „Hausaufgaben" erhalten.

In Gesprächen während und nach der Gruppenstunde werden den Eltern die Probleme ihres Kindes und die Auswirkungen auf sein Verhalten erläutert, sodass sie Einsicht in die Schwierigkeiten und das Verhalten ihres Kindes gewinnen. Zusätzlich werden mögliche Veränderungen des täglichen Ablaufs und der räumlichen Umgebung sowie der Erziehungshaltung erörtert und gemeinsam nach Lösungen gesucht.

Zu den weiteren individuellen Maßnahmen gehören Gespräche mit Erziehern/Lehrern. Diese Gespräche schließen am besten an den Besuch der Erzieher/Lehrer in der Gruppenstunde an. Wir bieten auch zusätzliche Gespräche mit Eltern und Lehrern ohne Beisein der Kinder an. Die Beratung der Erzieher/Lehrer wird bei Bedarf fortgesetzt.

Durch ein entsprechendes Fortbildungsangebot im „Arbeitskreis Motopädagogik" im Kreis Siegen-Wittgenstein konnten Erzieher/Lehrer einen Einblick in unsere Arbeit gewinnen und psychomotorische Gruppen im Rahmen der jeweiligen Einrichtung aufbauen. So ist auch nach Beendigung der Therapie die Fortführung einer geeigneten Förderung gewährleistet. Über den Kontakt in den Arbeitskreisen bleibt die Zusammenarbeit mit Erziehern/Lehrern erhalten und die Unterstützung der täglichen Arbeit gesichert. Wie die individuelle Anleitung und Beratung der Eltern richtet sich das Beratungskonzept für Erzieher und Lehrer nach den Störungen des Kindes und den daraus resultierenden Schwierigkeiten im Verhalten und Lernen.

6.3. Therapieziele

Das Hauptziel der Mototherapie besteht in der Erweiterung der Handlungsfähigkeit eines Kindes durch Verbesserung und Vervollständigung der Wahrnehmungs- und Bewegungsintegration (SI). Das Kind kann und wird sich in zufriedenstellender Weise auf Umweltanforderungen selbst sinnvoll einstellen und lenken, wenn ein vielfältiges und verbessertes Repertoire an Handlungsstrategien und Lösungsmustern in der Auseinandersetzung mit der Umwelt kompetent und selbstbewusst eingesetzt werden kann. Die positiven Auswirkungen der Mototherapie auf die Gesamtpersönlichkeit des Kindes zeigen sich in mehr Selbstvertrauen, Selbstbewusstsein und seiner emotionalen Stabilisierung.

Die soziale Integration eines Kindes, die als weiteres Ziel in der Mototherapie angestrebt wird, kann, ausgehend von verbesserten Kommunikations- und Beziehungsmustern, vom Kind selbst gesteuert und gefördert werden.

Die Verbesserung der sensorischen Wahrnehmungsverarbeitung, besonders im taktilen Bereich, gewährleistet die Aufnahme und Aufrechterhaltung sozialer Beziehungen. Angemessene Kommunikations- und Beziehungsformen können im Rahmen der Gruppentherapie eingeübt und erprobt werden.

Durch die besseren individuellen Leistungen in Motorik, Sprache und Schrift werden Lernfähigkeit (Aufmerksamkeit, Konzentration) und Verhalten verbessert. Das Erlernen spezieller Fertigkeiten, Rollschuhlaufen, Federball spielen, ermöglicht dem Kind, im Spiel mit anderen Kindern mithalten zu können.

Damit ein Kind mit seinen speziellen und möglicherweise nicht ganz behebbaren/reparablen Störungen (z. B. Hemiplegie) zurechtkommen kann, müssen geeignete Kompensationsmöglichkeiten gefunden werden.

Die Therapieziele, die sich auf den prophylaktischen Anteil der Mototherapie beziehen, sind:

- frühzeitig einer Störproblematik vorzubeugen,
- auf Fehlentwicklungen im psychosozialen Bereich einzuwirken,
- rechtzeitig fehlende Entwicklungsschritte nachzuholen und
- wenn nötig, symptomatische, an der Störung orientierte Übungen in das Programm einzubeziehen,
- funktionalen Defiziten vorzubeugen oder diese auszugleichen.

Die individuelle Zielsetzung wird mit den Eltern anhand ihrer Wünsche und Erwartungen formuliert und nach den Fähigkeiten des Kindes mit den Möglichkeiten der Familie vereinbart.

Die Erfolge der mototherapeutischen Förderung zeigen sich in Verhaltensweisen und Handlungsmustern, zu denen das Kind vor Beginn der Behandlung noch nicht in der Lage war. So kann es als Erfolg beschrieben werden, wenn ein Kind mit anderen Kindern gemeinsam spielt, das vorher nur allein spielte oder im Spiel schnell aggressiv wurde. Mit Misserfolgen und Frustrationen umgehen zu können, neue Herangehensweisen an Probleme oder Situationen gefunden zu haben, sind weitere Erfolge. Wenn ein Kind motorische Fertigkeiten ausführt, die nicht in der Therapie geübt wurden und zu denen es vorher nicht in der Lage war, sprechen wir von Fortschritten in der Entwicklung. Die Kinder setzen neu erlernte Bewegungsmuster in verschiedenen Situationen ein, so können sie von unterschiedlichen Höhen herunterhüpfen, auf Bordsteinkanten, Baumstämmen, Spielplatzgeräten balancieren.

6.4. Elemente der Therapie

Neurophysiologische Funktionen sowie der Zusammenhang mit der sensomotorischen Entwicklung eines Kindes stellen den Ausgangspunkt unserer Arbeit dar. Folglich müssen Diagnostik und Therapie Sensorischer Integrationsstörungen von neurophysiologischen Prinzipien hergeleitet werden können. Die therapeutische Förderung ist genau wie die Diagnostik nach den vier Bereichen der Sensorischen Integration aufgebaut (siehe 3.2.1. bis 3.2.4.). So geben die Beobachtungen der diagnostischen Phase direkte Hinweise auf die Therapieschwerpunkte.

Die Ableitung der Therapieschwerpunkte aus der Diagnostik bedeutet jedoch nicht, dass nur der auffällig gewordene Bereich in der Therapie Berücksichtigung findet. Wir beginnen bei allen Kindern mit der Förderung der Basissinne. Dadurch können bestehende Lücken von Grund auf gefüllt und ausgeglichen werden.

Im Verlauf der Therapie finden die Förderschwerpunkte aus der Diagnostik ihre besondere Berücksichtigung, indem zu den beobachteten Störungen entwicklungsorientierte Übungen durchgeführt werden. Je nach Störung und Entwicklungsfortschritten der Kinder verweilt jede Gruppe unterschiedlich lange auf den einzelnen Entwicklungsniveaus.

Für den Aufbau der Förderung haben wir aus den vier SI-Bereichen insgesamt zehn Therapieelemente abgeleitet. Ein Therapieelement umfasst eine Anzahl von Übungen, die einen speziellen Förderschwerpunkt zum Inhalt haben. Die Übungen innerhalb eines Therapieelementes sind hierarchisch geordnet, sodass die Übungen schwieriger und komplexer werden. Die Organisation eines Kindes auf eine Aufgabe (das heißt das konzentrierte Durchführen) verbessert und verlängert sich, sodass es mehr Ausdauer und Konzentration entwickeln kann. Die Therapieelemente umfassen eine Vielzahl von Übungen nach therapeutischen Gesichtspunkten. Die Übungen werden in vielfältigen Situationen erprobt, sodass zum einen eine Generalisierung der geübten Bewegungsmuster erfolgen kann und zum anderen die Übungen für Kinder interessant bleiben, auch wenn sie über einen langen Zeitraum durchgeführt werden müssen.

Aufbau der entwicklungsorientierten Förderung, gegliedert in zehn Therapieelemente.

Taktil-kinästhetischer Bereich

A 1   Taktil-kinästhetische Stimulation
A 2   Übungen zur taktilen Wahrnehmung
B 1   Kinästhetische Stimulation
B 2   Übungen zur kinästhetischen Wahrnehmung

Vestibulärer Bereich

C   Vestibuläre Stimulation und Übungen zum Gleichgewicht
D   Systematische Übungen zur Stellungsintegration und Augenmuskelkontrolle

Körperorientierung

E   Aktive Finger- und Fußübungen
F   Aufbau der Lokomotion nach den motorischen Entwicklungsprinzipien
F 1   beidseitig symmetrisch
F 2   gekreuzt lateral, bilateral
F 3   unilateral

Praxie

G   Auge-Hand- und Auge-Fuß-Koordination (Raumwahrnehmung, Reihenfolge, Rhythmus)
H   Kombinationen von Bewegungsmustern, konstruktive Aufgabenlösungen (Synchronität)
I   Kooperationsspiele, Regelspiele, Spiele ohne Sieger (Sozialerfahrung)
K   Pantomimische Spiele, einfache Tänze (Ausdruck, Emotionalität)

6.4.1. Taktil-kinästhetischer Bereich

A 1   Taktil-kinästhetische Stimulation und
A 2   Übungen zur taktilen Wahrnehmung

Taktil-kinästhetische Reize haben direkten Zugang zum Hirnstamm und zur Formatio reticularis und tragen zur Regulation der subkortikalen Funktionen bei. Taktile und kinästhetische Informationen ermöglichen die Integration vieler sensorischer Reize und Empfindungen im ZNS und stellen die Basisinformationen zum Aufbau von Bedeutungs- und Sinnzusammenhängen dar. Die Verknüpfung taktiler, kinästhetischer und vestibulärer Informationen mit Geruchs-, Geschmacks- sowie auditiven und visuellen Empfindungen ermöglicht die Entwicklung des Sprachverständnisses und der Sprache.

Einen besonderen Stellenwert erhält die taktil-kinästhetische Stimulation im Mundbereich sowie der Finger und der Füße. Ein gutes Empfinden im Mundbereich muss gegeben sein, um Buchstaben exakt bilden zu können. Die Füße sind an der Regulation des Gleichgewichts beteiligt. Das Empfinden der Füße ist die Voraussetzung, um Bewegungen gezielt und sicher ausführen zu können.

Die Informationen aus dem taktil-kinästhetischen und vestibulären Bereich sind Basisinformationen, mit denen das Kind das Bild über seinen Körper entwickelt und zum Körperschema vervollständigt.

Die taktil-kinästhetische Stimulation vermittelt ein besseres Körpergefühl, angenehm empfundene Berührung, sich selbst besser zu fühlen, bedeutet, Selbstvertrauen, Selbstbewusstsein und Selbstsicherheit ausbilden zu können. Durch eine gezielte taktil-kinästhetische Stimulation soll eine Verbesserung und Vervollständigung dieses Wahrnehmungsbereiches erreicht werden. Massage wirkt als Stimulation auf die Rezeptoren der Haut, der Muskeln und Sehnen, sodass diese in ihrer Funktionstätigkeit angeregt und die Reizweiterleitung aktiviert wird.

Die taktile und kinästhetische Wahrnehmung lassen sich nicht exakt voneinander trennen. Berührungsempfindungen werden von den Rezeptoren der Haut wie von den Rezeptoren in Muskeln und Sehnen registriert. Veränderungen der Muskelspannung sowie der Stellung in den Gelenken werden ebenso von den Rezeptoren der Haut wahrgenommen.

Über Hautkontakte werden die ersten Beziehungen erlebt und aufgebaut und tragen in der weiteren emotionalen Entwicklung zum Aufbau und Erhalt sozialer Interaktionen bei. Deshalb wird die taktil-kinästhetische Stimulation von den Eltern durchgeführt. In den allermeisten Fällen kann dadurch eine positive Veränderung der Beziehung Eltern – Kind beobachtet werden.

Die taktil-kinästhetische Stimulation schafft eine Verbesserung in der Wahrnehmungsverarbeitung taktiler Reize, sodass über das anschließende Programm zur taktilen Desensibilisierung bzw. Sensibilisierung eine Differenzierung und Diskrimination von Berührungsempfindungen aufgebaut werden kann. Durch die taktile Erfahrung mit verschiedenen Temperaturen und den Einsatz von Materialien kann die Unterschiedlichkeit der Berührungsempfindungen bewusst gemacht werden.

Eine exakte Verarbeitung taktiler Reize ermöglicht deren genaue Lokalisation und trägt zur Entwicklung der Formwahrnehmung, Formkonstanz und zur Begriffsbildung bei. Damit Begriffe wie rauh/glatt/weich, eckig/rund etc. gebildet werden können, muss die adäquate Verarbeitung der speziellen Wahrnehmungseigenschaft vorausgehen.

B 1   Kinästhetische Stimulation und
B 2   Übungen zur kinästhetischen Wahrnehmung

Durch die taktil-kinästhetische Stimulation werden die Rezeptoren der Muskeln und Sehnen mit angeregt und das kinästhetische Empfinden verbessert. Ein adäquates kinästhetisches Empfinden ist zur Planung und Ausführung von Bewegungsmustern, der Kraftdosierung und Tonusregulation, der Automatisierung von Bewegungsabläufen sowie zur Speicherung von Bewegungserfahrungen erforderlich. Der Muskeltonus, der Spannungszustand der Muskeln, bildet sich aus den Empfindungen der Muskeln, Sehnen und Gelenke, der Haut sowie aus den Informationen des vestibulären Systems mit seinen Verbindungen zu Auge und Gehör.

Ein adäquater Muskeltonus ist Voraussetzung, um Haltemechanismen, die Aufrichtung gegen die Schwerkraft und die Koordination von Bewegungen ausbilden zu können. Die Grundlage zum kinästhetischen Empfinden und der Tonusregulation werden über taktil-kinästhetische und vestibuläre Stimulationen geschaffen. Stützübungen machen dem Kind die Anspannung bestimmter Muskelgruppen bewusst. Dieses Bewusstsein muss vorhanden sein, um den Unterschied zwischen Druck und Zug zu spüren. Entspannungsübungen sollen dem Kind das Gefühl des entspannten Zustands seines Körpers vermitteln.

Das kinästhetische Empfinden trägt zur Ausbildung des Körperschemas bei. Die Planung und Ausführung zielgerichteter Bewegungen erfordert ein gutes kinästhetisches Empfinden mit einer feinabgestimmten Koordination verschiedener Muskelgruppen. Bewegungserfahrungen zu speichern, Bewegungsabläufe zu automatisieren (wie beim Schreiben), sich Erfahrungen wieder ins Gedächtnis zu rufen, Gegenstände wiederzufinden, sich einen Weg zu merken – all diese Fähigkeiten sind abhängig von adäquater kinästhetischer Wahrnehmung. Wichtig bei den Übungen zur kinästhetischen Wahrnehmung ist, dass eine passive Stimulation zur Anregung der Wahrnehmungsverarbeitung erfolgt. Anschließend muss die aktive und eigenständige Aktion des Kindes gefördert werden, um adaptive und zielgerichtete Anpassungsleistungen hervorzurufen, die eine stabile Verbesserung der Neuralintegration bewirken.

6.4.2. Vestibulärer Bereich

C   Vestibuläre Stimulation und Übungen zum Gleichgewicht

Vestibuläre Reize haben direkten Zugang zum Hirnstamm und wirken besonders auf die Regulation des Wachheitszustandes des ZNS. Durch geeignete, zielgerichtete und dosierte Stimulation wird das kindliche Gehirn aufnahmefähiger, das Kind kann sich anschließend besser konzentrieren. Sinkt die Reizschwelle wieder ab, benötigt das Kind neue Stimulation, um sein Gehirn wieder aufnahmefähig zu machen. Diesen Mechanismus können wir vor allem bei überaktiven Kindern beobachten, die sich immer wieder eigene Stimulation verschaffen und nur aufmerksam sein können, wenn sie sich bewegen. Eine unstrukturierte, wenig zielgerichtete Stimulation hat keine bessere und dauerhaftere neurologische Organisation zur Folge.

Das Wissen, dass vestibuläre Stimulation eine bessere neurologische Organisation bewirkt, nutzen wir in der Therapie und beginnen jede Stunde mit Rollbrett-Übungen. Anschließend können Übungen, die mehr Konzentration und Aufmerksamkeit erfordern, effektiver durchgeführt werden.

Passive und aktive Körperbewegungen in alle Richtungen sollen eine Anregung und Verbesserung der Verarbeitung vestibulärer Reize bewirken. Rollen um die Längs- und Querachse, Fahren, Rutschen, Drehen, Wippen, Schaukeln und Springen sind geeignete Bewegungsformen zur vestibulären Stimulation. Wie für den vorhergehenden Bereich gilt auch für die vestibuläre Stimulation, dass erst passive und dann aktive Übungsformen angeboten werden müssen.

Das vestibuläre System befähigt den Organismus, Bewegungen wahrzunehmen, und hilft bei der Unterscheidung von Selbst und Raum. Vestibuläre Informationen, das heißt Informationen darüber, wie der Körper sich im Raum befindet, sind erforderlich, um durch entsprechende Muskelaktivitäten eine angemessene Ausgleichsreaktion auszulösen, die eine aufrechte Körperhaltung bewahrt.

Vestibuläre Informationen sorgen auch für die Stabilität der visuellen Wahrnehmung. Das exakte Zusammenspiel der Augen- und Halsmuskulatur kann die Bewegungen des Kopfes so kompensieren, dass ein stabiles Gesichtsfeld erhalten bleibt. Ein unzureichend stabiles Gesichtsfeld durch mangelnde vestibuläre Informationen führt oft zum „Doppelbilder-Sehen". Durch die Verknüpfung vestibulärer Informationen mit kinästhetischen und taktilen Informationen wird es möglich, Formen, Richtungen, räumliche Beziehungen und die Raumlage von Gegenständen zu erfassen.

Durch vestibuläre Stimulation kann auch eine deutliche Verbesserung akustischer Wahrnehmungsleistungen erreicht werden.

D   Systematische Übungen zur Stellungsintegration und Augenmuskelkontrolle

Durch weiterhin wirksame Reflexe haben Veränderungen der Kopf- und Halsstellung Einfluss auf den gesamten Körper, sodass es dem Kind nicht möglich ist, eine Körperstellung beizubehalten. Persistierende Reflexe stellen Entwicklungsblockaden in der motorischen Entwicklung eines Kindes dar. Sie sind häufig der Grund für Störungen der Haltungs- und Stellungsintegration. Die Integration beider Körperseiten wird durch persistierende Reflexe beeinträchtigt. Daraus folgt häufig eine unzureichende Koordination der Augen beim Fixieren und Verfolgen. Um eine Verbesserung der Stellungsintegration und der Augenmuskelkontrolle zu erreichen, sind gezielte Übungen zur Integration der Restreflexe geeignet.

Durch Übungen zur Integration der Restreflexe, zur Kopfkontrolle und vor allem durch den Handstütz kann eine Verbesserung der Koordination der Augenbewegungen erreicht werden, sodass eine Fehlstellung der Augen (Schielen) deutlich verbessert wird oder dauerhaft verschwindet. Parallel zu diesen Übungen sollten gezielte Übungen zum Aufbau der Haltemechanismen und zum statischen Gleichgewicht in der Körpersymmetrie angeboten werden.

Übungen zur Kopfkontrolle beinhalten vor allem Übungen zum Handstütz. Das Stützen auf die Hand aktiviert die Streckmuskulatur der Arme und wirkt reflektorisch auf die Streckmuskulatur in Nacken, Hals und Rücken. Dadurch werden eine aufrechte Körperhaltung und die freie Kopfbeweglichkeit ermöglicht. Durch den Handstütz wird eine hohe Aktivierung der Nackenmuskulatur ausgelöst, die auch auf die Augenmuskeln wirkt.

6.4.3. Körperorientierung

E   Aktive Finger- und Fußübungen

Den aktiven Finger- und Fußübungen kommen bei Sprachstörungen eine wichtige Bedeutung zu. Die motorischen Zentren für Sprache, Finger-, Fuß- und Zehenbeweglichkeit überschneiden sich teilweise auf dem Kortex. Wie beim Funktionsprinzip der überlappenden Topografie erläutert, kann durch die Aktivierung eines Bereiches eine Aktivierung angrenzender Gehirnregionen erreicht werden. Tägliche Fingerübungen bewirken eine deutliche Verbesserung der Sprachmotorik.

Sind Hände und Füße im Körperschema präsent, können zielgerichtete, aktive Übungen durchgeführt werden. Eine differenzierte Finger- und Handmotorik ist Voraussetzung zum Aufbau der Auge-Hand- bzw. Auge-Fuß-Koordination. Eine verbesserte Fußgeschicklichkeit nimmt Einfluss auf eine gezieltere und bessere Bewegungssteuerung und ermöglicht feine und ausgleichende Bewegungen der Füße bei Gleichgewichtsreaktionen. Zur Verbesserung der Grafomotorik, Stifthaltung, Stiftführung, Dosierung des Drucks auf den Stift, sind gezielte Fingerübungen unablässig.

Durch den Verlauf der motorischen Entwicklung von oben nach unten und von innen nach außen stellen Finger und Füße die letzten Glieder in der Entwicklungskette dar und sind anfällig für diskrete Störungen mit weitreichenden Folgen. Deshalb bedürfen Finger und Füße einer besonderen Beachtung in der therapeutischen Förderung.

F Aufbau der Lokomotion nach den motorischen Entwicklungsprinzipien (F1 beidseitig symmetrisch, F2 gekreuzt lateral, bilateral, F3 unilateral)

Die Entwicklung der Lateralität und Dominanz geht von der Integration beider Körperseiten aus. Das spontane Überkreuzen der Körpermitte zeigt die fortgeschrittene funktionale Asymmetrie der Großhirnhemisphären (als Voraussetzung zur Entwicklung der Lateralität).

Die Körperorientierung beinhaltet neben dem Körperschema die Funktionsintegration der beiden Körperhälften, das Kreuzen der Körpermitte und damit die Entwicklung der Lateralität. Das Empfinden des eigenen Körpers entwickelt sich durch vielfältige taktile, kinästhetische und vestibuläre Erfahrungen. Ein Kind kann nur die Körperteile malen, die es kennt, an die es sich erinnert und die es an sich selbst empfindet. Die Erfahrungen mit dem eigenen Körper, seinen Ausmaßen und seinen Grenzen lassen das Ich-Bewusstsein im Kind entstehen. Die Funktionsintegration der beiden Körperseiten lässt den Körper als ein sinnvolles aufeinander abgestimmtes Ganzes erscheinen. Das Agieren und Handeln mit beiden Körperseiten lässt ein inneres Bewusstsein für ihre Unterschiedlichkeit entstehen und ist somit der Beginn der Differenzierung von rechts und links.

Mit dem Aufbau der Lokomotion wird dem Kind ein reiches Übungsangebot zur Verfügung gestellt, um aktiv vielfältige Bewegungserfahrungen mit seinem Körper zu sammeln. Der Schwerpunkt liegt dabei nicht nur auf den Bewegungserfahrungen, sondern darin, ein Angebot bereitzustellen, mit dem das Kind motorische Grundmuster erwirbt.

So werden zunächst ausschließlich *beidseitig-symmetrische* Übungen (F1) angeboten zur Verbesserung der Integration beider Körperseiten. Bei Kindern mit einer Seitendifferenz, deren kontralaterale Seite Mitbewegungen zeigt, würden unilaterale Übungen verstärkt assoziierte Bewegungen provozieren.

Die nächste Phase ist gekennzeichnet durch *gekreuzt laterale* Fortbewegungsmuster (F2) wie Robben und Krabbeln. Diese Bewegungsformen werden in vielseitigen Bewegungsaufgaben, meist in Form eines Bewegungsparcours, geübt. Das gekreuzt laterale Bewegungsmuster fördert die Integration beider Körperseiten durch die Koordination der vier Gliedmaßen. Über das Krabbeln werden der Handstütz und die Stützfunktion der Arme geübt. So fördert das Stützen auf die Hände die Entwicklung einer natürlichen Handhaltung als Voraussetzung zum Greifen von Gegenständen oder Werkzeugen. Der Schwerpunkt des Körpers ist beim Krabbeln noch nicht so hoch wie beim Stehen. Da sich das Kind auf vier Gliedmaßen stützen kann, fällt es ihm leichter, in dieser Position sein Gleichgewicht zu finden und zu üben.

In der motorischen Entwicklung des Kindes folgt auf Robben und Krabbeln die Aufrichtung zum Stand. Da es den Kindern eigenartig erscheinen wird, das einfache Stehen zu üben, wird Abwechslung in die Aufgaben eingebaut, um mehr Motivation zur Übung des Stehens und Balancierens zu schaffen. Das Balancieren (*bilateral*, F2) ist eine Fortbewegungsart, die die

Integration der beiden Körperseiten voraussetzt und das Heranführen der Gliedmaßen an die Körpermitte fördert. Im Anschluss daran können nun gezielte Übungen zum Überkreuzen der Körpermitte angeboten werden.

Unilaterale Übungen (F 3), einbeinig hüpfen, einhändig werfen, schließen die Übungsfolge zur Lokomotion ab. Unilaterale Übungen werden zunächst immer noch mit beiden Körperseiten abwechselnd geübt, bevor die dominante Seite allein geübt wird. In den meisten Fällen zeigt sich jetzt, welche Körperseite die Dominanz übernimmt.

Der entwicklungsorientierte Aufbau der Fortbewegung vervollständigt die motorischen Fertigkeiten des Kindes. Um spezielle Fertigkeiten erlernen zu können, benötigt ein Kind das innere Bewusstsein über den Körper. Die Integration der beiden Körperseiten, das Gefühl der Unterschiedlichkeit der beiden Seiten und die Dominanz sind die Bausteine zur Ausbildung der Rechts-Links-Orientierung und der Raumwahrnehmung. So ist das Kind jetzt auch in der Lage, Körperpositionen nachzuahmen und Spiele zum Körperschema durchzuführen.

6.4.4. Praxie

G Auge-Hand- und Auge-Fuß-Koordination (Raumwahrnehmung, Reihenfolge, Rhythmus)

Auge-Hand- bzw. Auge-Fuß-Koordination wird dann möglich, wenn die sinngebende Verbindung zwischen Auge und Hand bzw. Auge und Fuß erreicht ist. Das Körperschema muss vollständig entwickelt sein, sodass eine Beziehung zwischen Körper und Raum und die Wahrnehmung der Raumrichtungen möglich wird. Die Grundlagen für Auge-Hand- und Auge-Fuß-Koordination werden über die Förderung der drei vorausgehenden Wahrnehmungsbereiche aufgebaut. Über Auge-Hand- bzw. Auge-Fuß-Koordination werden die *Raumwahrnehmung,* die *Reihenfolge von Handlungen in der Durchführung und Planung* und die *rhythmische Abfolge von Bewegungen* geübt. Die Einbeziehung dieser Elemente macht eine sinnvolle Planung und Ausführung motorischer Handlungen möglich. Das Kind lernt, sich gedanklich auf die Handlung vorzubereiten und entsprechend zu reagieren.

Die Auge-Hand-Fuß-Koordination wird gemäß den motorischen Entwicklungsprinzipien zunächst beidseitig-symmetrisch geübt: werfen, prellen, fangen, zielen mit einem Ball mit beiden Händen. Ebenso wird mit dem Stoßen eines Balles in sitzender Position mit beiden Füßen begonnen.

Anschließend können Überkreuzbewegungen im Hockeyspiel geübt werden, indem das Kind den Hockeyschläger immer mit beiden Händen festhält. Darauf folgen unilaterale Übungen, einhändiges Fangen oder Rollen, Kicken eines Balles mit einem Fuß.

Diese Übungen werden zunächst abwechselnd mit beiden Körperseiten geübt, und erst wenn eine eindeutige Dominanz und Präferenz gegeben ist, wird nur noch mit der dominanten Körperseite geübt. Bei Kindern mit einer Hemisymptomatik oder einer ausgeprägten Seitendifferenz dürfen erst unilaterale Übungen durchgeführt werden, wenn keine assoziierten Bewegungen in der Gegenseite provoziert werden.

Auf die Übungen zur Auge-Hand-Koordination folgen grafomotorische Übungen. Die Entwicklung der Lateralität und eine gut ausgebildete Form- und Raumwahrnehmung machen es dem Kind möglich, Raumrichtungen auf Papier übertragen zu können und Linien zu folgen und einzuhalten.

H Kombination von Bewegungsmustern, Konstruktive Aufgabenlösungen (Synchronität)

Die Gleichzeitigkeit in der Verarbeitung von Sinneseindrücken und Kombinationen von Bewegungen sind ein weiteres Element der Praxie. In vielen alltäglichen Handlungen ist diese Leistung gefordert. In der Schule muss ein Kind beim Diktat gleichzeitig hören und schreiben, beim Fahrradfahren muss es treten, schauen und lenken, neben vielen anderen Leistungen, die es zur Durchführung der Aufgaben erbringen muss. In der Behandlung werden nun viele Bewegungen und Aufgaben kombiniert, die vorher einzeln eingeübt wurden: auf dem Therapiekreisel stehen und einen Ball werfen und fangen; mit Rollschuhen Hockey spielen; balancieren und eine Kugel auf dem Balltragestab jonglieren. Die Automatisierung eines Bewegungsablaufes ermöglicht es, diese Handlungen mit anderen Tätigkeiten zu kombinieren.

Die Fähigkeit zur Automatisierung von Bewegungsabläufen, eine Bewegung nicht mehr bewusst planen und steuern zu müssen, lässt das Kind in seinen Bewegungen freier und geschickter werden. Dadurch kann das Kind leichter und besser die Bedingungen seiner gegenständlichen und sozialen Umwelt in seine Handlung einbeziehen.

Aufgaben, die das Kind experimentierend oder vorausdenkend bewältigt, fördern das konstruktive Problemlösungsverhalten des Kindes. Das Ziel der Handlung muss den Kindern allerdings bewusst sein, um geeignete Schritte und Strategien zur Erreichung dieses Zieles finden zu können. Bewegungsaufgaben werden mit den Kindern besprochen, um ihnen die einzelnen Schritte der Bewegungshandlung zu verdeutlichen. Diese Fähigkeit, eigene und vielseitige Handlungs- und Lösungsstrategien zu entwickeln, wird durch konstruktive Aufgaben angeregt und gefördert.

I Kooperationsspiele, Regelspiele, Spiele ohne Sieger (Sozialerfahrung)

Das Kind hat bisher überwiegend mit einem Elternteil als Partner die Aufgaben durchgeführt. In einem weiteren Schritt sollen die Kinder verstärkt miteinander üben und spielen.

Jedes der Kinder hat vielseitige sensorische und motorische Fertigkeiten erlernt und kann seine Fähigkeiten und Fertigkeiten einschätzen. Jetzt ist es in der Lage, mit anderen sinnvoll und angemessen zu interagieren und zu kommunizieren, und es wird gefordert, seine Möglichkeiten zu entfalten und zu nutzen. Ein stabiles und vielfältiges Spektrum an Handlungsstrategien lässt das Kind Ideen entwickeln, andere Kinder und Handlungen in sein Spiel einzubeziehen. In Kooperationsspielen, wie dem 3er-Circuit, müssen sich die Kinder aufeinander einstellen. Jedes der Kinder muss aufmerksam sein und die Handlungen des anderen verfolgen, um seine eigenen Reaktionen darauf abzustimmen.

Die Regelspiele erfordern, dass alle Spieler sich an Absprachen und Ordnungen halten, sodass ein gemeinsames Spiel möglich wird. Die „Spiele ohne Sieger" zielen auf kooperative Spiele ab, in denen das Gefühl für die Gemeinschaft gefördert wird. Da es keine Verlierer gibt und jeder mit seinen Stärken und Schwächen angenommen wird, können die Kinder ein positiveres Selbstbild entwickeln und ihr Selbstwertgefühl verbessern.

K Pantomimische Spiele – Einfache Tänze (Ausdruck, Emotionalität)

Um Handlungen, Tiere, Personen oder Gefühle pantomimisch ausdrücken zu können, muss sich das Kind in seine Rolle hineinleben können. Was macht ein Handwerker einer bestimmten Berufsgruppe, wie geht ein bestimmtes Tier, welche Laute gibt es von sich? Welche Tätigkeiten führt eine Person aus oder wie fühlt sich diese in einer bestimmten Situation? Sich in eine Rolle hineindenken zu können, erfordert Vorstellungsvermögen, Phantasie und Kreativität. Pantomimische Übungen regen das Kind an, sich in andere hineinzuversetzen, sich auf deren Stimmungen und Gefühle einzustellen, sie zu erkennen, richtig einzuordnen und zu verstehen.

Der mimische und gestische Ausdruck eines Menschen trägt die Mitteilung seiner Bedürfnisse und Gefühle. Das bedeutet, dass Kinder nonverbale Äußerungsformen ihrer Stimmungen und Gefühle finden müssen und empfindsam werden für die Gefühlsäußerungen anderer, um geeignete Möglichkeiten zur sozialen und kommunikativen Interaktion zu entwickeln. Einfache Tänze sind Übungsformen des Körperausdrucks, mit denen das Kind das Erfassen und Ausführen von Bewegungsfolgen übt.

6.5. Struktur der Therapiestunde

Dem Aufbau einer Therapiestunde sowie der Übertragung der Therapieelemente auf diese Stundenstruktur gelten die weiteren Überlegungen. Ziel ist es, möglichst viele der Therapieelemente in eine Behandlung einzubeziehen und diese sinnvoll zu ordnen.

Wir haben die Therapieeinheit in drei Teile gegliedert: in Einstieg, Mittelteil und Schlussteil. Der Einstieg und der Schlussteil umfassen jeweils etwa 20 Minuten, der Mittelteil 40 bis 50 Minuten, sodass die gesamte Behandlung etwa 90 Minuten dauert. Die Erfahrungen von Therapeuten, die unser Konzept kennengelernt haben, zeigen, dass es sich auch auf andere Institutionen übertragen lässt. Die Struktur der Therapie ist mit kleinen Veränderungen auf verschiedene Einzel- oder Gruppensituationen anwendbar und erfolgreich. Die von uns gewählte Form ist aus der Zusammensetzung unseres Teams entstanden. Eine Veränderung der Organisation und Struktur, auf die jeweilige Einrichtung zugeschnitten, kann nach unseren Erfahrungen ohne inhaltliche Änderung erfolgen.

Einstieg. Jede Stunde beginnt mit Rollbrettübungen. Die Kinder werden in verschiedenen Körperstellungen (auf dem Bauch, Rücken, im Schneidersitz etc.) von ihren Eltern gezogen, wobei beide Partner einen Stab oder ein Seil festhalten. Diese Übungen dienen besonders der vestibulären Stimulation, auch der taktil-kinästhetischen Stimulation und können überwiegend dem Therapieelement C aus dem vestibulären Wahrnehmungsbereich zugeordnet werden. Das „Auf-dem-Rollbrett-gezogen-Werden" stellt eine geordnete, eindeutige Bewegung und Stimulation dar und schafft eine bessere innere Organisation. Das Kind kann sich anschließend besser konzentrieren, die darauf folgende Lernphase wird effektiver. Die Übungen zu Beginn einer jeden Stunde mit dem Rollbrett sowie das Schaukeln und Hüpfen am Ende der Stunde ermöglichen eine vielseitige Stimulation im taktil-kinästhetischen und vestibulären Bereich. Diese Stimulation bleibt während der gesamten Behandlungsdauer bestehen und ist nicht nur auf die Anfangsphase des Therapieprogramms beschränkt. Es hat sich gezeigt, dass Kinder über einen langen Zeitraum diese Art der Stimulation benötigen und fordern, bis eine vollständige und stabile Normalisierung der Neuralintegration erreicht ist.

Mittelteil. Da die Kinder im Anschluss an die Rollbrettübungen aufmerksamer und aufnahmebereiter sind, schließen Übungen an, die mehr Konzentration und Aufmerksamkeit erfordern. So werden jetzt die Übungen zur taktil-kinästhetischen Stimulation unter Einbeziehung der Finger- und Fußübungen durchgeführt. Die Kinder sitzen mit ihren Eltern auf einer Turnmatte, ein Elternteil reibt oder massiert das Kind so, wie sie es auch zu Hause durchführen. Die Therapeutin kontrolliert, überprüft, gibt weitere Anregungen und Anleitungen zur Massage. Anschließend folgen Turnübungen zur Integration der Restreflexe und zur Kopfkontrolle sowie Übungen mit einem Physioball zur Verbesserung der Stützfunktionen der Arme und Beine und zum Aufbau der Stell- und Gleichgewichtsreaktionen.

Der Aufbau der Fortbewegungsmuster orientiert sich an den motorischen Entwicklungsprinzipien und folgt somit den Entwicklungsschritten des Kleinkindes. Es werden in spielerischer Form nochmals Bewegungsformen wie Kriechen, Robben, Krabbeln eingeübt. Dieser entwicklungsorientierte Aufbau der Lokomotion ermöglicht, Lücken in den Entwicklungsphasen wie gering integrierte Restreflexe, schlecht ausgebildete Halte- und Gleichgewichtsreaktionen, unvollständige Bilateralintegration auszugleichen und aufzufüllen. Anstelle einer zu frühen Spezialisierung, dem isolierten Trainieren von Einzelfertigkeiten, tritt ein fundamentaler Aufbau des Bewegungsangebotes. Dies ermöglicht dem Kind, ein grundlegendes Bewegungs- und Handlungsrepertoire auszubilden, das ihm die Möglichkeiten und Voraussetzungen zur Verbesserung spezieller Einzelfertigkeiten gibt. Fortbewegungsmuster und Bewegungsformen werden in den verschiedensten Situationen mit unterschiedlichsten Materialien erprobt und variiert.

Zum Aufbau und zur Übung der Fortbewegung und der Auge-Hand-Fuß-

Koordination wird ein Parcours mit verschiedenen Geräten aufgebaut. Die Auswahl und Anordnung der Geräte richtet sich nach der Art der Bewegung, die geübt werden soll, und dem Entwicklungsfortschritt der Kinder. Anfangs werden nur wenige Geräte in einfacher Anordnung bereitgestellt, sodass die Kinder die Aufgaben schnell verstehen und überschauen können. Im weiteren Verlauf werden die Aufgaben so variiert, dass die Kinder die gleiche Bewegung in veränderter Situation üben. Mit zunehmender Verbesserung der Planung und Ausführung der Bewegungen der Kinder wird der Geräteaufbau komplexer, sodass erweiterte Anpassungsleistungen gefordert werden.

Übungen zum Aufbau der Lokomotion bei vorangeschrittenem Entwicklungsniveau der Kinder können nach einem Dreiviertel- bis einem Jahr von Übungen zur Praxie abgelöst werden. Die Turnübungen sowie die Bewegungsaufgaben werden von den Kindern, unterstützt durch die Eltern, durchgeführt. Die Therapeutin gibt das Programm vor und zeigt den Eltern, worauf bei jeder Übung besonders zu achten ist. Ziel ist, dass die Kinder nach und nach eigenständig arbeiten können und kaum noch die Führung der Eltern benötigen.

Der Schlussteil umfasst Schaukeln und Hüpfen auf dem Trampolin und dem Hüpfball sowie eine kurze Entspannungsphase. Beim Schaukeln und Hüpfen wird so abgewechselt, dass jedes Kind mindestens einmal jedes Gerät benutzt.

Der Abschluss der Stunde dient, wie der Einstieg, der vestibulären Stimulation, diesmal in einer freieren Situation, die weniger Konzentration erfordert. In dieser Phase der Stunde arbeiten die Kinder allein, sodass sich die Eltern an den Rand setzen und die Zeit für gemeinsame Gespräche nutzen können.

Zur Entspannung liegen die Kinder auf der Turnmatte, und die Therapeutin zählt leise bis 60, dann dürfen sie wieder aufstehen. Die Kinder sollen nach und nach lernen, ihren Körper zu entspannen und das Gefühl von Entspannung bewusst erleben. Über die Entspannungsphase ist es den Kindern möglich, zur Ruhe zu kommen und ausgeglichen nach Hause zu gehen. Der Einstieg und der Schlussteil stellen den Rahmen der Therapiestunde dar und bleiben in dieser Form während der gesamten Behandlungsdauer als feste Bezugspunkte innerhalb der Stunde bestehen.

Programmaufbau. Zu Beginn einer Behandlung sind Kinder oft noch von dem gesamten Stundenprogramm überfordert. So werden zunächst die Rollbrettübungen, die Massage mit Finger- und Fußübungen, das Schaukeln und Hüpfen sowie die Entspannung durchgeführt. Nach und nach werden weitere Übungen hinzugefügt, um das Durchhaltevermögen und die Ausdauer der Kinder zu erweitern, sodass sie nach einigen Wochen das gesamte Programm bewältigen können.

Innerhalb des Förderprogrammes kann zur nächsthöheren Entwicklungsstufe, das heißt zu einer schwierigeren Aufgabe oder dem nächsten Therapieelement, übergegangen werden, wenn das Kind die bisherige Aufgabe geschickt und zielgerichtet in motorisch richtiger Weise durchführt, es Freude und Ausdauer bei der Bewältigung einer Aufgabe entwickelt und die erlernten Bewegungsmuster in seinem Alltag anwendet. Es empfiehlt sich nicht, zum nächsten Therapieelement überzuwechseln, solange im vorhergehenden keine ausreichende Stabilität und Konstanz gegeben ist. Die Kinder, die eine Entwicklungsstufe für sich noch nicht abgeschlossen haben, zeigen beim Wechsel zur nächsten oft unangemessene Verhaltensweisen und wenig effektive und zielgerichtete motorische Reaktionen.

Der lückenlose und stabile Aufbau sensorischer und motorischer Leistungen gewährleistet ein sicheres Fundament zur Entwicklung spezialisierter Fertigkeiten. Die Erfahrung zeigt, dass, wenn die Entwicklungsstufen bis einschließlich Krabbeln fundamental und ausreichend lange geübt sind, darauf aufbauende Fertigkeiten sich von alleine einstellen. Das Kind besitzt die Fähigkeit zur Bewältigung der Aufgaben, höhere motorische Entwicklungsstufen müssen dann nicht mehr so ausgiebig geübt werden.

Es dauert unter Umständen ein Jahr oder länger, bis sich ein sicheres kreuzkoordiniertes Krabbeln mit einem adäquaten Handstütz und Kopfkontrolle einstellt. Die darauffolgenden Entwicklungsschritte können dann in verhältnismäßig kurzer Zeit erreicht werden.

Stundenstruktur. Die Übertragung der Therapieelemente auf die Stundenstruktur innerhalb eines Behandlungsverlaufs soll nun exemplarisch an drei Phasen der Behandlung dargestellt werden.

Stundenstruktur	Therapieelemente								
	A	B	C	D	E	F	G	H	I
1. Therapiephase:									
Rollbrett: Bauch, Rücken, Schneidersitz		B 1	C						
12-Punkte-Programm zur taktilen De-Sensibilisierung	A 1								
Passive Finger- und Fußübungen	A 1								
Übungen mit dem Physioball		B 1							
Ziehen und Schieben auf der Bank						F 1			
Trampolin, Schaukel, Hüpfball			C						
Entspannung		B 2							
2. Therapiephase:									
Rollbrett: Bauch, Rücken, Schneidersitz, Kniestand, Halbkniestand, Stand			C						
12-Punkte-Programm zur taktilen Wahrnehmung (täglich Material wechseln, Bürste, Lappen, Hand)	A 2								
Aktive Finger- und Fußübungen					E				
Rollschuhfahren und Hockeyspielen als Minigolf-Parcours							G	H	
Trampolin, Hüpfball, Schaukel			C						
Entspannung		B 2							

3. Therapiephase:

Rollbrett: wie vorher, zusätzlich mit zwei Stäben (Skateboard)		C		
12-Punkte-Programm zur taktilen Wahrnehmung (unterschiedliche Reize gleichzeitig wahrnehmen)	A 2			
Hüpfen (einbeinig rechts oder links), vorwärts und rückwärts balancieren über Balken, Klötze, Kreisel			F 2	H
Dreiercircuit: 3 Kinder lösen gemeinsam Aufgaben verschiedener Stationen in der Turnhalle (z. B. Ball durch Reifen werfen, den ein Kind hält, das dritte Kind fängt den Ball)				I)
Trampolin, Schaukel, Hüpfball		C		
Entspannung	B 2			

6.6. Verlauf einer Behandlung

Zu Beginn einer Behandlung ist zunächst bei den Kindern wie bei den Eltern Zurückhaltung zu beobachten. Sie müssen mit den Räumlichkeiten, dem Stundenablauf, den Übungen, den Personen vertraut werden. Die Kinder verhalten sich eher ruhig, abwartend, beobachten die anderen Kinder. Diese Eingewöhnungsphase dauert oft nur 2 bis 3 Gruppenstunden.

In dieser Phase setzt die Therapeutin die Regeln fest. Sie vermittelt die Konsequenzen, achtet auf Einhaltung der Regeln. Sie hat die Möglichkeit, Eltern und Kind gemeinsam zu beobachten und erkennt die Art ihres Umgangs und die vorhandenen Lösungsstrategien in Konfliktsituationen. In den Gesprächen mit den Eltern zeigt die Therapeutin den Eltern diese Handlungsmuster auf. Meist sind es festgefahrene Verhaltensmuster, die die Eltern allein nicht ändern können, da sie sich in den täglichen Auseinandersetzungen verfestigt haben. Die Therapeutin gibt Anregungen für Veränderungen dieser Strukturen. Sie zeigt den Eltern neue Verhaltensweisen in Konfliktsituationen, die zunächst in der Therapiesituation erprobt werden können.

Durch diese neuen Verhaltensweisen der Therapeutin und der Eltern treten teilweise heftige Auseinandersetzungen auf, die Kinder wollen an dem Gewohnten festhalten und wehren sich gegen das Ungewohnte. Diese Kinder zeigen sich oft völlig verzweifelt, hilflos und orientierungslos. In dieser Phase darf man den Kindern nicht die gewohnten Strukturen *nehmen,* sondern muss ihnen eindeutig strukturierte und fassbare Forderungen an ihr Verhalten und die Durchführung der Aufgaben *geben.* Je eindeutiger das Verhalten der Therapeutin und der Eltern ist, je klarer die Struktur und Ordnung, um so eher findet das Kind seine Orientierung. Das Ziel ist nicht, dem Kind Regeln aufzuzwingen, sondern einen Rahmen zu schaffen, der ihm Halt und

Sicherheit gibt. Die Eltern brauchen in diesen Auseinandersetzungen die Unterstützung der Therapeutin, um nicht in alte und gewohnte Verhaltensweisen zurückzufallen, in denen das Kind bestimmt und die Eltern hilflos sind. Können diese Veränderungen konsequent eingehalten werden, ist bald ein effektives und produktives Arbeiten in der Gruppe und zu Hause möglich. Die Kinder können sich auf die Übungen einstellen, sie kennen jetzt den Ablauf der Gruppenstunden, genießen die taktil-kinästhetische Stimulation und sind am Schluss der Gruppenstunde ruhig und ausgeglichen.

Zu Hause achten die Kinder oft selbst darauf, dass die Übungen zur taktil-kinästhetischen Stimulation durchgeführt werden, es ist ihnen wichtig, dass die Übungen im gewohnten Ablauf und in ihrer Vollständigkeit geübt werden. Manche Kinder erkennen selbst, dass ihnen die Übungen gut tun und stehen sogar abends aus ihrem Bett auf, um die Eltern an die „Hausaufgaben" zu erinnern. Ein Mädchen mit autistischen Zügen erzählte, dass es ihr nicht gut ginge, wenn die Übungen nicht gemacht würden.

Die ersten Besserungen im Verhalten, der Sprache und der Motorik treten oft schlagartig nach einem Vierteljahr auf. Die Eltern werden dann manchmal etwas nachlässiger bei den Hausaufgaben und kommen unregelmäßiger zu den Gruppenstunden. Durch die Fortschritte ihres Kindes lässt der Leidensdruck nach und die Eltern sehen keine Notwendigkeit mehr für die Fortführung der Behandlung.

Ein halbes bis dreiviertel Jahr nach Beginn der Behandlung kommt es oft zu einem Rückfall oder Stillstand in der Entwicklung. Das Verhalten des Kindes wirkt teilweise schlimmer als vor Beginn der Behandlung. Alte Strukturen und Verhaltensweisen wurden vom Kind aufgegeben, doch es besteht noch eine Angst vor dem Neuen. Diesen Prozess erleben die Eltern genauso schwierig wie die Kinder. Die Notwendigkeit der Veränderung ist erkannt, doch sind für viele Situationen des Alltags noch keine neuen Verhaltens- und Handlungsstrategien gefunden oder noch nicht stabil genug. Das Kind erlebt seine Eltern mit neuen Verhaltensweisen, die noch keine dauerhafte Gültigkeit besitzen. Das Kind entwickelt neue Strategien, die es auch in seinem außerhäuslichen Umfeld weiterführt. Auch hier kommt es zu Auseinandersetzungen und Misserfolgserlebnissen, bis sich die veränderten Verhaltensweisen durchgesetzt haben und von anderen anerkannt werden. Die Auseinandersetzungen sind häufig noch heftiger und verzweifelter als zu Beginn der Behandlung.

Die Eltern brauchen in dieser Zeit einen starken Rückhalt, immer wieder muss ihnen Mut gemacht werden, durchzuhalten und nicht aufzugeben. Wird diese Phase der Auseinandersetzung durchgestanden, können in der Regel stabile Veränderungen erwartet werden. In dem eindeutigen, durchschaubaren, konsequenten Verhalten der Eltern finden die Kinder eine Orientierungshilfe, die ihnen Halt und Sicherheit gibt.

Jetzt treten etwas langsamer Fortschritte und Erfolge auf. Die Verbesserungen kommen nicht so plötzlich und deutlich sichtbar wie zu Beginn, doch sie sind dauerhaft. Die Sprache der Kinder wird verständlicher, sie können nach und nach fast alle Laute und Buchstabenverbindungen sprechen. Sie entwickeln Interesse am Umgang mit Papier und Bleistift. Sie können sich selbst eine längere Zeit mit einem Spielzeug beschäftigen oder spielen mit anderen Kindern und finden erstmals Freunde. Erlerntes ist nun reproduzierbar und kann in neuen Situationen umgesetzt werden. Die Kinder entwickeln motorische Fertigkeiten, die in der Therapiesituation nicht geübt wurden. Die Eltern werden sicherer im Umgang mit ihrem Kind und finden eigene Lösungsstrategien in Konfliktsituationen. Sie haben gelernt, Ruhe und Geduld auch in extremen Situationen zu bewahren und dem Kind Eigenverantwortung für sein Verhalten zu übertragen.

Es dauert meist 1 $1/2$ Jahre, bis diese stabilen Verbesserungen beim Kind in Verhalten, Motorik, Sprache und Schrift erreicht sind. Die Eltern brauchen diese Zeit, um die Probleme ihres Kindes und die daraus resultierenden Verhaltensweisen zu verstehen und entsprechend darauf reagieren zu können. Bei schwerbehinderten oder mehrfachbehinderten Kindern dauert diese Phase insgesamt länger, die Erfolge sind entsprechend den individuellen Bedingungen der Kinder geringer.

Ist ein Zustand der Stabilität erreicht, kann die Therapie beendet werden. Meistens kann auch nach einem Zeitraum von 1 $1/2$ bis 2 Jahren eine Therapiemüdigkeit bei den Eltern beobachtet werden. Sie kommen unregelmäßiger, die Gründe für das Nichterscheinen wirken vorgeschoben. Durch geschicktes Nachfragen sollte die Therapeutin versuchen, die Hintergründe herauszufinden, warum Eltern die Therapie nicht mehr in Anspruch nehmen wollen oder können. Es ist die Aufgabe der Therapeutin, die Eltern in dem einen Fall von der bestehenden Notwendigkeit der Therapie zu überzeugen oder sie im anderen Fall mit gutem Gewissen zu entlassen.

6.7. Anwendungsbeispiele

Unser Konzept kann den Erfordernissen der verschiedenen Störungen/Behinderungen angepasst werden, ohne die individuellen Unterschiede in der Entwicklung der Kinder zu vernachlässigen. Anstelle von Fallbeschreibungen haben wir unsere Erfahrungen in der Therapie mit Kindern verschiedener Störungsbilder oder Behinderungen zusammengefasst. Wir stellen verschiedene Störungsbilder dar, die *Abweichungen* vom Konzept erfordern. Bei den anderen Kindern können nach unseren Erfahrungen die Elemente der Therapie in ihrer chronologischen Reihenfolge eingesetzt werden.

Die Falldarstellung einzelner Kinder beinhaltet – bei gleicher Störung – individuelle Bedingungen, die sich nicht verallgemeinern lassen. Die Biografien und Anamnesen sind (unabhängig von den sensomotorischen Störungen) stark geprägt von dem jeweiligen Umfeld des Kindes. Die speziellen Gesichtspunkte und die Varianten des Konzepts bei verschiedenen Störungsbildern haben wir nach unseren Erfahrungen zusammengestellt. Um den unterschiedlichen Bedingungen der Kinder in einer Gruppentherapie gerecht zu werden, ist es notwendig, eine gute Zusammenarbeit mit den Eltern zu erreichen. Das Therapeutenverhalten und die Lehrerberatung gehören ebenfalls zu den individuell abgestimmten Maßnahmen.

6.7.1. Hyperaktivität

Das als besonders störend empfundene Verhalten von hyperaktiven Kindern hat zur Folge, dass die Kinder besonders häufig Schwierigkeiten in ihrem sozialen Umfeld haben. Auch Lehrer/Erzieher fühlen sich durch das Verhalten dieser Kinder besonders gefordert. Für die Behandlung der Kinder ist eine gute und fundierte Aufklärung und Beratung besonders wichtig. In der Diagnostik sollte besonders auf die Sensorische Integrationsstörung geachtet werden.

Wir haben zwei Gruppen dieser Kinder gefunden; die eine Gruppe sind Kinder mit Störungen im vestibulären Bereich. Es sind die Kinder mit den typischen, in der Differenzialdiagnostik beschriebenen Störungen. In der Mototherapie richten wir besondere Aufmerksamkeit auf den vestibulären Bereich. Die vestibuläre Stimulation muss regelmäßig zu Hause weitergeführt werden. Empfehlungen an die Eltern könnten sein, eine Schaukel im Garten zu errichten oder das Kind in einer Hängematte schlafen zu lassen.

Die andere Gruppe sind Kinder, die ähnliche Verhaltensweisen zeigen, aber ihre besonderen Schwierigkeiten im taktil-kinästhetischen Bereich haben. Die Kinder sind in der Regel taktil überempfindlich und haben einen niedrigen Muskeltonus. Sie verweigern oder vermeiden Blickkontakt und zeigen auch sonst einige Verhaltensweisen, die an autistische Züge erinnern. Bei diesen Kindern sollten während der gesamten Therapiedauer die Übungen zur taktilen Stimulation durchgeführt werden. Bei Besserung des Verhaltens darf die taktile Stimulation nicht abgebrochen werden, sondern sollte noch einige Monate fortgeführt werden.

6.7.2. Autistische Züge

Die Verarbeitung taktiler und vestibulärer Reize ist bei Kindern mit autistischen Zügen besonders problematisch. Die Beobachtung dieser Kinder zeigt immer wieder Schwierigkeiten in den unterscheidenden Systemen der taktilen Wahrnehmung. Reize auf der Haut oder Gerüche werden von den Kindern, unabhängig von der Bedeutung für das Kind, gleich stark wahrgenommen. So entsteht eine Reizüberflutung, die von den meisten Kindern mit Rückzug beantwortet wird. In vielen Fällen reagieren die Kinder mit heftiger Abwehr, die als Aggression ausgelegt wird. Zufälliges Anstoßen und unabsichtliches Ansehen können bei den Kindern zu heftigen Ausbrüchen führen. Bei diesen Kindern hat sich das situative „Festhalten" (Prekop) als Einstieg in die Therapie bewährt.

Diese Kinder müssen in Einzeltherapie lernen, fremdvermittelte Reize zu akzeptieren. Ein schrittweises Gewöhnen an taktil-kinästhetische Reize durch das Programm der taktilen Stimulation gehört in die Anfangsphase der Einzeltherapie. Daran sollten sich Übungen mit Druck und Zug anschließen, zusätzlich sollte das Kind mit „Drücken und Stauchen" stimuliert werden. Das Einzelprogramm sollte mit den Übungen wie Schaukeln, Springen und Hüpfen abgerundet werden. Bei Stabilisierung des Verhaltens kann das Kind an andere Kinder gewöhnt werden. Zuerst wird mit einem weiteren Kind geturnt, bis die Gruppe nach und nach auf vier Kinder vervollständigt werden kann. Wir haben auch bei diesen Kindern die Erfahrung gemacht, dass es günstig ist, Kinder mit autistischen Zügen in einer gemeinsamen Gruppe zu fördern. Wenn die Kinder der Gruppe einige Zeit miteinander auf dieser Stufe des Programms geübt haben, kann bei Verhaltensbesserung schrittweise nach dem Konzept vorgegangen werden.

6.7.3. Aggressive Verhaltensweisen

Für die Intervention bei aggressiven Kindern ist die Differenzialdiagnostik von besonderer Bedeutung. Die Ursachen für Aggressivität können sehr unterschiedlich sein. Wir beziehen die folgenden Ausführungen auf Kinder, die auf der Grundlage von Wahrnehmungs- und Bewegungsstörungen sekundäre Verhaltensstörungen im Sinne von Aggressionen entwickelt haben.

Wir unterscheiden zwei Gruppen von aggressiven Kindern nach deren speziellen Grundstörungen. Die eine Gruppe zeigt in der Motodiagnostik und Verhaltensbeobachtung übereinstimmend Störungen im vestibulären Bereich. Nach einer längeren Beobachtung durch Eltern und Lehrer, die möglichst schriftlich festgehalten werden sollte, zeigen sie in ganz bestimmten Situationen dieses aggressive Verhalten. Es handelt sich um ein reaktives Verhalten auf Situationen, in denen sich Kinder unsicher, aus dem Gleichgewicht gebracht fühlen. Diese Kinder gehören oft zur Gruppe der vestibulär unterempfindlichen Kinder. Zur Hyperaktivität dieser Kinder hat sich im Laufe der Zeit, durch ihre Ungeschicklichkeit und ihre motorischen Steuerungsprobleme bedingt, das aggressive Verhalten herausgebildet. Bei Schulkindern kann sich das Verhalten so verselbstständigt haben, dass nur über eine sorgfältige Diagnostik die ursprüngliche Wahrnehmungsstörung gefunden werden kann.

Die Förderschwerpunkte sind dieselben wie die bei den hyperaktiven Kindern. Zusätzlich ist eine umfassende Beratung von Eltern und Lehrern wichtig. Die Kinder benötigen täglich eine geordnete und zielgerichtete vestibuläre Stimulation. Schaukel, Hängematte oder Trampolin sollten für den Unterricht und zu Hause zur Verfügung stehen. Die Aufklärung der Eltern und Lehrer über die Ursachen und Zusammenhänge des kindlichen Verhaltens helfen, die Angriffe des Kindes als Ausdruck seiner Wahrnehmungsstörung zu verstehen. Mit der Normalisierung der vestibulären Wahrnehmung werden die Kinder ihre aggressiven Verhaltensweisen ablegen und Freunde gewinnen können.

Die zweite große Gruppe der Kinder mit aggressivem Verhalten sind Kinder mit taktiler Überempfindlichkeit. In der Differenzialdiagnostik sind viele Übereinstimmungen mit den Kindern mit autistischen Zügen zu finden. Bei weitgehender Übereinstimmung von Motodiagnostik und Verhaltensbeobachtung im taktilen Bereich ist der Einstieg in die Therapie am besten über die taktil-kinästhetische Stimulation und über das 12-Punkte-Programm zur taktilen Wahrnehmung (A 1 und A 2) zu erreichen.

Das Verhalten dieser Kinder stellt hohe Anforderungen an das Verständnis und die Geduld ihres Umfeldes. Die Kinder werden oft ohne erkennbaren Anlass wütend und lassen sich durch verbale Intervention des Erwachsenen selten stoppen. Die körperliche Nähe von Personen wird von diesen Kindern als bedrohlich empfunden. Nach Überschreiten der individuellen Belastbarkeit des Kindes wird die empfundene Bedrohung mit Wutausbrüchen und Zerstörungswut beantwortet.

Die schrittweise taktile Desensibilisierung und bessere taktile Diskrimination hat auf die Kinder eine positive Wirkung. Nach erfolgreicher Normalisierung der taktilen Wahrnehmung können die Kinder die Nähe von Personen immer besser aushalten und ihre Belastbarkeit wird deutlich erhöht.

6.7.4. Dyspraxie

Die Förderung von dyspraktischen Kindern ist besonders abhängig von einer gründlichen Diagnostik. Die Unterscheidung von ideatorischer und ideomotorischer Dyspraxie hat ganz unterschiedliches Therapeutenverhalten zur Folge (siehe 4.4. Differenzialdiagnostik).

Kinder mit ideatorischer Dyspraxie sollten einer Gruppe von Kindern angegliedert werden, die den dyspraktischen Kindern die Übungen vormachen können. Die Kinder mit ideatorischer Dyspraxie haben Schwierigkeiten, einen Bewegungsplan zu entwerfen. Sie lernen am besten durch „Abgucken" und Nachahmen. Verbale Erklärungen sollten erst eingesetzt werden, wenn die Übungen mehrfach gemacht wurden. Der Bewegungsplan kann dann Schritt für Schritt von den Kindern verinnerlicht und abgerufen werden. Erfindungsübungen oder kreative Spiele überfordern diese Kinder, sie haben sehr oft ein stereotypes Spielverhalten.

Die ideomotorische Dyspraxie ist dadurch gekennzeichnet, dass diese Kinder den Bewegungsplan entwerfen und erklären können. Bei der Bewegungsausführung zeigen sich ihre Schwierigkeiten: Sie können den Plan nicht durchführen. Die Therapeutin kann diesen Kindern am besten helfen, indem sie ihnen Arme und Beine führt. Es sollte mit einfachen Übungen begonnen werden. Bei zunehmender Bewegungserfahrung und deren Speicherung kann zu Bewegungskombinationen übergegangen werden. In der Regel können die Kinder in relativ kurzer Zeit die gelernten Bewegungsmuster abrufen und auch auf andere Situationen übertragen.

6.7.5. Down-Syndrom

Die Behandlung von Kindern mit Down-Syndrom zielt auf die symptomatische Behandlung der typischen motorischen Störungen. Bei den Kindern sind die hypotone Muskulatur und die damit verbundenen taktil-kinästhetischen Probleme besonders auffällig. Der mangelnde Krafteinsatz und die mangelhafte Kraftdosierung der Kinder ist ebenso eine Folge dieser Grundstörung, genauso wie die genaue Steuerung von Bewegungen.

Die Kinder zeigen Körperschemastörungen, besonders in der Bilateralintegration und beim Überkreuzen der Körpermitte. Die Halte- und Stützfunktionen von Armen und Händen sind bei den meisten Kindern schlecht ausgebildet. Die Sprachentwicklung ist bei diesen Kindern verzögert, oft ist die Aussprache verwaschen. Wir haben das Konzept bei diesen Kindern deshalb folgendermaßen abgewandelt:

Die Übungen zur kinästhetischen Wahrnehmung, besonders die Druck- und Zugübungen, die Übungen am großen Ball und die Finger- und Fußübungen werden während der ganzen Therapiedauer wiederholt. Die taktile Stimulation mögen die Kinder am liebsten, wenn sie eingecremt werden. Ein weiterer wichtiger Baustein in der Therapie ist das Krabbeln. Die Verbindung von Handstütz, Kopfkontrolle und der Stützfunktion von Armen und Beinen wirkt sich besonders günstig auf die zuvor genannten Probleme aus. Wir haben den Parcours so abgewandelt, dass die Druck- und Zugübungen und das Krabbeln in jeder Stunde kurz wiederholt werden. Nach den jeweiligen Fortschritten werden dann weitere Übungen zur Lokomotion hinzugenommen.

Eine weitere Ausnahme ist die Gruppenzusammensetzung. Bei diesen Kindern hat es sich bewährt, sie bis zum Alter von etwa 4 bis 7 Jahren in einer Gruppe zusammenzufassen. Nach guten Fortschritten lassen sich die Kinder erfolgreich in Gruppen mit nichtbehinderten Kindern integrieren.

6.7.6. Mehrfachbehinderungen

Die symptomatische Behandlung der psychomotorischen Störungen ist die Grundlage der Mototherapie bei mehrfachbehinderten Kindern. Bei vielen dieser Kinder tritt neben der Mehrfachbehinderung eine Sinnesbehinderung auf. Bei der Behandlung der hör- oder sehbehinderten Kinder ist Folgendes zu beachten: Hörgestörte Kinder sollten Übungen ohne visuelle Kontrolle nur durchführen, wenn sie keine Ablehnung zeigen. Fällt bei Hörgestörten ein zusätzlicher Sinneskanal (Augen) aus, können die Kinder von existenziellen Ängsten bedroht werden.

Als Gruppentherapie wird in den meisten Fällen nur das Basisprogramm aus dem taktil-kinästhetischen und vestibulären Bereich in Frage kommen. Die Mototherapie kann bei diesen Kindern nur Begleittherapie zur Verbesserung des motorischen Verhaltens sein. Nach ausgiebiger und langfristiger Basisstimulation können die systematischen Übungen zur Stellungsintegration in das Gruppenprogramm aufgenommen werden. Die Lokomotion, das Robben und Krabbeln, wird erst später Bestandteil der Gruppenstunde.

Es ist wichtig, in regelmäßigen Abständen Übungselemente zu wiederholen; einige Bewegungsmuster werden den Kindern nicht mehr verfügbar sein und können damit nicht in der Alltagsmotorik eingesetzt werden. Ständiges Wiederholen hilft den Kindern, ihr Bewegungsrepertoire zu vervollständigen. Bei diesen Kindern ist ein regelmäßiger Stundenablauf mit fester Reihenfolge der Übungen besonders wichtig. Wird die Stundenstruktur von den Kindern angenommen, können kleine Veränderungen eingebracht werden. Diese Varianten sollten sich allerdings über mehrere Stunden wiederholen.

6.7.7. Störungen der Augenmuskelkontrolle (Schielen)

Die Koordination der Augen wird zentral gesteuert und ist daher gut über die Mototherapie zu beeinflussen. Der Zusammenhang von Handstütz, Nackenmuskulatur und Kopfkontrolle mit der Koordination der Augen ist in Kapitel 2 (Grundlagen) genau erläutert.

Nach unseren Erfahrungen verbessert sich die Augenkoordination durch systematische Übungen zur Stellungsintegration und Körpersymmetrie, ergänzt durch vestibuläre Stimulation. Den Eltern dieser Kinder raten wir, die Übungen zu Hause, schrittweise aufgebaut, täglich durchzuführen. Von großer Bedeutung ist es dabei, dass die Kinder genau hinschauen, was sie tun. Das korrekte Fixieren ist die Grundbedingung für eine ausreichende Augenmuskelkontrolle. Nach unseren Erfahrungen können Kinder nach intensiver Frühbehandlung oft ohne Operation zu befriedigender Augenmuskelkontrolle kommen.

6.7.8. Athetoide und ataktische Mitbewegungen

Als Restsymptomatik nach Frühbehandlungen behalten die Kinder manchmal Mitbewegungen, die sich störend auf ihr Bewegungsverhalten auswirken. Auch nicht vorbehandelte Kinder können assoziierte Bewegungen aufzeigen, meist in Verbindung mit einer Zentralen Koordinations- und Tonusstörung. Diese Kinder wirken unruhig und unkonzentriert, weil sie ständig in Bewegung sind. Die Mitbewegungen können von den Kindern nicht unterdrückt werden und verstärken sich bei Anspannung und Stress.

Die intensive Stimulation der Basissinne ist der Einstieg in die Therapie. Dieser Schwerpunkt der Förderung sollte die ganze Therapie über beibehalten werden. Nach und nach können die grobmotorischen Bewegungsmuster eingeführt werden. Die großräumigen Bewegungen müssen so lange trainiert werden, bis die assoziierten Bewegungen weitgehend unterdrückt werden können. Die folgenden Bewegungsmuster werden schrittweise eingeübt, und erst bei jeweils ausreichender Automatisierung sollte im Programm vorangeschritten werden. Bei der Übung der Grobmotorik ist bei den Kindern mit athetoiden Bewegungen das passive Führen von Armen und Beinen eine Hilfestellung für ein adäquates Feedback. Es erleichtert den Kindern die Speicherung und Abrufbarkeit der neuerlernten Bewegungen.

Die Kinder mit ataktischen Bewegungen müssen dagegen angehalten werden, Blickkontakt zu ihren Armen und Beinen in der Bewegung zu halten. Nur durch die visuelle Steuerung der Bewegung ist das zielgerichtete Führen von Händen oder Füßen möglich. Die Automatisierung der gelernten Bewegungen dauert relativ lange, ist dann aber sicher abrufbar. Eine gute Ergänzung zur Förderung ist das therapeutische Reiten (Gäng 2004).

6.7.9. Sprachstörungen

Bei Sprachstörungen auf der Grundlage von Bewegungsstörungen ist der Schwerpunkt der Therapie von der Art der Störung abhängig. Kinder mit verzögerter Sprachentwicklung haben häufig taktil-kinästhetische Wahrnehmungsstörungen und Schwierigkeiten mit der Fingerdifferenzierung. Die Sprachanbahnung und Sprachförderung wird deshalb besonders durch eine intensive taktil-kinästhetische Stimulation in Verbindung mit aktiven und passiven Finger- und Fußübungen angeregt. Die Eltern sollen diese Übungen zu Hause weiterführen und durch Fingerspiele ergänzen.

Dysgrammatismus und Dyslalien finden sich bei vielen Kindern mit vestibulären Wahrnehmungsstörungen. Die auditive Unterscheidung von ähnlich klingenden Buchstaben (g und k) und deren exakte Aussprache sind bei diesen Kindern häufig gestört. Wir geben für diese Kinder, zur Unterstützung ihrer täglichen Übungen zu Hause, einige Hinweise zur vestibulären Stimulation. Dazu gehören Schaukeln, Trampolinspringen, Schlafen in der Hängematte und, wenn möglich, auch Reiten.

Kinder mit Sprachstörungen haben zu den genannten motorischen Auffälligkeiten Bilateralintegrationsstörungen im Sinne einer Hemisymptomatik. Diese Seitendifferenz kann als eine mangelhafte interhemisphärische Kommunikation interpretiert werden. Als Folge einer SEV zeigen diese Kinder oft Teilleistungsstörungen im Bereich Lesen und Schreiben. Diesen Kindern raten wir, zu Hause besonders die Übungen zur Stellungsintegration und Hemmung der Restreflexe weiterzuführen. In der Gruppentherapie werden die Schwerpunkte auf die taktil-kinästhetische Stimulation und als Ergänzung auf die passiven und aktiven Finger- und Fußübungen gelegt. Diese Therapieelemente werden in den Gruppen durchgeführt, bis sich eine deutliche Besserung der Sprache zeigt. Die Übungen der genannten Therapieelemente sollten ständig variiert oder ergänzt werden, um sie für die Kinder interessant zu gestalten.

7. Praxis der Mototherapie

Im folgenden Kapitel werden geeignete Übungen zu den einzelnen Therapieelementen beschrieben. Die Übungen innerhalb eines Therapieelementes sind hierarchisch geordnet, das heißt vom Leichten zum Schweren, vom Einfachen zum Komplexen. In der Therapie finden zunächst die leichten und weniger komplexen Übungen ihre Berücksichtigung, mit zunehmender Verbesserung der neurologischen Organisation und Ausdauer der Kinder können schwierigere und umfassendere Übungen angeboten werden. Viele der beschriebenen Übungen können nicht nur einem Therapieelement zugeordnet werden, sondern beinhalten verschiedene therapeutische Gesichtspunkte. So können anhand einer Übung mehrere Zielsetzungen verfolgt werden.

Die ausführliche Beschreibung einer Übung findet sich bei dem Therapieelement, dessen Ziele hauptsächlich durch die Übung erreicht werden soll (bei den anderen Therapieelementen werden sie als voraussetzende und/oder ergänzende Übungen erwähnt).

Die Übungen zur Fortbewegung werden anhand eines Geräteparcours mit 4–5 Stationen geübt. Dadurch werden die Übungen attraktiv und interessant für die Kinder, lange Wartezeiten vor den einzelnen Übungen können vermieden und alle Kinder gleichzeitig beschäftigt werden. Der Bewegungsparcours enthält zunächst einfache, leicht überschaubare Aufgaben, die nach und nach erweitert und dadurch komplexer werden. Das Bewegungsmuster wird in vielseitigen Situationen geübt, sodass eine Generalisierung und Automatisierung des Musters erreicht werden kann. In der Übungssammlung wird ein grundlegender Geräteaufbau als einfacher Parcours beschrieben. Er kann durch weitere Geräte und erweiterte Aufgabenstellung ergänzt werden. Anhand dieses Geräteparcours können verschiedene Fortbewegungsmuster geübt werden; aufeinanderfolgende Fortbewegungsmuster werden innerhalb des Geräteparcours in der Übergangsphase zur nächsten Entwicklungsstufe kombiniert.

Die Hinweise zur Durchführung beinhalten die Beschreibung des gewünschten Bewegungsmusters, Anregungen zur Gestaltung der Übungssituationen in der Behandlung und zu Hause sowie mögliche Hilfestellungen für eine Übung. Hilfestellungen sollen dem Kind ermöglichen, die Richtung einer Bewegung sowie die erforderlichen Handlungsschritte zum Erreichen eines Zieles zu erkennen, sie sollen dem Kind nicht seine eigene Aktivität und seinen Einsatz abnehmen.

Bei dieser Übungssammlung handelt es sich um eine Reihe von Übungen, die von uns in der Praxis auf Durchführbarkeit und Effektivität erprobt wurden. Die Auswahl von Übungen kann natürlich durch geeignete Aufgaben erweitert und ergänzt werden.

7.1. Taktil-kinästhetischer Bereich

7.1.1. Taktil-kinästhetische Stimulation (Therapieelement A 1)

Die taktil-kinästhetische Stimulation erfolgt durch eine Art Massage des ganzen Körpers des Kindes unter besonderer Berücksichtigung der Finger, der Füße und des Mundes.

Hand: Das Kind sitzt im Schneidersitz vor einem Elternteil. Eine Hand, das heißt Innenfläche, Handgelenk und Finger, wird von Mutter/Vater mit festem Druck massiert (geknetet). Die Finger werden an ihren Außenseiten mit kreisenden Bewegungen etwas lang gezogen.

Passive Fingerübungen: Die Handinnenfläche ist bei den folgenden Übungen zum Kind gewendet, sodass es die Übungen beobachten kann. Die einzelnen Finger, vom Daumen zum kleinen Finger, werden angebeugt und gestreckt, wobei immer etwas Druck auf die Fingerglieder und Fingergelenke ausgeübt wird. Die Finger werden in allen Gelenken gebeugt und gestreckt, dabei soll besonders auf die Rotation des Daumens im Daumengrundgelenk geachtet werden. Die Daumenspitze zeigt dann zum kleinen Finger, der Fingernagel des Daumens weist nach vorne. Die Finger, die nicht an der Übung beteiligt sind, werden gestreckt festgehalten.

Jeder Finger der Hand wird mit dem Daumen zusammengeführt. Die Daumenspitze sowie die Spitze des Fingers stehen aufeinander, sie bilden einen Kreis, die restlichen Finger bleiben gestreckt.

Faust: Die Hand wird zu einer Faust geballt, der Daumen legt sich über die Mittelglieder der Finger. Auf die Faust wird fester Druck ausgeübt, anschließend wird die Hand wieder geöffnet und die Finger werden gespreizt.

Gelenke: Die Hand des Kindes wird festgehalten und mit dem Unterarm im Ellbogengelenk gedreht (Pronation und Supination der Hand).

Arm: Der Arm derselben Seite wird mit der Handinnenfläche gerieben. Es wird mit festem Druck zum Rumpf hin gerieben, vom Rumpf weg wird nur leicht gestrichen. Anschließend werden die Massage von Hand, Finger und Arm sowie die passiven Fingerübungen auf der anderen Seite wiederholt (Abb. 45).

Kopf: Die gesamte Kopfhaut wird massiert wie beim Haarewaschen. Die Ohren und das Gesicht werden leicht massiert. Die Lippen werden spitz geformt, leicht nach vorne gezogen und von der Mitte zu den Mundwinkeln hin ausgestrichen. Vom Kinn wird über den Bereich des Gaumens zum vorderen Halsbereich gestrichen. Anschließend werden hinterer Halsbereich, Nacken und Schultern massiert.

Bauch und *Rücken:* Das Kind liegt jetzt vor seiner Mutter/seinem Vater. Der Bauch wird mit der flachen Hand in kreisenden Bewegungen im Uhrzeigersinn massiert. Die Richtung der Kreisbewegungen muss berücksichtigt werden, da die Bewegungen des Dickdarms in derselben Richtung erfolgen. So kann mit der Massage die Darmtätigkeit positiv unterstützt werden (Abb. 46).

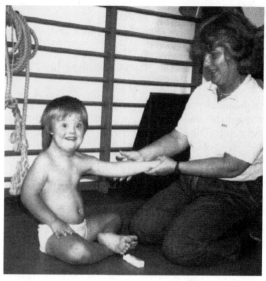

Abb. 45: Armreiben ▲

Abb. 46: Kreisende Bauchmassage

Der Rücken wird mit einer Hand oder mit beiden Händen in derselben Richtung gerieben und massiert. Es sollte nie direkt auf der Wirbelsäule massiert werden.

Fuß: Das Kind sitzt im Langsitz vor der Mutter, auf aufrechte Körperhaltung achten. Ein Fuß, das heißt die Fußsohle, die Zehen, die Ferse und das Sprunggelenk, werden (wie die Hand) mit festem Druck massiert (geknetet). Die Zehen werden einzeln an ihren Außenseiten mit kreisenden Bewegungen etwas lang gezogen.

Passive Fußübungen: Alle fünf Zehen eines Fußes werden in den Zehengrundgelenken auf- und abbewegt. Der Fuß ist dabei gebeugt und wird in gerader Linie zum Unterschenkel gehalten. – Der Fuß wird in gerader Linie vor- und zurückgebeugt. Beim Anbeugen wird leichter Druck auf die Fußsohle in Richtung des Kindes ausgeübt, die Streckung des Fußes wird durch Zug weg vom Kind und Druck auf die Oberseite des Fußes verstärkt. – Der Fuß wird im Sprunggelenk gedreht, wobei auf die Kreisbewegung nach allen Seiten geachtet werden soll.

154

Bein: Das Bein derselben Seite wird mit der flachen Hand gerieben. Wieder wird starker Druck zum Rumpf hin ausgeübt, vom Rumpf weg wird die Hand nur leicht zurückgezogen, wobei sie nie ganz den Kontakt zum Bein verliert. Anschließend werden die Übungen am anderen Fuß und Bein wiederholt. Den Abschluss dieser Massage bildet ein liebevolles Kneifen in den Po.

Hinweise zur Durchführung der taktil-kinästhetischen Stimulation:

Die Massage oder das Abreiben sollte in einer feststehenden Reihenfolge durchgeführt werden, sodass sich das Kind selbst auf die Übung einstellen kann. Es kann vorausschauen, welche Körperteile noch massiert werden müssen, um so seine Aufmerksamkeit und Konzentration selbst zu lenken. Das Abreiben wird immer mit der Hand (ohne Material) durchgeführt. Stoffe, Frotteehandschuh, Massagebürste können ein Zuviel an Reizinformationen darstellen, die das Kind noch nicht verarbeiten kann. Die Berührung der Haut mit der Hand lässt eine intensivere Beziehung zwischen den beiden Personen entstehen.

Bei Kindern, die eine sehr trockene Haut haben oder zu Hautausschlägen neigen, können bei der Massage spezielle Öle oder Cremes eingesetzt werden, auch durchblutungsfördernde Massageöle können Verwendung finden. Es sollte jedoch darauf geachtet werden, dass ein Kontakt zwischen Hand und Haut erhalten bleibt, die Hand sollte nicht über die Haut weggleiten. Die Massage kann mit spielerischen Elementen wie z. B. Fingerspielen, Sprechversen oder Erzählungen verknüpft werden. Wichtig ist jedoch der enge Kontakt zwischen der Person, die massiert, und dem Kind.

Die taktil-kinästhetische Stimulation zeigt Erfolge, wenn das Kind die Reize adäquat verarbeiten kann. Stark ablehnende und abwehrende Reaktionen des Kindes deuten auf eine schlechte Verarbeitung der Reize hin. Deshalb müssen die Reaktionen und Signale des Kindes genau beobachtet und im Zusammenhang mit seinen Störungen und Problemen gedeutet werden.

Berührungen an Hand und Unterarm werden oft am ehesten toleriert, da diese Körperteile vielen Berührungen ausgesetzt sind. Oft ist ein Einstieg zur Massage an Hand und Unterarm ratsam, wenn das Kind starke, abwehrende Reaktionen an anderen Körperteilen zeigt. Wird die Berührung an Hand und Unterarm toleriert, kann die Massage schrittweise auf den ganzen Körper ausgedehnt werden. Stark abwehrende Reaktionen können oft am Kopf, im Gesicht und an den Füßen beobachtet werden. Die flache Hand auf den Kopf oder den Fuß legen, mit beiden Händen gleichmäßigen, nicht zu festen Druck auf den Kopf bzw. Fuß ausüben, dies wird von den Kindern anfangs eher akzeptiert und löst positivere Reaktionen aus. Die Berührung am Rücken kann, da die visuelle Kontrolle fehlt, oft nicht genau eingeschätzt werden. Die sprachliche Begleitung der Handlung hilft dem Kind, die Berührung am Rücken einzuordnen.

Taktil überempfindliche Kinder können einen festen und eindeutigen Reiz, der die Rezeptoren der Muskeln und Sehnen aktiviert, besser einordnen als eine leichte streichelnde Berührung. Deshalb ist es wichtig, bei einem taktil überempfindlichen Kind mit festem und eindeutigem Druck zu reiben. Dieses Reiben kann mit „Drücken und Stauchen" kombiniert werden. Das Kind zieht im Sitzen seine Knie an den Bauch. Ein Elternteil umfasst das Kind von hinten mit den Armen und drückt es fest an sich. Dabei wird das Kind leicht angehoben. Plötzlich wird das Kind losgelassen, es plumpst auf eine weiche Unterlage.

Bei Kindern, die taktile und kinästhetische Reize nur ungenügend empfinden, sollte die taktil-kinästhetische Stimulation ebenso mit sehr festem Druck durchgeführt werden. Ihre Reizschwelle liegt so hoch, dass sie normale Berührung nicht empfinden. Dieses feste Reiben kann mit einem Kratzen mit den Fingerspitzen oder einem kurzen Festhalten variiert werden. Veränderte Reize schaffen neue Aufmerksamkeit. Da jedes Kind anders auf die Massage reagiert, müssen die Signale des Kindes genau beobachtet werden, um die Art des Reibens mit dem entsprechenden Druck zu finden, die am angenehmsten auf das Kind wirkt. Als Ergebnis der Stimulation sollte sich eine gleichmäßige

Rötung an allen massierten Körperteilen einstellen, die langsam auftritt und gleichmäßig zurückgeht.

Oft ist eine langfristige Anwendung über viele Monate, teilweise bis zu einem Jahr oder länger erforderlich, bis sich ein Erfolg einstellt. Eltern berichten schon nach wenigen Wochen, dass das Kind sie an die Übung erinnert, die Stimulation fordert und auch selbst äußert, dass sie ihm guttut. Eine Überführung der Stimulation in das Programm zur taktilen (De-)Sensibilisierung sollte erst dann erfolgen, wenn das Kind die Stimulation positiv annimmt, die Rötung konstant eintritt und Verhaltens- und Reaktionsweisen des Kindes eine positive Veränderung aufzeigen.

Die taktil-kinästhetische Stimulation wird von den Eltern als Hausaufgabe einmal täglich zu Hause durchgeführt. Sie sollte nach Möglichkeit fest in den Tagesablauf integriert werden, sodass die Übung immer zu einem festen Zeitpunkt erfolgt. Es hat sich bewährt, die Übungen abends vor dem Schlafengehen durchzuführen. Den Eltern sollte die taktil-kinästhetische Stimulation nie als therapeutische Maßnahme vermittelt werden, sondern es sollte eine Übung sein, die ihnen und ihrem Kind Spaß macht, in die sie ihre eigenen Ideen integrieren und die mehr zu einem Ritual wird als zu einer Übung. Zur Unterstützung der Wahrnehmungsintegration sollte das Kind auch zu Hause viel schaukeln und hüpfen (Hüpfball, Trampolin, Federkernmatratzen).

Ziele der taktil-kinästhetischen Stimulation:
- Verbesserung der taktilen Wahrnehmungsverarbeitung
- Verbesserung der Tiefen- und Muskelwahrnehmung
- Integration verschiedener Wahrnehmungsreize
- Ausbildung des Körperschemas
- Verbesserung der Kommunikations- und Interaktionsfähigkeit
- Stabilisierung des emotionalen Verhaltens

7.1.2. Übungen zur taktilen Wahrnehmung (Therapieelement A 2)

Die Übungen zur taktilen Wahrnehmung sind zu einem *Programm in 12 Phasen* zusammengefasst, das eine taktile Sensibilisierung bzw. Desensibilisierung bewirkt, als Voraussetzung zur besseren Differenzierung und Diskrimination taktiler Reize. Die Übungen zur taktilen Wahrnehmung sollten an die taktil-kinästhetische Stimulation anschließen.

Material: Waschlappen, Frotteetücher, Luffa-Schwamm, Massage-Handschuh, verschiedene Bürsten, Schwämme und Pinsel, verschiedenartige Stoffe (Seide, Samt, Viskose, Baumwolle, Wollstoffe etc.), Federn. Material für Tastspiele: Holzklötzchen, Spielzeug, Alltags- und Gebrauchsmaterialien etc.

1. Phase: Die Haut des Kindes wird, wie bei der taktil-kinästhetischen Stimulation beschrieben, mit einem trockenen Waschlappen abgerieben. Besondere Beachtung findet dabei der Mundbereich, wenn Auffälligkeiten und Störungen in der Sprachmotorik gegeben sind. Frotteebezüge im Bett wirken anregend und unterstützen die Wirkung der Massage.

2. Phase: Bei guter Hautreaktion (leichte Rötung) in der 1. Phase kann nun anderes Material, z. B. Luffa-Schwamm, Massage-Handschuh oder Ähnliches eingesetzt werden. Wieder wird der ganze Körper mit einem ausgewählten Material abgerieben.

3. Phase: Nun werden zwei verschiedene Materialien eingesetzt. So können beide Arme mit einem Frotteetuch, beide Beine mit einem Schwamm abgerieben werden. Ähnlich wird mit Bauch und Rücken verfahren, z. B. wird

der Bauch mit dem Frotteetuch, der Rücken mit dem Schwamm abgerieben. So werden verschiedene Materialien ausprobiert.

4. Phase: Anstelle zweier verschiedener Materialien kann auch ein Material in verschiedenen Temperaturen, wie oben beschrieben, eingesetzt werden, dazu kann z. B. ein Waschlappen im Kühlschrank gekühlt, der andere auf der Heizung angewärmt werden.

5. Phase: Unterarme und Hände bzw. Unterschenkel und Füße werden mit Wechselduschen oder Wechselbädern mit kaltem und warmem Wasser gereizt.

6. Phase: Täglich wird nur noch eine kleine Hautregion, das heißt Hände oder Füße oder das Gesicht abgerieben.

7. Phase: Hände oder Füße werden abgerieben, wobei an jeder Hand bzw. an jedem Fuß ein anderes Material ausprobiert wird. Es sollten nicht mehr als zwei verschiedene Materialien eingesetzt werden.

8. Phase: Pro Tag wird ein Material ausgewählt, z. B. Feder, Pinsel, verschiedenartige Stoffe, mit dem verschiedene Stellen des Körpers stimuliert werden. Täglich wird ein anderes Material ausgewählt.

9. Phase: Pro Tag wird mit einem bekannten Material eine Stelle des Körpers abgerieben. Das Kind soll nun raten, um welches Material es sich handelt und welche Stelle des Körpers damit stimuliert wird. Dies wird an verschiedenen Körperteilen ausprobiert.

10. Phase: Die Übung der 9. Phase wird nun mit zwei verschiedenen Materialien, die nacheinander eingesetzt werden, durchgeführt.

11. Phase: Formen, Buchstaben oder Zahlen werden mit dem Finger auf verschiedene Körperteile des Kindes gemalt. Das Kind soll raten, welche Form, welcher Buchstabe oder welche Zahl auf seinen Körper gemalt wurde.

12. Phase: Im Folgenden können nun vielfältige Tastspiele ohne visuelle Kontrolle angeboten werden. Beispiel: Zwei gleiche Gegenstände aus verschiedenen anderen Gegenständen heraussuchen, Formen und Oberflächenbeschaffenheit verschiedener Gegenstände raten, Gegenstände nach Form oder Größe ordnen usw.

Hinweise zur Durchführung der Übungen zur taktilen Wahrnehmung:
Die Übungen werden von den Eltern zu Hause einmal täglich durchgeführt. Der Wechsel zu einer weiteren Phase sollte erst dann erfolgen, wenn das Kind auf die Reize eine angemessene Reaktion zeigt. Die Haut sollte mit leichter Rötung reagieren, die Reaktionen des Kindes auf einen Reiz sind angemessen, eine genaue Differenzierung und Lokalisierung des Reizes setzt ein, das Kind erkennt verschiedene Materialien und Temperaturen, es kann deren spezielle Eigenschaften beschreiben und weiß, an welcher Stelle es berührt wurde. Unter Umständen muss über einige Monate die Aufgabe einer Phase durchgeführt werden, bis ein Erfolg einsetzt. Treten bei dem Wechsel zur nächsten Phase unangemessene Verhaltensweisen auf, zeigt das Kind eher Desorganisation und Überforderung auf die Anforderungen der neuen Aufgaben, müssen unter Umständen die Aufgaben der vorhergehenden Phase wiederholt werden. Alle Aufgaben des 12-Phasen-Programmes sollen organisierend auf das Kind wirken, das Kind ist aufmerksam und ausdauernd, es zeigt keine Ablehnung oder Abwehr, damit die Aufgaben positive Veränderungen schaffen und Erfolg haben.

Ziele der Übungen zur taktilen Wahrnehmung:

- Taktile Sensibilität
- Lokalisation, Diskrimination und Differenzierung taktiler Reize
- Formwahrnehmung, Formkonstanz
- Oberflächenwahrnehmung
- Begriffsbildung

7.1.3. Kinästhetische Stimulation (Therapieelement B1)

Übungen zur taktil-kinästhetischen Stimulation (siehe A1) und zur vestibulären Stimulation (siehe C – Rollbrett-Übungen, passive und aktive Körperbewegungen in alle Richtungen) verbessern das kinästhetische Empfinden und stellen eine Möglichkeit zur Verbesserung der Muskeltonusregulation und zur Aktivierung und Entwicklung der Haltemechanismen dar. Die genannten Übungen werden deshalb auch unter dem Gesichtspunkt der kinästhetischen Wahrnehmung angeboten. Weitere Übungen zur kinästhetischen Stimulation sind Übungen mit dem Physioball sowie passive Übungen mit dem Rollbrett.

a) Übungen mit dem Physioball

Material: Physiobälle Durchmesser 95 cm, nach Möglichkeit für jedes Kind einen Ball

- Das Kind liegt mit dem Bauch auf dem Ball, es wird vor- und zurückgeschaukelt, sodass es den Boden mit den Händen bzw. Füßen berührt. Es soll sich mit den Handflächen beider Hände abstützen, die Finger sind gespreizt und gewölbt, die Hand ist leicht nach innen gedreht. Die Ellbogen sind leicht gebeugt, der Kopf steht in Mittelstellung. Das Kind soll sein Gewicht, auf beide Hände gleichmäßig verteilt, übernehmen. Beim Zurückschaukeln soll das Kind den Boden mit der ganzen Fußsohle berühren und sein Gewicht gleichmäßig auf beiden Füßen übernehmen.
- Das Kind liegt mit dem Rücken auf dem Ball, die Übung wird in gleicher Weise wie oben beschrieben durchgeführt. Die Finger des Kindes zeigen beim Abstützen jetzt zum Ball.
- Das Kind sitzt auf dem Ball, die Beine hängen locker nach unten, die Hände werden neben dem Po abgestützt, die Finger zeigen nach vorne. Der Ball wird auf und ab, vor und zurück, seitlich hin und her und in kreisenden Bewegungen nach beiden Seiten bewegt.
- Das Kind sitzt im Schneidersitz auf dem Ball, die Arme werden seitlich abgespreizt, der Kopf in Mittelstellung gehalten, der Rücken aufgerichtet. Der Ball wird wieder bewegt (Abb. 47).
- Das Kind kniet im Kniestand auf dem Ball, die Arme in Seithaltung, der Ball wird bewegt.

Hinweise zur Durchführung der Übungen mit dem Physioball:
Die Übungsreihe mit dem Physioball wird schrittweise aufgebaut. Da die Kinder erst ein Gefühl für entsprechende Muskelaktivitäten entwickeln müssen, um sich abstützen zu können, werden die Stützreaktionen von Armen und Beinen und erst im weiteren

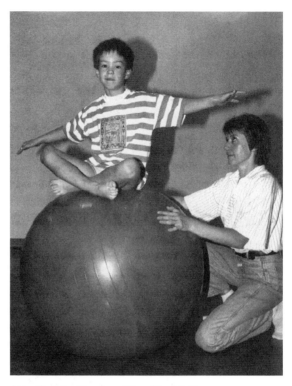

Abb. 47: Schneidersitz auf dem Physioball

Verlauf das Abstützen mit Gewichtsübernahme geübt. Übungen in Bauch- und Rückenlage dienen besonders dem physiologisch richtigen Handstütz, der Stützreaktion von Armen und Beinen, der Körpersymmetrie, dem symmetrischen Einsatz beider Hände und Füße und der Kopfkontrolle. Das Stützen auf die Hände aktiviert die Schulter- und Nackenmuskulatur. Bei den Übungen in Sitzposition muss auf ausreichende Rückenstreckung geachtet werden.

Kinder, die auf vestibuläre Reize sehr überempfindlich reagieren, können diese Übung als Bedrohung erleben und reagieren mit Abwehr. Bei diesen Kindern kann ein leichtes Wippen in Bauch- und Rückenlage vorgeschaltet werden. Ihre aktive Beteiligung an der Übung durch das Abstützen vermindert ihre Angst und lässt sie eine positive Einstellung dieser Aufgabe gegenüber finden.

Kinder, die auf vestibuläre Reize unterempfindlich reagieren, fordern bei dieser Aufgabe eine heftige Stimulation durch schnelles Hin- und Herschaukeln.

Ziele der Übungen mit dem Physioball:

• Verbesserung der Tiefen- und Muskelwahrnehmung
• Verbesserung der Muskeltonusregulation
• Aufbau der Haltemechanismen
• Verbesserung der Stützreaktionen von Armen und Beinen und des Handstütz
• Ausbildung der Körpersymmetrie

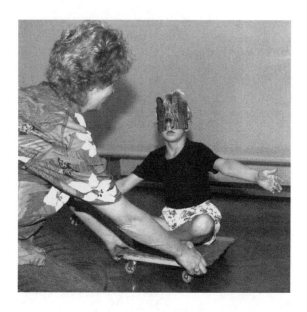

Abb. 48:
Schneidersitz auf
dem Rollbrett

b) Passive Übungen mit dem Rollbrett

Material: Für jedes Kind ein Rollbrett

- Das Kind sitzt im Schneidersitz auf dem Rollbrett, die Hände liegen auf den Knien, der Rücken ist gerade, der Kopf ist geradeaus gerichtet. Die Mutter bewegt das Rollbrett hin und her sowie vor und zurück. Das Kind soll diese Sitzposition beibehalten (Abb. 48: mit verdeckten Augen).
- Fersensitz: Das Kind kniet auf dem Rollbrett, Knie und Füße liegen nebeneinander, der Po liegt auf den Füßen, nicht dazwischen! Die Arme werden in Seithaltung gehalten. Der Kopf soll frei, aufrecht und geradeaus gerichtet sein.
- Kniestand: Das Kind kniet, Hüfte und Rücken sind gerade aufgerichtet, Arme hängen locker neben dem Körper (Abb. 49: mit verdeckten Augen).
- Halbkniestand: Das Kind kniet auf einem Bein, der Fuß des anderen Beines wird aufgestellt. Der Fuß steht vor dem Knie, sodass Fuß, Unterschenkel, Oberschenkel und Hüfte jeweils im 90°-Winkel zueinander stehen.
- Stehen: Die Füße stehen parallel, die Zehen liegen locker auf dem Rollbrett, die Arme hängen locker neben dem Körper.

Hinweise zur Durchführung der passiven Übungen mit dem Rollbrett:
Bei allen Positionen ist auf die aufrechte Körper- und Kopfhaltung zu achten. Das Kind wird auf die geeignete Körperhaltung hingewiesen, sodass es diese reguliert und starke Mitbewegungen und Ausgleichsreaktionen der Arme oder des Rumpfes kontrolliert. Zunächst werden diese Übungen mit offenen Augen durchgeführt, das Kind

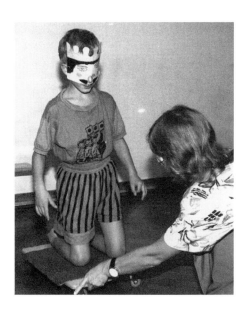

Abb. 49: Kniestand auf dem
Rollbrett

soll während der Übungen die Mutter anschauen. Der visuelle Fixpunkt gibt Halt und
Stabilität. Bei verbesserten Haltemechanismen und Gleichgewichtsreaktionen können
die Übungen mit geschlossenen Augen durchgeführt werden. Ohne visuelle Kontrolle
muss sich das Kind vermehrt auf die kinästhetische Wahrnehmung verlassen, um durch
geeignete Muskelaktivitäten eine aufrechte Körperhaltung beizubehalten.

*c) Übungen zur Verbesserung der Haltemechanismen, die die Eltern mit
ihrem Kind zu Hause durchführen können*

– Das Kind „reitet" auf dem Rücken eines Elternteils, der sich im Vierfüß-
  lergang bewegt.
– Das Kind sitzt auf den Schultern eines Elternteils oder wird „Huckepack"
  genommen. Der Vater oder die Mutter bewegen sich mit unterschiedlichem
  Tempo und plötzlichem Richtungswechsel.

Ziele der Übungen zur Verbesserung der Haltemechanismen:
• Verbesserung der Tiefen- und Muskelwahrnehmung
• Tonusregulation
• Aufbau und Verbesserung der Haltemechanismen

7.1.4. Übungen zur kinästhetischen Wahrnehmung (Therapieelement B 2)

Übungen zur kinästhetischen Wahrnehmung umfassen aktive Druck- und
Zugübungen sowie Entspannungsübungen.

a) Druck und Zug in der Fortbewegung
siehe F, beidseitig symmetrische Fortbewegungsmuster

161

b) Übungen an der Sprossenwand

– hoch- und herunterklettern an der Sprossenwand,
– hochklettern und herunterhüpfen,
– hochklettern und auf einer Turnbank herunterrutschen,
– sich an einer Sprosse festhalten, den Körper hängen lassen,
– sich an der Sprossenwand entlanghangeln.

Bei diesen Bewegungsformen ist starker Zug an den Armen und Druck auf die Füße, besonders beim Hüpfen oder beim Abbremsen nach dem Rutschen, gegeben.

c) Druck- und Zugübungen als Partnerübungen

– Das Kind steht einem Elternteil gegenüber. Mutter oder Vater stehen im Kniestand. Die Füße des Kindes stehen parallel nebeneinander, das Gewicht ist auf beide Füße gleichmäßig verteilt. Der Körper ist aufrecht, die Arme werden in Schulterhöhe angehoben mit leichter Beugung im Ellbogen, die Hände sind abgewinkelt, sodass sie in 90°-Stellung zum Unterarm stehen und die Handinnenflächen nach außen zeigen. Die Mutter hält ihre Hände dagegen. Das Kind übt nun Druck auf die Handflächen der Mutter aus. Dabei bleibt die Körperhaltung erhalten, das Kind soll symmetrisch mit beiden Armen drücken. Der Druck wird für einen Augenblick gehalten, bevor sich das Kind wieder entspannt (Abb. 50).

– Mutter und Kind sitzen Rücken an Rücken. Der Rücken ist aufrecht, sodass der Po des Kindes den Po der Mutter berührt. Die Knie sind angezogen, die Füße stehen parallel nebeneinander auf der Unterlage, die Hände stützen neben dem Körper, wobei die Finger nach vorn gerichtet sind. Das Kind drückt gegen den Rücken der Mutter, hält diesen Druck für einen Augenblick, bevor es locker lässt (Abb. 51).

– Mutter und Kind sitzen sich gegenüber, die Knie sind angewinkelt, die Füße berühren sich. Nun werden Füße und Unterschenkel angehoben, sodass die Unterschenkel von Mutter und Kind eine gerade Linie bilden und in etwas

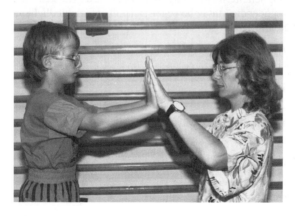

Abb. 50:
Druckübung als
Partnerübung

162

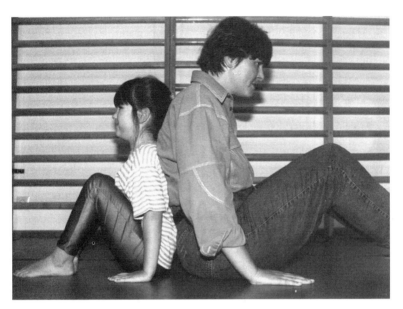

Abb. 51, 52: Druckübung als Partnerübung

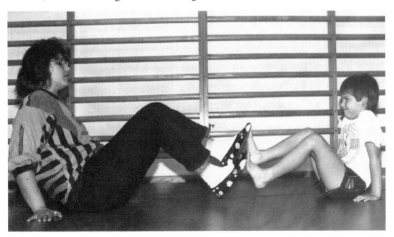

mehr als 90° zu den Oberschenkeln stehen. Die Hände stützen neben dem Körper, der Rücken bleibt gerade. Das Kind drückt mit seinen Füßen gegen die Füße der Mutter, hält wieder diesen Druck, bevor es locker lässt. Diese Position ist die Ausgangsstellung zum „Fahrradfahren". Das Kind führt eine Bewegung wie beim Fahrradfahren aus, wobei die Mutter die Bewegung in Gegenrichtung ausführt. Anschließend wird gewechselt, das Kind fährt „rückwärts" Fahrrad. Die Füße berühren sich dabei ständig (Abb. 52).

– Schubkarre fahren: Das Kind stützt sich auf die Hände, das heißt auf die ganze Handfläche, die Finger sind gespreizt und gewölbt, die Hände sind leicht nach innen gedreht. Die Mutter hebt das Kind an den Beinen hoch, wobei sie die Beine am Oberschenkel festhält. Das Kind läuft auf seinen Händen.

– Ein Elternteil fasst das Kind an den Händen an und schaukelt es hin und her. Das Kind klammert sich an den Armen des Elternteils fest, zieht sich hoch, schaukelt eigenständig hin und her, es versucht einen Purzelbaum um die Arme der Mutter/des Vaters zu machen.

Hinweis zur Durchführung der Druck- und Zugübungen als Partnerübungen:
Diese Übungen werden von den Eltern auch zu Hause weitergeführt, die Übungen können in den Alltag und in Spielsituationen integriert werden oder in Spielformen verpackt sein.

Ziele der Druck- und Zugübungen als Partnerübungen:
• Verbessertes kinästhetisches Empfinden
• Muskeltonusregulation
• Passives Erleben von Druck und Zug auf einzelne Körperteile und den ganzen Körper

d) Entspannungsübung

Material: 1–2 Turnmatten

Die Kinder liegen auf dem Rücken auf der Turnmatte. Der Kopf befindet sich in Mittelstellung, die Augen sind geschlossen, der Rumpf ist gerade, die Arme liegen gestreckt neben dem Rumpf, die Beine liegen gestreckt parallel nebeneinander, die Füße fallen locker nach außen. Die Kinder sollen ruhig liegen bleiben. Die Therapeutin zählt leise bis 60, anschließend stehen die Kinder wieder auf.

Hinweise zur Durchführung der Entspannungsübung:
Wir haben diese einfache Art der Entspannungsübung gewählt, da Kinder zu Beginn der Behandlung noch wenig Gefühl für den entspannten Zustand ihres Körpers entwickelt haben. Häufig ist auch die Ausdauer und Konzentration noch zu gering, um längeren Entspannungsübungen folgen zu können. Anfangs zeigen die Kinder noch eine starke Unruhe und Anspannung, die sich durch Grimassieren, Bewegungen der Hände und Finger, Fausten der Hände, Bewegung der Füße und Zehen oder im Verkrampfen der Füße zeigt.
Die Therapeutin löst während der Entspannungsübung die Hände und legt sie entspannt auf die Unterlage, sie legt den Fuß in eine entspannte Position und hält die Hand oder den Fuß für einen Augenblick fest. So können die Kinder nach und nach den entspannten Zustand ihres Körpers erleben, sodass sie (oft erst nach Monaten) selbst den entspannten Zustand ihres Körpers herbeiführen können. Die meisten Kinder erleben diese Entspannung als sehr wohltuend, es muss dann völlige Stille herrschen, auch die Eltern dürfen sich dann nicht mehr unterhalten. Die Kinder fordern diese Entspannung und sie darf auf keinen Fall im Programm der Stunde fehlen.

Ziele der Entspannungsübung:
• Verbesserung der Tiefen- und Muskelwahrnehmung
• Muskeltonusregulation
• Bewusst An- und Entspannung erleben und herbeiführen

Haben die Kinder ein ausreichendes Empfinden für An- und Entspannung des Körpers entwickelt und ist eine angemessene Ausdauer und Konzentration vorhanden, können weitere Entspannungsübungen eingeführt werden:

– Fühlen des Körpers durch Berührung; der Körper oder einzelne Körperteile werden mit einem Ball umfahren.
– Der Körper oder einzelne Körperteile werden mit Materialien bedeckt, z. B. Sandsäcken.

Diese Art von Entspannung darf bei Kindern, die auf Berührungsreize noch überempfindlich reagieren, nur mit größter Vorsicht durchgeführt werden. Die Kinder reagieren häufig mit abwehrendem und ablehnendem Verhalten, sodass diese Übungen nur einen geringen organisierenden Effekt haben.

– Entspannung durch Musik, Geschichten, Dias und andere Medien.
– Yoga für Kinder.
– Autogenes Training für Kinder.
– Tiefenmuskel-Entspannung (TME).
– Atem-Übungen.

Diese Auflistung der Entspannungsmethoden ist nur als eine Anregung für die Auswahl weiterer Entspannungsmethoden gedacht. Wer diese Entspannungsmethoden in die Therapie bei Kindern einbeziehen möchte, sollte spezielle und ergänzende Literatur hinzuziehen.

7.2. Vestibulärer Bereich

7.2.1. Vestibuläre Stimulation und Übungen zum Gleichgewicht
(Therapieelement C)

Die passiven und aktiven Körperbewegungen können aufgrund der Bewegungsrichtung in verschiedene Gruppen eingeteilt werden: In Längs- und Querachsen-Bewegungen, in Vor- und Zurückbewegungen, in Karussell-, Schleuder- und Drehbewegungen sowie in Auf- und Abbewegungen (Abb. 53).

a) Körper-Längsachsen-Bewegungen

– Das Kind wird, in einer Tonne oder in einem Reifen liegend, um seine Längsachse gerollt.
– Es wird in eine Decke eingerollt und aus ihr herausgerollt, indem an der Decke gezogen wird.
– Eigenständiges Drehen um die Längsachse auf einer Turnmatte, einer schiefen Ebene. Das Kind liegt in gestreckter Körperhaltung, die Arme werden über den Kopf gestreckt. Die Rollbewegung wird durch eine Kopfdrehung zur Seite oder durch ein Bein, das über das andere gelegt wird und somit Hüfte und Rumpf nachzieht, eingeleitet.

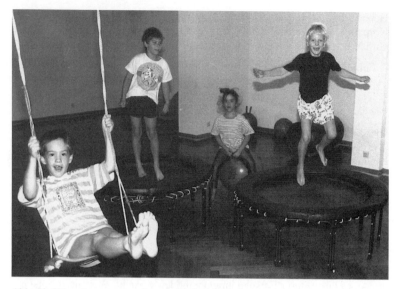

Abb. 53: Körperbewegungen in verschiedene Richtungen

b) Körper-Querachsen-Bewegungen

- Das Kind kauert in Hockstellung in einer gepolsterten Tonne oder in einem Reifen und wird um seine Querachse gerollt.
- Purzelbaum vorwärts und rückwärts auf einer Turnmatte, auf einer schiefen Ebene, an einer Reckstange, an den Armen der Eltern. Beim Purzelbaum auf einer festen Unterlage stützt das Kind beide Hände auf die Unterlage und bringt seinen Kopf nahe an die Brust, um über Kopf und Rücken abrollen zu können. Kinder mit persistierenden Reflexen zeigen beim Purzelbaum große Schwierigkeiten (siehe 2.2.2.).

c) Vor- und Zurückbewegungen, Schaukeln oder Schwingen

- Das Kind liegt auf dem Physioball oder auf einer Tonne, in Bauch- und Rückenlage und wird vor- und zurückgeschaukelt (siehe B 1).
- Das Kind kauert in einem Reifen und wird hin- und herbewegt.
- Das Kind sitzt auf dem Boden, es umfasst die angezogenen Knie mit Händen und Armen. Die Mutter schaukelt das Kind in Rückenlage und zurück in die Ausgangsstellung.
- Eine Turnmatte liegt auf Kugeln oder Bällen, das Kind sitzt/liegt auf der Turnmatte, diese wird vor- und zurückbewegt.
- Das Kind wird mit dem Rollbrett vor- und zurückbewegt, es bewegt sich mit dem Rollbrett eigenständig vor und zurück.
- Schaukeln auf einer Schaukel, an Schaukelringen, an einer Reckstange, an einem an der Decke aufgehängten Tau oder einer Strickleiter.

166

– Das Kind zieht sich in Bauchlage mit beiden Händen vorwärts, in Rückenlage schiebt es sich mit beiden Beinen rückwärts.

d) Karussell-, Schleuder- und Drehbewegungen: Rollbrett-Übungen

Material: Pro Kind ein Rollbrett, eine Teppich-Fliese oder ein Flauschi, das
auf das Rollbrett gelegt wird, ein Stab oder ein Seil zum Ziehen.

Die Kinder nehmen verschiedene Körperpositionen auf dem Rollbrett ein und
werden von ihren Eltern, am Stab oder Seil festhaltend, gezogen. Nur in den
ersten Stunden der Behandlung werden die Kinder mit dem Stab gezogen, bis
sie Sicherheit und Vertrauen zu der Übung gefunden haben. Kinder, die auf
vestibuläre Reize überempfindlich reagieren, oder Kinder, die schlecht ausgebildete Haltemechanismen aufzeigen, benötigen etwas länger die Sicherheit durch den Stab. Die Beschreibung der Positionen bezieht sich auf das
Festhalten am Seil. Die Kinder halten das Seil an den beiden Enden fest, jede
Hand hält einen Knoten. Die Hände sollen nicht in der Mitte zusammengeführt werden oder sich festhalten, sie werden in Schulterbreite gehalten. Beide Arme sind gestreckt mit einer leichten Beugung im Ellbogengelenk, die
Schultern sind locker in Normalstellung (lockere Streckung der Arme). Die
Hände befinden sich in Mittelstellung, die Oberfläche der Hand zeigt nach
oben, die Knöchel und die Fingergrundglieder zeigen nach vorne, der Daumen legt sich über die Mittelglieder der Finger (Faust). Die Eltern gehen bei
dieser Übung hintereinander im Kreis, um Zusammenstöße zu vermeiden.

– Bauchlage: Das Kind liegt mit dem Bauch auf dem Rollbrett, der Rumpf
ist gerade, die Beine gestreckt, die Arme sind locker gestreckt. Das Kind soll
den Kopf anheben, sodass es die Mutter anschauen kann. Kann das Kind die
korrekte Position ohne übermäßige Kraftaufwendung und Anstrengung beibehalten, zeigt dies die vorangeschrittene Integration der Restreflexe an.

– Rückenlage: Das Kind liegt mit dem Rücken auf dem Rollbrett. Der Kopf
liegt auf dem Rollbrett, Kopf und Rumpf befinden sich in einer geraden
Linie zueinander. Die Beine werden gebeugt an den Bauch gezogen, die Füße
gebeugt angezogen. Die Arme sind locker gestreckt und liegen neben den
Ohren (Abb. 54).

– Schneidersitz: Das Kind sitzt im Schneidersitz auf dem Rollbrett. Der
Rücken ist gestreckt, die Schultern in Normalstellung, die Arme locker gestreckt, der Kopf ist geradeaus gerichtet. Das Kind soll seine Mutter anschauen.

– Fersensitz: Das Kind kniet auf dem Rollbrett, Knie und Füße liegen parallel nebeneinander, das Kind legt den Po auf die Füße, nicht dazwischen. Die
Füße sind gestreckt, der Rücken ist aufgerichtet, die Schultern in Normalstellung, die Arme locker gestreckt, der Kopf ist geradeaus gerichtet.

– Kniestand: Das Kind richtet aus der vorherigen Position den Po auf. Oberschenkel, Hüfte und Rumpf sind gerade aufgerichtet, keine Zick-Zack-Posi-
tion. Schultern, Arme und Kopf sind in derselben Position wie bisher.

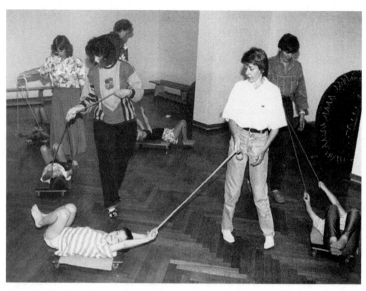

Abb. 54: Rollbrett-Übung in der Rückenlage

– Halbkniestand: Aus dem Kniestand stellt das Kind einen Fuß auf. Der Fuß steht vor dem Knie, sodass Fuß, Unterschenkel, Oberschenkel und Hüfte jeweils im 90°-Winkel zueinander stehen. Der Fuß wird mit der ganzen Fußsohle auf das Rollbrett gestellt, die Zehen zeigen nach vorne und liegen locker auf der Unterlage. Die übrige Körperhaltung ist wie vorher beschrieben. Das Kind soll seine Mutter anschauen, da es durch den visuellen Fixpunkt eine bessere Körperstabilität erhält (Abb. 55).

– Stand: Das Kind steht auf dem Rollbrett, die Füße stehen parallel nebeneinander. Das Gewicht liegt hauptsächlich auf den Zehen, der Außenkante des Fußes und der Ferse. Das Kind soll eine aufrechte Körperhaltung einnehmen, die Schultern sind in Normalstellung, die Arme locker gestreckt, der Kopf ist aufrecht, frei geradeaus gerichtet. In dieser Position wird das Kind, am Seil festhaltend, gezogen.

– Skifahren: Das Kind steht, wie in der vorherigen Übung beschrieben, auf dem Rollbrett. Anstatt gezogen zu werden, bewegt sich das Kind mit zwei Stäben fort. Die Stäbe werden in gleicher Höhe neben dem Rollbrett auf den Boden gestellt und das Kind drückt sich mit den Stäben weg. Den Kindern wird ein Ziel gegeben (z. B. die Mutter, die rückwärts vor dem Kind hergeht, fangen), sodass sie ihre Richtung kontrollieren lernen (Abb. 56).

– Drehen: Zum Abschluss der Rollbrett-Übungen legen sich die Kinder nochmals mit dem Bauch auf das Rollbrett und drehen sich auf der Stelle, rechts- und linksherum. Die Hände werden dabei abwechselnd überkreuzend mit der ganzen Handfläche auf den Boden gelegt. Besonders bei Kindern, die eine Körperseite vernachlässigen, ist darauf zu achten, dass sie beide Hände benutzen und sich nach beiden Seiten drehen. Die Kinder können auch, sich mit den Händen am Rollbrett festhaltend, von der Mutter oder der Therapeutin gedreht werden.

Hinweise zur Durchführung der Rollbrett-Übungen:

Die Rollbrett-Übungen werden schrittweise aufgebaut. In den ersten Stunden der Behandlung werden die Positionen bis zum Fersensitz geübt, im Verlauf der Behandlung werden weitere Positionen hinzugefügt, sodass die Kinder nach 3 bis 6 Monaten das „Skifahren" erlernen. Die Reihenfolge der Rollbrettübungen, ausgehend von der Bauchlage, bleibt während der gesamten Behandlungszeit erhalten. Keine der Positionen wird, wenn die Kinder diese gut beherrschen, weggelassen. Die Rollbrett-Übungen werden zu Beginn einer jeden Gruppenstunde durchgeführt.

Die erwünschte Körperhaltung wird mit den Kindern in kleinen, überschaubaren Schritten erarbeitet, das heißt, zunächst wird das Kind an die richtige Kopf- und Armhaltung erinnert, dann an die Schultern etc. Die ganze Anweisungskette würde die Kinder anfangs überfordern. Sie müssen erst ein Gefühl für ihre Körperhaltung und die Muskelaktivitäten zur Beibehaltung der Körperposition in der Übung entwickeln, um gezielte Korrekturen eigenständig vornehmen zu können.

Die Rollbrett-Übungen ermöglichen Positionen, die den Reflexmustern entgegengesetzt sind. Bestehende Reflexe lösen in der Bauchlage das Beugemuster aus, in der Rückenlage das Streckmuster. Die Überlagerung der Restreflexe ist durch längeres Üben zu erreichen. Mit den Rollbrett-Übungen werden ebenfalls die Körpersymmetrie und die Funktionsintegration beider Körperseiten geübt.

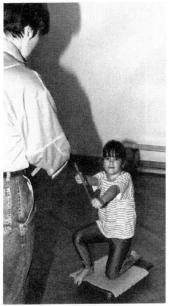

Abb. 55: Rollbrett-Übung im Halbkniestand

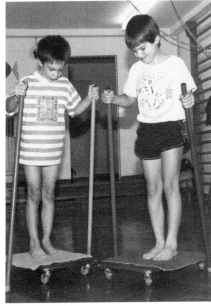

Abb. 56: Rollbrett-Übung als Skifahren

Kinder mit Störungen im vestibulären Wahrnehmungsbereich zeigen bei dieser Übungsfolge oft große Schwierigkeiten. Kinder, die auf vestibuläre Reize eher unterempfindlich reagieren, fordern eine schnelle und heftige Stimulation, sind jedoch aufgrund unausgereifter Haltemechanismen nicht in der Lage, eine Körperposition beizubehalten. Dies kann teilweise schon in Bauchlage beobachtet werden, sodass Kinder bei Richtungsveränderungen den Rumpf nicht stabil halten können, sondern der Richtungsveränderung nachgeben. Kinder, die auf vestibuläre Reize eher überempfindlich reagieren, lehnen diese Übung zunächst ab, sie wollen nur langsame Bewegungen und sind in ihrem Körpergleichgewicht sehr unsicher.

Das abschließende Drehen mit dem Rollbrett hat unterschiedliche Wirkung auf die Kinder. Vestibulär unterempfindliche Kinder wollen schnell gedreht werden oder drehen sich selbst sehr schnell, sie können kaum ein Ende finden. Sie zeigen anschließend keinen oder kaum Nystagmus oder Schwindelgefühl. Das Eintreten eines Schwindelgefühls kann als positive Veränderung angesehen werden, es ist ein Hinweis darauf, dass Reize wahrgenommen werden und eine Veränderung der neurologischen Organisation einsetzt. Kinder, die eher überempfindlich auf vestibuläre Reize reagieren, wollen sich lieber nicht drehen oder gedreht werden. Die positive Veränderung besteht bei diesen Kindern darin, dass sie sich selbst drehen und auch gedreht werden wollen, dass die Reaktion der Augen auf diesen Reiz langsamer und ruhiger wird. Diese Kinder können es eher ertragen, sich selbst zu drehen, da sie durch ihre Eigenaktivität den Reiz und die Reizintensität eigenständig steuern können. Positive Veränderungen zeigen sich darin, dass Kinder ein normales Maß an Stimulation fordern und annehmen können.

Ziel dieser Übungsreihe ist auch, dass die Kinder die richtigen Körperpositionen, ohne ein Übermaß an Kraft und Anstrengung aufwenden zu müssen, einnehmen und auch bei wechselndem Tempo beibehalten können. Mit zunehmender Sicherheit sind die Kinder nicht mehr auf die Kontrolle und den Halt durch das Sehen angewiesen. Sie können den Kopf zur Seite drehen, ohne die Körperposition zu verlieren. Sie können sich zusätzlich mit anderen Dingen beschäftigen, ein Erlebnis erzählen oder ein Lied singen. Das Muster der Körperposition hat sich automatisiert. Die Gesichtszüge sind locker und entspannt, sie spiegeln die Sicherheit wider, die die Kinder jetzt gefunden haben.

Ziele der Rollbrett-Übungen:

• Verbesserung der vestibulären Wahrnehmungsverarbeitung
• Aufbau der Rumpfstabilität, Verbesserung der Haltemechanismen
• Verbesserung der Gleichgewichtsreaktionen

Zielsetzungen, die sich mit anderen Therapieelementen überschneiden:

• Verbesserung des kinästhetischen Empfindens
• Muskeltonusregulation (siehe B 1, B 2)
• Verbesserung der Kopfkontrolle, Integration der Restreflexe (siehe D)
• Verbesserung der Stellungsintegration (siehe D)
• Aufbau der Körpersymmetrie (siehe D)

Karussell-, Schleuder- und Drehbewegungen können auch erzeugt werden durch Drehen mit der Schaukel oder Hängematte: Das Kind dreht sich oder wird gedreht, um anschließend die Schaukel oder Hängematte zurückdrehen zu lassen. Oder: Die Eltern schleudern das Kind, an Armen und Beinen gehalten, im Kreis.

e) Auf- und Abbewegungen

– Das Kind liegt/sitzt auf dem Physioball und wird gewippt.
– Das Kind liegt in Rückenlage auf dem Trampolin, es sitzt, kniet, steht im Vierfüßlerstand, die Mutter hüpft auf dem Trampolin.

- Wippen auf einer Wippe.
- Hüpfen mit dem Hüpfball.
- Hüpfen auf dem Trampolin im Standsprung, im Standsprung mit Armkreisen und in veschiedenen Sprungarten, z. B. Grätsch- oder Hocksprung, Standsprung mit Drehung.
- An der Sprossenwand oder dem Klettergerüst hochklettern und herunterspringen oder herunterrutschen.

Hinweise zur Durchführung der aktiven und passiven Bewegungen:

Die Übungen zu den passiven und aktiven Körperbewegungen in alle Richtungen finden eine ständige Berücksichtigung im Therapieprogramm. Die therapeutische Förderung ist so angelegt, dass die Kinder durch vielseitige und ideenreiche Übungen immer wieder Bewegungserfahrungen sammeln können.

Ziele der aktiven und passiven Bewegungen:

- Verbesserung der vestibulären Wahrnehmungsverarbeitung
- Verbesserung der Tiefen- und Muskelwahrnehmung
- Aufbau der Halte- und Stellmechanismen
- Verbesserung der Kopf-, Rumpf- und Körperstabilität
- Verbesserung der Gleichgewichtsreaktion
- Verbesserung der Körperbeherrschung

7.2.2. Systematische Übungen zur Stellungsintegration und Augenmuskelkontrolle (Therapieelement D)

Um Stellungsintegration bzw. gezielte Augenmuskelkontrolle erreichen zu können, müssen Übungen zur Integration der Restreflexe und zur Körpersymmetrie sowie Übungen zum Aufbau und zur Verbesserung der Haltemechanismen angeboten werden. Nichtintegrierte Nackenreflexe bewirken durch Veränderung der Kopf- und Halsstellung eine Veränderung der Körperstellung und beeinflussen den Muskeltonus der Körperglieder. Eine isolierte Kopfbewegung ohne Beeinflussung des Rumpfes und der Körperglieder ist meist nicht möglich.

Durch weiterhin wirksame Reflexe ist der Handstütz in der Vierfüßlerposition mangelhaft und löst nur eine geringe oder ungeeignete Muskelaktivität auf die Hals- und Nackenmuskulatur sowie auf die Streckmuskulatur des Rückens aus. Durch richtiges Stützen auf die Hand werden Nacken- und Augenmuskeln koordiniert. Die Übungen zur Stellungsintegration und Augenmuskelkontrolle sollen so aufgebaut sein, dass persistierende Reflexe überlagert werden und der physiologisch richtige Handstütz angebahnt werden kann. Die Übungsreihe beinhaltet deshalb Übungen

- zur Kopfkontrolle
- zu Stützreaktionen der Arme, Hände und Füße,
- zum Handstütz,
- im Vierfüßlerstand (Krabbeln),
- zur Körpersymmetrie,
- zur Verbesserung der Haltemechanismen.

a) Rollbrett-Übungen

Beschreibung siehe C (7.2.1.)

b) Übungen mit dem Physioball

Beschreibung siehe B 1 (7.1.3.)

c) Übungen in der Fortbewegung

Beschreibung siehe F 1 (7.3.2.). Besonders das Vorwärtsziehen in Bauchlage mit beiden Händen, das Schieben in Rückenlage mit beiden Füßen und das Rollen um die Längsachse bewirken eine Tonusnormalisierung und verbessern die Stützreaktion der Hände und Füße. Sie wirken positiv auf die Kontrolle des Kopfes, unabhängig vom Rumpf.

d) Übungen zur Hemmung und Überlagerung der Restreflexe

Material: Turnmatte

– Postpaket: Das Kind liegt auf dem Rücken, die Beine werden angewinkelt an den Bauch gezogen, die Knie werden mit den Händen festgehalten. Das Kind zieht seinen Kopf hoch, sodass die Nase die Knie berühren kann. Das Kind soll, wenn es seinen Kopf hochzieht, die Knie anschauen. Der visuelle Reiz steuert die Bewegungsrichtung und das Kind kann leichter die symmetrische Körperposition beibehalten (Abb. 57).

– Knie an die Ohren: Das Kind liegt auf dem Rücken, der Körper ist gerade. Es hebt Knie und Gesäß so hoch, dass die Knie die Ohren berühren können. Die Hände bleiben dabei locker, neben dem Rumpf, auf der Unterlage liegen. Diese Übungen können anfangs unangenehme Reaktionen auslösen. Kinder mit vestibulären Verarbeitungsproblemen halten den Kopf ungern nach hinten oder unten. Bei dieser Übung muss die Dehnungsmöglichkeit der Rückenmuskulatur beachtet werden (Abb. 58).

– In Rückenlage Kopf heben: Das Kind liegt in gestreckter und symmetrischer Position auf dem Rücken, die Arme liegen verschränkt auf dem Bauch. Das Kind soll gleichzeitig beide Füße anziehen und den Kopf heben. Die Füße werden symmetrisch um 45° angezogen, der Kopf soll in Mittelstellung gehalten werden. Das Kind soll sich seine Füße anschauen. Die Position wird für einen Augenblick gehalten, bevor sich das Kind wieder entspannt.

– Aus Rückenlage aufsetzen: Das Kind liegt auf dem Rücken, die Knie werden angewinkelt, die Füße werden auf die Unterlage gestellt und von der Mutter festgehalten. Das Kind verschränkt die Hände hinter dem Kopf und setzt sich auf. Das Kind soll sich symmetrisch zum Sitz hochziehen, es darf sich nicht über eine Seite abstützen. Das Kind soll seine Knie anschauen. Fällt es dem Kind schwer, seine Knie zu fixieren, kann eine lustige Figur (Bär, Hase) auf seine Knie gestempelt oder geklebt werden. Der visuelle Reiz steuert die Bewegungsrichtung.

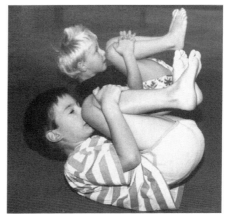

Abb. 57: Postpaket

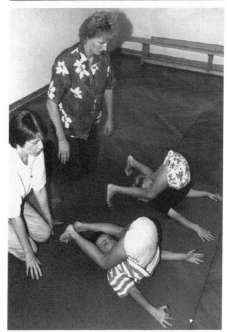

Abb. 58: Knie an die Ohren

– Flugzeug: Das Kind liegt auf dem Bauch, Arme und Beine sind gestreckt. Es soll die Arme in lockerer Streckung 10 cm anheben und ebenfalls den Kopf anheben. Die Beine bleiben gestreckt nahe der Unterlage, eventuell die Beine festhalten. Ein visueller Reiz kann dem Kind die Blickrichtung anzeigen (Abb. 59).

173

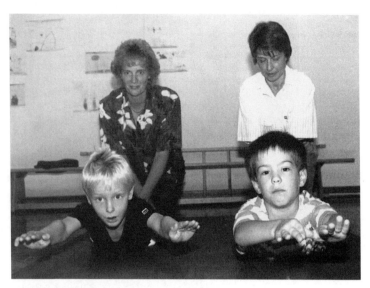

Abb. 59: Flugzeug

– Bauchschaukel: Das Kind liegt auf dem Bauch, die Beine werden in den Knien angewinkelt, die Füße mit den Händen festgehalten. Das Kind zieht sich selbst an den Füßen hoch, sodass sich Schultern und Kopf heben. Ein extremes Hohlkreuz ist bei dieser Übung nicht erwünscht. Das Kind soll den Kopf nach vorne ziehen. Zur Regulierung der Körperposition wird dem Kind wieder ein Fixpunkt gegeben.

– Langsitz: Das Kind sitzt mit gestreckten Beinen. Es versucht, mit beiden Händen seine Füße zu berühren. Ist diese Übung zunächst nicht möglich, kann durch die Bärenposition die rückseitige Beinmuskulatur gedehnt werden. Das Kind steht auf Händen und Füßen, beide Hände stützen mit der ganzen Handinnenfläche auf der Unterlage auf. Das Kind streckt, so weit es geht, seine Knie durch und hält für einen Augenblick diese Position.

– Waage: Das Kind nimmt den Vierfüßlerstand ein; die Hände stehen unter den Schultern, die Finger sind gestreckt, leicht gewölbt und etwas nach innen gedreht. Die Ellbogen sind leicht gebeugt. Die Knie stehen unter den Hüften in Hüftbreite, sodass Unterschenkel, Oberschenkel und Rumpf im 90°-Winkel zueinander stehen. Der Rücken ist gestreckt, weder in Hohlkreuz- noch in Katzenbuckel-Stellung. Der Kopf wird in gerader Linie zum Rücken gestreckt. Das Kind hebt nun gleichzeitig den linken Arm und das rechte Bein. Arm, Rücken, Hüfte und Bein sollen gestreckt gehalten werden. Das Kind schaut auf seine Hand. Die Position wird gehalten und anschließend die Gegenseite geübt. Als Vorbereitung für diese Übung können zunächst ein Arm und ein Bein getrennt geübt werden.

174

– Aus dem Schneidersitz aufstehen: Das Kind sitzt im Schneidersitz, die Füße stehen auf der Unterlage, die Hände sind auf dem Kopf. Das Kind soll sich aus dieser Position, ohne Hilfe der Hände, zum Stand aufrichten, stehen bleiben und langsam wieder hinsetzen. Kann sich das Kind aus dieser Position nicht alleine aufrichten, reicht die Mutter ihm die Hände zum Abstützen, wobei die Mutter das Kind jedoch nicht hochzieht.

– Aus der Bauchlage/Rückenlage sich ohne Hilfe der Hände zum Stand aufrichten: Aus der Bauchlage dreht sich das Kind über die Seite auf den Rücken, zieht sich hoch zum Sitz, nimmt die Schneidersitz-Position ein und richtet sich auf zum Stand. Oder das Kind geht vom Sitz in den Kniestand und richtet sich über den Halbkniestand auf zum Stand. Die Hände sollen während der gesamten Bewegungsfolge auf dem Kopf gehalten werden. Diese Übung stellt eine Kombination der bisher einzeln geübten Bewegungen dar.

Hinweise zur Durchführung der Übungen:

Bei allen Körperübungen ist auf eine symmetrische Körperhaltung zu achten, der Kopf sollte in einer geraden Linie zum Rumpf gehalten werden, der Kopf wird deutlich über die Schulterlinie angehoben. Die Augen leiten die Bewegung, das Kind schaut auf einen Punkt, sodass sich der Kopf entsprechend ausrichtet und das Kind die Richtung seiner Bewegung besser steuern kann. Anfangs ist das Kind möglicherweise auf Hilfestellung angewiesen. Die Hilfestellung darf dem Kind nicht die eigene Aktivität nehmen. Dies gilt besonders bei hypotonen Kindern, die sich schnell von anderen helfen lassen.

Diese Körperübungen werden schrittweise aufgebaut. Zunächst werden die Übungen in Bauch- und Rückenlage geübt. Nach und nach kommen weitere Übungen hinzu. Die Verlagerung des Schwerpunktes des Körpers durch die höhere Position macht es erforderlich, dass das Kind zusätzlich zu der Übung ein stabiles Gleichgewicht finden und erhalten muss. Ziel der Übungen ist, dass das Kind die einzelnen Positionen leicht und geschickt einnehmen kann, diese ohne große Anstrengung und Kraftaufwendung beibehalten und seinen Kopf ohne Veränderungen im Rumpf und den Körpergliedern kontrollieren kann.

Diese Körperübungen übt das Kind mit seinen Eltern zu Hause weiter. Sie werden in jeder Gruppenstunde wiederholt. Die Eltern erhalten Anregungen und Erklärungen, sodass sie den Zweck der Übungen verstehen, um sie gezielt durchführen zu können. In der Gruppenstunde werden die Körperübungen im Anschluss an die taktil-kinästhetische Stimulation und den Finger- und Fußübungen durchgeführt.

Ziele der Übungen:

• Hemmung und Überlagerung der Reflexmuster
• Isolierte Kopfkontrolle
• Verbesserung der Körpersymmetrie
• Aufbau und Verbesserung der Stellungsintegration

e) Übungen mit dem Therapieball/Schaumstoffball

Material: Pro Kind ein Therapieball, Durchmesser ca. 50 cm oder ein Schaumstoffball, Durchmesser ca. 21 cm.

– Das Kind liegt in Bauchlage, die Mutter rollt dem Kind den Therapieball zu, das Kind stößt den Ball mit beiden Fäusten weg.
– Das Kind liegt in Rückenlage und wirft den Schaumstoffball nach vorne/nach hinten über den Kopf.

- Das Kind liegt in Rückenlage, der Schaumstoffball liegt über seinem Kopf, sodass das Kind den Ball mit locker gestreckten Armen greifen kann. Das Kind holt den Ball, führt ihn über den Kopf auf seinen Bauch und legt ihn wieder hinter seinem Kopf ab.
- Das Kind liegt in Rückenlage, es hält den Schaumstoffball über seinem Kopf fest. Es setzt sich auf und wirft den Ball mit gestreckten Armen über den Kopf nach vorne.
- Das Kind liegt auf dem Rücken, es hält den Schaumstoffball mit beiden Füßen fest, das Kind hebt die Beine und das Gesäß, sodass es den Ball hinter dem Kopf ablegen kann. Es geht zurück in die Ausgangsposition, hebt erneut Beine und Gesäß, um den Ball wieder zurückzuholen.
- Das Kind liegt in Rückenlage, es hebt die Beine angewinkelt hoch und stößt den vor ihm liegenden Therapieball mit beiden Beinen weg.
- Das Kind sitzt, es stützt sich mit beiden Händen neben dem Gesäß ab, die Finger zeigen dabei nach vorne. Das Kind winkelt die Beine an und setzt die Füße auf die Unterlage. Die Mutter rollt dem Kind den Therapieball zu, das Kind stößt ihn mit beiden Füßen weg.
- Das Kind befindet sich im Kniestand. Es fängt den ihm zugerollten Therapieball mit beiden Händen und rollt ihn wieder zurück. Dabei sind die Arme locker gestreckt, die Finger zeigen nach unten.
- Das Kind steht. Es fängt einen zugeworfenen Schaumstoffball mit ausgestreckten Armen und wirft diesen mit gestreckten Armen, von unten, zurück.

Hinweise zur Durchführung der Übungen mit dem Therapieball/Schaumstoffball:

Bei den Ballübungen sollte immer auf den symmetrischen Einsatz beider Körperseiten und auf die symmetrische Körperhaltung geachtet werden.

Ziele der Übungen mit dem Therapieball/Schaumstoffball:
- Hemmung und Überlagerung der Reflexmuster
- Körpersymmetrie

f) Aktive Armkreise

- Das Kind führt aktiv beidseitige Armkreise aus, die Arme sind locker gestreckt, ebenso die Finger. Die Bewegung wird vorwärts und rückwärts durchgeführt.
- Das Kind schwingt ein Gymnastikseil, mit beiden Händen gehalten, vor und zurück.
- Das Kind übt Seilspringen.
- Das Kind führt mit einem Arm Armkreise durch.
- Das Kind schleudert ein Seil/ein Schleuderrohr mit einer Bewegung des ganzen Armes im Kreis.

Ziele des aktiven Armkreisens:
- Freie und isolierte Schulter- und Armbeweglichkeit
- Hemmung und Überlagerung der Restreflexe

g) Armkreise mit Gymnastikseilen

Material: Pro Kind/Elternteil ein Gymnastikseil/Schleuderrohr.
Das Gymnastikseil wird dreifach zusammengelegt. Es wird gespannt zwischen beiden Händen gehalten.

– Im Schneidersitz: Das Seil wird über den Kopf hinter den Rücken geführt und über den Kopf zurück vor die Beine. Der Rücken ist bei der Übung gestreckt, der Kopf aufrecht und geradeaus gerichtet, die Arme sind in einer lockeren Streckung, die während der Bewegung erhalten bleibt (Abb. 60).

– Seilspringen im Schneidersitz: Die Beine werden gekreuzt angehoben, das Seil wird unter den Beinen durchgeführt. Das Körpergewicht wird auf die Füße verlagert, sodass das Gesäß von der Unterlage gehoben und das Seil unter dem Gesäß durchgeführt werden kann. Das Seil wird nun mit gestreckten Armen wieder nach vorne vor die Beine gebracht. Nach mehrmaligem Üben sollte die Richtung gewechselt werden, zuerst wird das Seil über den Kopf hinter den Rücken geführt, unter dem Gesäß und anschließend unter den gekreuzten Beinen hindurch. Die Arme bleiben während der gesamten Bewegung locker gestreckt.

– Langsitz: Das Kind sitzt im Langsitz, die Beine sind gestreckt, die Füße angezogen. Das Kind legt das Seil vor die Füße und führt es über den Kopf zurück hinter den Rücken und wieder nach vorne vor die Füße.

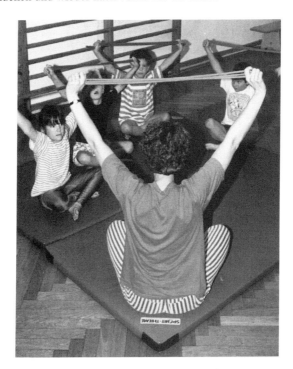

Abb. 60:
Armkreisen mit
Gymastikseilen

177

– Bauchlage: Das Kind liegt auf dem Bauch, es hält das Seil mit gestreckten Armen vor sich, der Kopf wird angehoben. Das Seil wird über den Kopf auf den Rücken geführt und wieder nach vorne vor den Kopf. Der Kopf bleibt während der gesamten Bewegung angehoben.

– Stand: Das Kind beugt sich nach vorne und hält das Seil nahe dem Boden vor seinen Beinen. Es steigt über das Seil, führt das Seil hinter dem Rücken über den Kopf und beugt sich wieder nach vorne. Die Arme bleiben locker gestreckt. Diese Bewegung wird vorwärts und rückwärts durchgeführt.

– Beidbeiniges Seilhüpfen im Stand: Die Übung wird wie die vorhergehende durchgeführt, mit dem Unterschied, dass das Kind mit beiden Beinen über das Seil hüpft.

Hinweise zur Durchführung des Armkreisens mit Gymnastikseilen:

Mit den Seilübungen wird die isolierte und freie Arm- und Schulterbeweglichkeit bei gestreckter Kopf- und Körperhaltung geübt. Die Kinder sollen bei den Übungen die Arme locker strecken und sie in dieser Position halten. Das Anbeugen der Arme, die Beugung des Rumpfes in der Bewegung oder das Vorziehen der Schultern deuten auf eine Bewegung im Reflexmuster hin, es sind Ausgleichsbewegungen, um eine Schulter-/Nackenblockade zu umgehen.

Ist das Kind noch nicht in der Lage, auch passiv, aus diesen Bewegungsmustern herauszukommen, sollten zunächst die vorher genannten Übungen nochmals durchgeführt werden. Anschließend können erneut die Seilübungen aufgenommen und zunächst passiv durchgeführt werden. Im Schneidersitz oder Langsitz werden die Arme des Kindes passiv nach hinten und nach vorne geführt, bis das Kind die Bewegung eigenständig mit freier Beweglichkeit im Schultergelenk ohne Mit- und Ausgleichsbewegungen durchführen kann.

Ziele des Armkreisens mit Gymnastikseilen:

• Freie und isolierte Schulter- und Armbeweglichkeit
• Kopfkontrolle
• Hemmung und Überlagerung der Reflexmuster
• Körpersymmetrie

h) Übungen im Vierfüßlerstand

– Das Kind befindet sich im Vierfüßlerstand auf dem Rollbrett. Die Hände stehen unter den Schultern, die Finger sind gestreckt, leicht gewölbt, die Hand etwas nach innen gedreht, die Knie stehen unter den Hüften. Die Mutter bewegt das Rollbrett, das Kind soll die beschriebene Position beibehalten.

– Die Waage: Beschreibung siehe Übungen zur Hemmung und Überlagerung der Restreflexe (2.2.2.).

– Beide Hände und beide Füße stehen je auf einem Flauschi, die weiche Seite zeigt nach unten. Das Kind bewegt sich vorwärts.

– Schubkarre fahren: Beschreibung siehe B 2 (7.1.4.).

– Robben und Krabbeln: Beschreibung siehe F 2 (7.3.2.).

Das kreuzkoordinierte Robben und Krabbeln ermöglichen die Hemmung und Überlagerung persistierender Reflexe. Das Stützen auf die Hand koordiniert die Nacken- und Halsmuskulatur und beeinflusst die Koordination der Augenmuskeln. Dies wird durch das kreuzkoordinierte Krabbeln mit einem Sandsäckchen auf dem Kopf oder den Schultern verstärkt.

Hinweise zur Durchführung der Übungen im Vierfüßlerstand:

Bei den Übungen in der Vierfüßlerposition (Krabbeln) ist auf den physiologisch richtigen Handstütz und eine ausreichende Rückenstreckung zu achten. Ist die Hand beim Stützen gefaustet, sind die Hände stark nach außen gedreht oder das Kind stützt auf die Finger, müssen verstärkt die Übungen zur Finger- und Handgeschicklichkeit durchgeführt werden. Ist der Handstütz nur auf einer Seite mangelhaft, ist dies ein Hinweis auf eine Seitendifferenz, und bei allen symmetrischen Übungen ist auf die Integration der auffälligen Körperseite zu achten.

Alle bisher beschriebenen Übungen sind symmetrisch angelegt, sodass mit diesen Übungen die Körpersymmetrie und die Integration der beiden Körperseiten geübt wird. Deshalb wird bei allen Übungen auf die symmetrische Körperhaltung und den gleichzeitigen Einsatz beider Körperseiten geachtet. Ganz besonderen Stellenwert erhalten diese Übungen bei Hemisymptomatiken, z. B. Hemiparese, Erbsche Parese und Seitendifferenzen bei Sprachentwicklungsverzögerungen. Die symmetrischen Übungen sowie die Übungen im gekreuzten Bewegungsmuster bleiben bei diesen Störungsbildern über einen langen Zeitraum im Förderprogramm erhalten oder werden, wenn nötig, wieder aufgenommen.

Bei Hemisymptomatiken sollen symmetrische Übungen erst durch unilaterale Übungen ersetzt werden, wenn keine assoziierten Mitbewegungen in der Gegenseite provoziert werden.

Ziele der Übungen im Vierfüßlerstand:

• Stützreaktionen der Hände und Füße
• Körpersymmetrie, Funktionsintegration der beiden Körperseiten
• Verbesserung der Stellungsintegration
• Gezielte Kontrolle und Koordination der Augenbewegungen

i) Übungen mit dem Therapiekreisel

Material: Pro Kind ein Therapiekreisel, ein Therapieball, Durchmesser ca. 60 cm, Schaumstoffbälle, Gymnastikstäbe

– Das Kind liegt in Bauchlage gestreckt auf einem Therapiekreisel. Die Mutter rollt dem Kind einen Therapieball zu, den es mit beiden Fäusten zurückstoßen soll. Das Kind soll während der Bewegung seine Körperhaltung beibehalten und auch nicht vom Therapiekreisel abrutschen (Abb. 61).
– Das Kind sitzt auf dem Therapiekreisel, die Beine liegen gekreuzt vor dem Therapiekreisel. Das Kind hält sich am Rand des Kreisels fest oder es hält die Arme in Seithaltung, der Rücken ist aufgerichtet. Das Kind balanciert diese Körperhaltung aus.
– Das Kind sitzt auf dem Therapiekreisel, beide Beine werden angewinkelt, die Füße auf den vorderen Rand des Kreisels gestellt. Das Kind hält sich seitlich am Kreisel fest und balanciert diese Körperhaltung aus.
– Das Kind sitzt auf dem Kreisel, die Beine sind angewinkelt, die Füße stehen vor dem Kreisel auf dem Boden. Das Kind hält sich seitlich am Kreisel fest. Die Mutter rollt dem Kind einen Therapieball zu, den es mit beiden Beinen zurückstößt (Abb. 61).

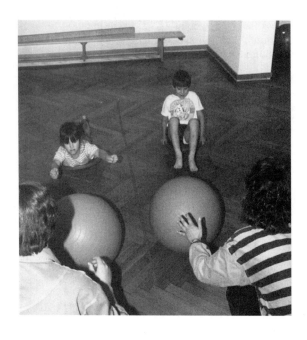

Abb. 61:
Übungen mit dem
Therapiekreisel

– Das Kind sitzt auf dem Therapieball. Die Mutter wirft dem Kind einen Schaumstoffball zu, das Kind fängt den Ball mit beiden Händen und wirft ihn von unten mit beiden Händen zurück. Der Ball wird so geworfen, dass sich das Kind leicht zur Seite neigen muss, um den Ball zu fangen.
– Stehen auf dem Therapiekreisel: Der Kreisel wird mit der flachen Seite nach unten gelegt, das Kind steht mit beiden Beinen auf der gewölbten Seite. Dies wird mit offenen und geschlossenen Augen ausprobiert.
– Der Kreisel wird umgedreht, sodass die gewölbte Seite nach unten zeigt. Das Kind stellt sich mit beiden Beinen auf die flache Seite, es versucht aufrecht zu stehen und sein Gleichgewicht auszubalancieren. Kinder, die hierbei große Schwierigkeiten zeigen, dürfen sich anfangs auf zwei Gymnastikstäbe stützen.
– Steht das Kind sicher, wird die Übung mit geschlossenen Augen durchgeführt und kann mit weiteren Bewegungsfertigkeiten kombiniert werden, z. B. Ball werfen, prellen und fangen. Siehe auch unter H – Kombination von Bewegungsmustern.

k) Stehen auf der Papprolle

Material: eine stabile Papprolle, Durchmesser ca. 10 – 15 cm, Gymnastikstäbe

Das Kind stellt sich, auf zwei Gymnastikstäbe gestützt, auf die Papprolle. Es versucht, aufrecht und sicher zu stehen. Kann das Kind sein Gleichgewicht,

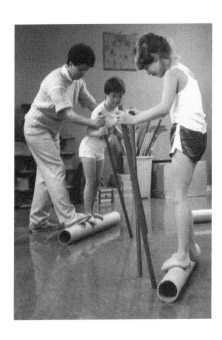

Abb. 62:
Auf einer Papprolle stehen

mit Abstützen, gut ausbalancieren, lässt es die Stäbe, die von der Mutter zur Sicherheit gehalten werden, los (Abb. 62).

Hinweise zur Durchführung der Papprollen-Übung:

Bei der Übung ist auf eine aufrechte Körperhaltung und eine ausreichende Rückenstreckung zu achten. Sind die Haltemechanismen in der sitzenden Position gut entwickelt, ist für die Entwicklung der Haltemechanismen im Stand nur ein geringer Aufwand und ein minimales Üben notwendig. Die Kinder können auf labilem Untergrund die aufrechte Körperhaltung einnehmen und diese mit einem Mindestmaß an Ausgleichsbewegungen beibehalten.

Ziele der Papprollen-Übung:

- Ausbildung der Haltemechanismen, die zur Aufrichtung und zum statischen Gleichgewicht erforderlich sind
- Verbesserung der Stellungsintegration
- Körpersymmetrie

7.3. Körperorientierung

7.3.1. Aktive Finger- und Fußübungen (Therapieelement E)

Die aktiven Finger- und Fußübungen können die passiven Übungen (siehe A 1) ablösen, wenn das Kind ein Bewusstsein für seine Hand, seine Finger und deren Bewegungsmöglichkeiten entwickelt hat. Wir führen, abweichend von den motorischen Prinzipien, die Finger- und Fußübungen zunächst uni-

181

lateral durch, weil wir festgestellt haben, dass die Koordination beider Hände oder Füße anfangs über die Konzentrationsfähigkeit der Kinder hinausgeht. Bei ausreichender Konzentration können die Übungen symmetrisch durchgeführt werden.

a) Einhändig aktive Fingerübungen

– Das Kind sitzt aufrecht im Schneidersitz, es dreht die Hand mit der Handinnenfläche zu sich. Das Kind beugt jeden Finger einzeln an und streckt ihn wieder, die anderen Finger sollen gestreckt gehalten werden und sich nicht an der Bewegung beteiligen. Anfangs hält die Mutter die Finger, die nicht bewegt werden sollen, fest. Auf diese Weise lässt das Kind jeden Finger, vom Daumen zum kleinen Finger, mehrmals wackeln.

– Das Kind führt jeden Finger mit dem Daumen zusammen, Daumenspitze und Fingerspitze werden dabei aufeinandergesetzt, sodass Daumen und Finger einen Kreis bilden, die anderen Finger werden gestreckt gehalten. So kann die Oppositionsstellung von Daumen und Finger geübt werden, wie sie für den Zangengriff erforderlich ist. Das Greifen in dieser Weise ist stabil und die Sensibilität des Daumens kann sinnvoll genutzt werden (Abb. 63).

– Das Kind formt seine Hand zu einer Faust, der Daumen legt sich über die Mittelglieder der Finger. Die Faust wird fest zusammengepresst (einen Schwamm ausdrücken), anschließend wird die Faust wieder geöffnet, die Finger werden gestreckt und gespreizt.

– Das Kind dreht seine Hand mit Unterarm im Ellbogengelenk (das Fähnchen auf dem Turme).

Hinweise zur Durchführung der einhändig aktiven Fingerübungen:
Anfangs gibt die Mutter dem Kind Hilfestellung, sie hält die nicht an der Übung beteiligten Finger fest, das Kind führt aktiv die Bewegung aus. Das Kind sollte bei den Übungen aufmerksam sein und die Bewegungen der Finger und der Hand beobachten, um über die visuelle Information den Bewegungsablauf zu erlernen und zu verinnerli-

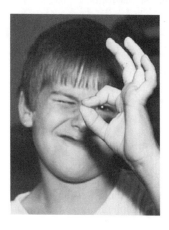

Abb. 63: Einhändig aktive Fingerübung

chen. Kinder, die zu wenig kinästhetische Informationen über sich und ihre Bewegungen erhalten, lernen Bewegungen und Handlungen durch das Sehen.

Assoziierte Mitbewegungen in der Gegenhand können durch Abstützen der Hand und der Finger auf der Unterlage oder dem Knie unterdrückt werden. Die aktiven Fingerübungen werden zu Hause einmal täglich weitergeübt. Die Finger- und Handbeweglichkeit kann durch Aufgaben im Alltag sowie im Spiel weiter gefördert werden: durch Einsammeln kleiner Holzperlen oder Holzstäbchen im Zangengriff in Verbindung mit einer bestimmten Aufgabenstellung, Gefäße mit Schraubdeckel unterschiedlichster Größe auf- und zuschrauben, Knete, Ton, Salzteig oder auch Kuchenteig kneten. Fingerübungen können durch Fingerspiele, Sprechverse, Spiele mit den Händen, Spiele mit Fingerpüppchen oder Handpuppen attraktiv gestaltet und variiert werden.

b) Beidhändig aktive Fingerübungen

Kann das Kind die beschriebenen Übungen ohne Hilfestellung, leicht und geschickt, ohne Mitbewegungen der anderen Hand, des Mundes oder der Füße durchführen, können die Übungen mit beiden Händen gleichzeitig durchgeführt werden. Die Koordination der Bewegungen beider Hände erfordert ein großes Maß an Bewegungsplanung und -steuerung. Treten mit Beginn der beidhändigen Fingerübungen starke Mitbewegungen an Mund und Füßen auf, haben sich die Bewegungsmuster der einseitigen Fingerübungen noch nicht ausreichend automatisiert, um in der Koordination synchroner Bewegungen leicht und geschickt ausgeführt zu werden. Deshalb sollte nochmals auf die Stufe der einseitig aktiven Fingerübungen zurückgegangen werden.

c) Einseitig aktive Fußübungen

Das Kind sitzt im Langsitz, die Beine sind gestreckt und leicht gespreizt, die Hände liegen auf den Knien, das Kind sitzt aufrecht. Die Mutter hält den an der Übung nicht beteiligten Fuß fest bzw. drückt mit ihrer Handfläche gegen die Fußsohle, um so möglichen Mitbewegungen entgegenzuwirken.

- Das Kind zieht den Fuß gerade an und bewegt alle fünf Zehen auf und ab. Die Mutter kann einen Finger quer zu den Zehengrundgelenken legen und das Kind wird aufgefordert, den Finger zu umklammern und wieder loszulassen. Dies ist eine Hilfestellung, die dem Kind die Richtung seiner Bewegung bewusst macht.
- Das Kind bewegt den ganzen Fuß geradlinig auf und ab. Hilfestellung: Die Mutter legt ihre Hand auf die Fußsohle und übt Druck auf diese aus. Das Kind soll die Hand der Mutter wegdrücken.
- Das Kind führt mit dem Fuß Kreise nach beiden Seiten aus. Damit die Bewegung isoliert vom Fuß ausgeführt wird, wird das Kind aufgefordert, sein Knie festzuhalten. Die Mutter kann mit einem Finger die Richtung vorgeben, das Kind folgt der Bewegung des Fingers mit seinem Fuß.

Auch bei den Fußübungen wird das Kind aufgefordert, den Fuß anzuschauen und dessen Bewegungsmöglichkeiten zu beobachten, um über das Sehen die Bewegung zu steuern und zu verinnerlichen. Den assoziierten Mitbewegungen der Hände kann entgegengewirkt werden, indem das Kind die Hände fest aufstützt und somit diesen Bewegungen Widerstand entgegensetzt.

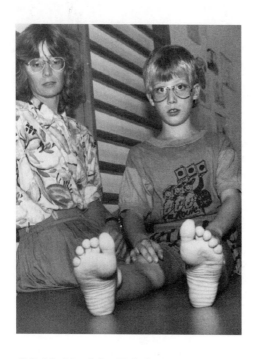

d) Beidseitig aktive Fußübungen

Können die Fußübungen mit *einem* Fuß leicht und geschickt, ohne Mitbewegungen am Gegenfuß, Hände oder Mund durchgeführt werden, dann können die beschriebenen Fußübungen mit *beiden* Füßen gleichzeitig durchgeführt werden. Die Beine liegen dabei parallel nebeneinander, der Rücken ist aufrecht, die Hände liegen auf den Knien (Abb. 64). Weitere aktive Fußübungen:

- Das Kind geht auf den Zehenspitzen (Riesen).
- Es geht auf den Fersen (Pinguine).
- Es geht mit eingerollten Zehen (Affen).
- Es geht auf den Außenkanten der Füße.
- Es geht in Hockstellung ohne Abstützen der Hände (Zwerge – Enten).
- Es rollt seine Zehen ein und zieht dabei den Fuß vorwärts, es streckt die Zehen wieder (Raupe).
- Es rollt mit seinen Füßen einen Stab vor und zurück.
- Es greift mit den Zehen Perlen, Seile, Tücher, Stifte u. v. m.
- Es zerreißt mit den Füßen Papier; ein Fuß greift ein Stück Papier und reißt es ab, während der andere Fuß das Papier festhält.
- Es steht mit den Zehen und dem Fußballen auf einem Treppenabsatz oder auf der Bank, die Ferse wird nicht abgestützt.
- Das Hüpfen mit dem Hüpfball übt die Fußbeweglichkeit, vor allem das kräftige Abdrücken mit den Zehen.

– Robben, Krabbeln im Bärenstand, Balancieren über schmale Balken oder Klötze sind Fortbewegungsarten, die die Fußbeweglichkeit trainieren, vorausgesetzt, das Kind turnt barfuß.
– Das Kind balanciert sein Gleichgewicht, auf einer Papprolle stehend, über feindosierte Bewegungen der Füße aus.

Hinweise zur Durchführung der aktiven Fußübungen:
Zeigt das Kind bei den aktiven Fußübungen in der Fortbewegung oder in Verbindung mit verschiedenen Materialien starke assoziierte Mitbewegungen, muss nochmals auf die isolierten Fußübungen zurückgegangen werden. Die Beweglichkeit und Geschicklichkeit der Füße ist noch nicht ausreichend gegeben, um neue Faktoren hinzuzufügen, die eine komplexere Planung und Ausführung der Bewegung erfordert.

Ziele der aktiven Finger- und Fußübungen:
• Verbesserung der Beweglichkeit und Geschicklichkeit der Hände und Finger
• Verbesserung der Grafomotorik, verbesserte Stifthaltung, Stiftführung, angemessene Dosierung des Drucks auf den Stift
• Verbesserung der Stützfunktion der Hände
• Beeinflussung der Sprachmotorik
• Verbesserung der Fußgeschicklichkeit

7.3.2. Aufbau der Lokomotion (Therapieelement F)

a) Beidseitig symmetrische Bewegungsmuster (F 1)

Beidseitig symmetrische Bewegungsmuster werden geübt durch
Übungen mit dem Physioball (B 1),
Druck- und Zugübungen (B 2),
Rollbrett-Übungen (C),
Übungen mit dem Therapieball/Schaumstoffball (D),
Armkreise mit dem Gymnastikseil (D) sowie durch folgende Übungen zu beidseitig symmetrischen Fortbewegungsmustern:

– Ziehen in Bauchlage mit beiden Händen: Das Kind liegt auf dem Bauch, es streckt beide Arme nach vorne, stützt die Hände flach und parallel nebeneinander auf die Bank und zieht sich mit beiden Armen gleichmäßig vorwärts. Der Kopf wird deutlich über der Schulterlinie gehalten, die Beine bleiben gestreckt und sind an der Fortbewegung nicht beteiligt.

– Schieben in Rückenlage mit beiden Beinen: Das Kind liegt auf dem Rücken, die Knie sind angewinkelt, die Füße werden parallel nebeneinander auf die Bank gestellt. Das Kind drückt sich mit beiden Füßen weg. Die Arme liegen verschränkt auf dem Bauch und beteiligen sich nicht an der Bewegung.

– Rollen um die Längsachse: Das Kind streckt Arme und Beine aus und rollt um seine Längsachse. Die Rollbewegung kann durch eine Kopfdrehung zur Seite, die Schulter und Rumpf nachzieht, eingeleitet werden, oder durch ein Bein, das sich über das andere legt und so Hüfte und Rumpf nachzieht. Während der Rollbewegung bleiben Arme und Beine gestreckt (Auswirkung der Restreflexe auf die Rollbewegung siehe Kapitel 2) (Abb. 65).

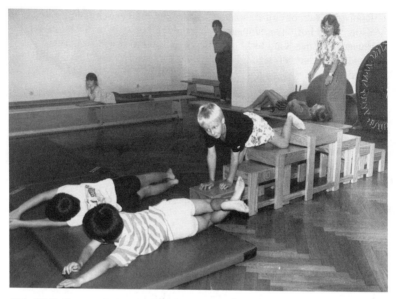

Abb. 65: Rollen um die Längsachse

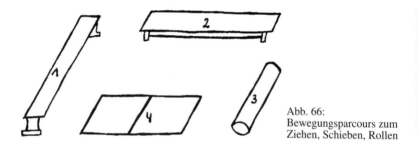

Abb. 66:
Bewegungsparcours zum
Ziehen, Schieben, Rollen

- Bewegungsparcours (Abb. 66):

1 Ziehen in Bauchlage über eine Turnbank. Am Ende der Bank über den Kniestand, Halbkniestand/Bärenstand aufrichten zum Stand und mit beiden Beinen von der Bank hüpfen.
2 Schieben in Rückenlage über eine Turnbank. Am Ende der Bank aus der Rückenlage aufsitzen, aufrichten zum Stand und mit beiden Beinen von der Bank hüpfen.
3 Durch den Tunnel rutschen, kriechen oder krabbeln.
4 Rollen um die Längsachse über die gesamte Länge beider Turnmatten.

Variationen zum Bewegungsparcours: Ziehen in der Bauchlage durch einen Tunnel aus Teilen der Gymnastiktreppe. – Ziehen in der Bauchlage unter

Gymnastikstäben hindurch. – Der stabile Tunnel kann durch einen Stofftunnel ersetzt werden. – Das Rollen um die Längsachse kann, wenn die gestreckte Körperhaltung in der Rollbewegung beibehalten werden kann, durch das Robben abgelöst werden (siehe unter F 2).

Hinweise zur Durchführung der Übungen zu beidseitig symmetrischen Fortbewegungsmustern:

Kinder, die eine Körperseite vernachlässigen oder eine motorisch auffälligere Seite haben, werden diese Körperseite bei den Übungen nicht gleichwertig einsetzen. Die Übungen sind so angelegt, dass das Kind beide Körperseiten parallel einsetzen muss, sonst wird es schief und rutscht von der Bank. Die Bewegungsübergänge beim Aufrichten aus der Bauchlage/Rückenlage zum Stand sind von Bedeutung und werden gegebenenfalls mit dem Kind eingeübt. Können die Kinder den gestellten motorischen Anforderungen, Körpersymmetrie und Kopfkontrolle in Bauchlage, gerecht werden und führen sie die Aufgaben flink, geschickt, mit Motivation und Engagement durch, können die Aufgaben verändert und das nächste Fortbewegungsmuster eingeführt werden.

– Fahren mit dem Rollbrett in Bauchlage: Dies ist eine Übungsform, die ebenso die Körpersymmetrie und die Funktionsintegration beider Körperseiten übt und sehr motivierend und anregend auf das Kind wirkt. Das Kind liegt mit dem Bauch auf dem Rollbrett, streckt beide Arme nach vorne und zieht sich mit den Händen vorwärts. Es soll darauf geachtet werden, dass das Kind beide Hände flach auf den Boden legt.

– Bewegungsparcours mit Rollbrett (Abb. 67):

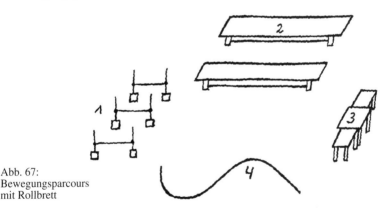

Abb. 67:
Bewegungsparcours
mit Rollbrett

1 Die Kinder fahren mit ihrem Rollbrett unter den Gymnastikstäben durch.
2 Sie fahren zwischen zwei Turnbänken durch, der Abstand zwischen beiden Turnbänken ist gerade so breit, dass ein Rollbrett längs durchpasst.
3 Sie fahren unter der Gymnastiktreppe hindurch.
4 Sie fahren über das Tau, das Tau befindet sich zwischen den Rollen des Rollbretts. Die Kinder sollen die Kurven, die durch das Tau gegeben sind, ausfahren.

b) Gekreuzt laterale Bewegungsmuster (F 2)

– Robben: Das Kind liegt auf dem Bauch, ein Arm ist gebeugt. Die Hand liegt ungefähr auf Schulterhöhe, Hand und Unterarm werden auf die Unterlage gestützt. Das Bein der Gegenseite ist angewinkelt, das Knie zeigt nach außen, die Zehen werden auf der Unterlage abgestützt. Der andere Arm und das Bein der Gegenseite sind gestreckt. Der Bauch bleibt auf der Unterlage liegen. Der Kopf ist deutlich über die Schulterlinie angehoben und das Kind blickt in Richtung seiner Bewegung. Das Kind stützt auf den Unterarm und zieht den Rumpf nach vorne, gleichzeitig drückt es sich mit den Zehen des gegenseitigen Beines von der Unterlage weg und schiebt dadurch den Rumpf vorwärts. Das Kind setzt den Arm nach vorne und wiederholt die Bewegung, jetzt mit dem anderen Arm und Bein.

– Krabbeln im Vierfüßlerstand: Das Kind stützt sich auf Hände und Knie, der Rumpf ist von der Unterlage abgehoben, der Rücken ist gestreckt, der Kopf ist aufgerichtet. Das Kind wechselt sein Gleichgewicht von der einen Hand und dem gegenseitigen Knie auf die andere Hand und das andere Knie. Die jeweils nicht stützenden Gliedmaßen werden vorgesetzt, wobei immer der Arm die Bewegung einleitet, das Knie folgt dem Arm wenige Sekunden später. Dies ist das Muster des kreuzkoordinierten Krabbelns.

– Krabbeln in der Bärenstellung: Das Kind stützt sich auf Hände und Füße, die Hände und Füße sind weitgehend nach vorne gerichtet, die Arme und Beine sind mehr oder weniger gestreckt, der Kopf ist tiefer als das Becken. In der Fortbewegung setzt das Kind eine Hand und einen Fuß im kreuzkoordinierten Muster nach vorne, wie beim Krabbeln im Vierfüßlerstand.

– Bewegungsparcours (Abb. 68 und 69):

1 Das Kind krabbelt in der Bärenstellung über die Bank. Es richtet sich am Ende der Bank auf und hüpft mit beiden Beinen von der Bank.
2 Das Kind krabbelt im Vierfüßlerstand über die Bank, am Ende der Bank richtet es sich auf und hüpft mit beiden Beinen von der Bank.
3 Das Kind krabbelt im Vierfüßlerstand/in der Bärenstellung über die Gymnastiktreppe.
4 Das Kind robbt über die Turnmatten.
5 Das Kind krabbelt durch das Reifenhäuschen.

Variationen zum Bewegungsparcours:

Zu 1: Ungefähr in der Mitte der Bank wird ein Gymnastikreifen, festgeklammert an Gymnastikstäben, die in einem Steckklotz stecken, aufgestellt. Die Kinder krabbeln durch den Reifen. – Die Bank wird umgedreht, die Kinder krabbeln über den schmalen Balken. Ungefähr in der Mitte des Balkens wird ein Gymnastikreifen aufgestellt. – Auf dem Boden werden mehrere Gymnastikreifen hintereinander aufgestellt (an Gymnastikstäben festgeklammert), die Kinder krabbeln in der Bärenstellung durch die Reifen. – An den in den Steckklötzen stehenden Gymnastikstäben werden Gymnastikstäbe parallel

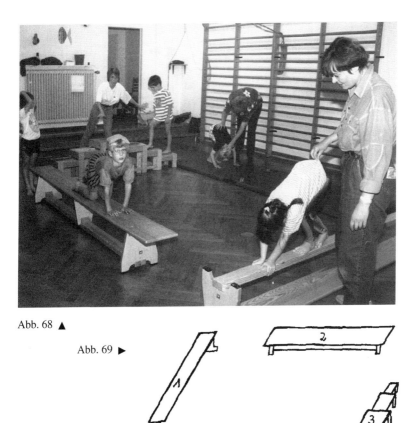

Abb. 68 ▲

Abb. 69 ▶

Abb. 68, 69:
Bewegungsparcours zum
Krabbeln

zum Boden festgeklammert. Die Kinder krabbeln über einen Gymnastikstab, unter dem nächsten rutschen sie auf dem Bauch hindurch usw.

Zu 2: Das Kind krabbelt im Vierfüßlerstand über die Bank, es trägt dabei ein Sandsäckchen auf den Schultern/auf dem Kopf. Die Mutter steht am Ende der Bank, das Kind hält den Kopf aufrecht, sodass es die Mutter anschauen kann. Am Ende der Bank steht das Kind ohne Hilfestellung über den Kniestand, Halbkniestand auf zum Stand, das auf dem Kopf liegende Sandsäckchen darf dabei nicht herunterfallen. – Das Kind krabbelt mit einer Maske, ohne visuelle Kontrolle, über die Bank. Hat das Kind ausreichend Sicherheit gefunden, kann es am Ende der Bank ohne visuelle Kontrolle aufstehen und vorsichtig von der Bank gehen.

Zu 3: Es wird nur die halbe Gymnastiktreppe benutzt. Das Kind krabbelt die Treppe hoch, auf der letzten Stufe richtet sich das Kind auf zum Stand und hüpft mit beiden Beinen auf eine Turnmatte. – Das Kind krabbelt mit einer Maske die Treppe herauf und herunter.

Zu 4: Ist das Robben zu einer automatisierten Bewegung geworden, kann es vom Purzelbaum abgelöst werden. Die Kinder üben zunächst den Purzelbaum mit einem keilförmigen Polster (schiefe Ebene). Das Kind steht vor der breiten Seite des Keils, Füße parallel nebeneinander. Es stützt beide Hände mit der gesamten Handfläche auf den Keil, der Kopf wird an die Brust gezogen, sodass der Hinterkopf auf den Keil gelegt werden kann. Die Beine bleiben leicht gebeugt. Das Kind rollt über Hinterkopf und Rücken ab. Gelingt der Purzelbaum an der schiefen Ebene ohne Hilfestellung, wird er ohne Keil geübt.

– Krabbeln auf einer schiefen Ebene: Zwei Turnbänke werden in unterschiedlicher Höhe an der Sprossenwand eingehängt. Auf der niedrigen Turnbank krabbeln die Kinder im Vierfüßlergang/Bärengang hoch, sie steigen an der Sprossenwand zur anderen Turnbank über, um über diese herunterzurutschen.

Variationen: Hochkrabbeln auf einer an der Sprossenwand eingehängten Leiter, über die Turnbank herunterrutschen. – An der Sprossenwand hochklettern, über die Turnbank herunterrutschen.

Hinweise zur Durchführung des Krabbelns:

Der Kopf sollte beim Krabbeln angehoben werden können. Manche Kinder halten den Kopf nach unten. Hebt das Kind den Kopf, wird er zwischen die Schultern gepresst und das Kind stützt auf die Finger. Die Kopfkontrolle ist noch nicht ausreichend ausgebildet, das Stützen auf die Hand wird durch Veränderungen der Kopf- und Halsstellung beeinflusst. Zur Verbesserung der Kopfkontrolle müssen deshalb verstärkt die Übungen zur Integration der Restreflexe und zum Aufbau der Stellungsintegration (siehe D, 7.2.2.) angeboten werden.

Das Krabbeln dient der Vorbereitung zum Überkreuzen der Körpermitte, es verbessert die Körperwahrnehmung und den Richtungssinn. Die Beugung des Handgelenkes und die Öffnung der Hand beim Stützen fördert die natürliche Handhaltung für das Greifen und Tasten.

Das Krabbeln wird so lange geübt, bis es in jeder Situation sicher beherrscht wird, das Kind spontan den richtigen Handstütz einnimmt und die Kopfkontrolle sicher und stabil ist. Ist das Kind sicher in dem geübten Fortbewegungsmuster, zeigt es Motivation, emotionales Engagement und Ehrgeiz beim Weiterüben; neue Bewegungssituationen bereiten ihm keine Schwierigkeiten, oft sucht es sich eigene Übungssituationen, um seine gelernten Fähigkeiten anzuwenden. Dies ist der richtige Zeitpunkt, um neue Fortbewegungsmuster einzuführen.

Ziele des Robbens und Krabbelns:

• Kopfhaltung
• Stützfunktion der Arme und Beine
• der Handstütz zur Verbesserung der Augenmuskelkontrolle
• Gleichgewichtsreaktionen
• Rumpfbeweglichkeit
• die Koordination von Rumpf und Extremitäten und der vier Gliedmaßen miteinander.

– Stehen und Balancieren: Die Übungen zur Aufrichtung, zur Verbesserung der Haltemechanismen und zum statischen Gleichgewicht (siehe D, 7.2.2.) beschreiben Übungen zum Stehen auf dem Therapiekreisel und der Papprolle, die jetzt in das Programm aufgenommen werden können.

– Bewegungsparcours (Abb. 70):

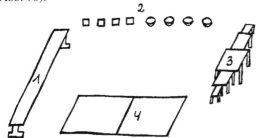

Abb. 70:
Bewegungsparcours zum
Balancieren

1 Das Kind balanciert über die Turnbank, es setzt beide Füße frontal, voreinander auf, der Rumpf bleibt dabei frontal gerichtet.
2 Das Kind geht im Wechselschritt über die Klötze und die Kreisel. Die Kreisel liegen auf Teppichfliesen, um ein Wegrutschen zu verhindern.
3 Das Kind geht alternierend über die Treppe.
4 Das Kind schlägt Purzelbäume.

Variationen zum Bewegungsparcours:

Zu 1: Die Turnbank wird umgedreht, das Kind balanciert über den Balken. – In der Mitte des Balkens wird ein Gymnastikstab quer zum Balken aufgebaut, die Kinder steigen über den Stab. – In der Mitte des Balkens wird ein Gymnastikreifen aufgestellt, die Kinder steigen durch den Reifen. – Statt der Turnbank wird ein Balancierbalken eingesetzt, der etwas schmaler als die Turnbank ist.

Zu 2: Die Abstände zwischen den Klötzen und Kreiseln werden vergrößert. – Mehrere Gymnastikstäbe, die parallel zum Boden an aufrecht stehenden Gymnastikstäben festgeklammert sind, werden hintereinander aufgebaut. Die Kinder gehen im Wechselschritt über die Stäbe. – Die Höhe der Stäbe kann nach und nach erhöht werden, sodass die Kinder länger auf einem Bein stehen müssen (Vorbereitung auf den Einbeinstand). – Zwischen die Querstäbe werden Therapiekreisel gelegt, die Kinder gehen von einem Kreisel zum nächsten und müssen dabei noch einen Gymnastikstab übersteigen. – Mehrere Gymnastikreifen werden hintereinander aufgestellt, die Kinder gehen durch die Reifen. – Die Höhe der Reifen wird verringert, sodass die Kinder in der Hocke, ohne Abstützen, durch die Reifen gehen.

Zu 3: Eine der beschriebenen Variationen kann anstelle der Treppe eingefügt werden.

Zu 4: Wird der Purzelbaum von den Kindern sicher beherrscht, können nun Bewegungsfertigkeiten, die auf das Balancieren folgen (Kreuzen der Körpermitte, Hüpfen), in den Bewegungsparcours aufgenommen werden.

– Kreuzen: Anstelle der Turnmatten wird ein Tau gelegt. Die Kinder gehen im Scherenschritt über das Tau. Die Füße werden frontal, parallel zum Tau, aufgesetzt, der Rumpf ist frontal nach vorne gerichtet (Abb. 71).

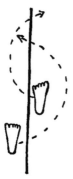

Abb. 71: Kreuzen

– Beidbeiniges Hüpfen: Mehrere Teppichfliesen werden hintereinander auf den Boden gelegt, die Kinder hüpfen mit beiden Beinen von einer Fliese zur nächsten. Jetzt kann auf ein rhythmisches Hüpfen geachtet werden. Zurufe oder Kommandos können den Kindern helfen, den Rhythmus zu finden. – Die Kinder hüpfen den Hampelmannsprung. – Es werden kleine Sprunghindernisse aufgebaut, z. B. ein Gymnastikstab, der parallel zum Boden an aufrechtstehenden Gymnastikstäben befestigt ist, Schaumstoffteile etc. Die Kinder überhüpfen die Hindernisse im Schlusssprung. – Die Kinder hüpfen über ein auf den Boden gelegtes Tau seitlich hin und her.

– Einbeiniges Hüpfen: Die Kinder hüpfen auf einem Bein, über aneinandergereihte Teppichfliesen. Diese Aufgabe wird abwechselnd mit dem rechten und dem linken Bein ausprobiert. – Die Teppichfliesen sind wie beim Kästchenhüpfen angeordnet. Auf die einzelne Fliese darf nur mit einem Bein gehüpft werden, auf die nebeneinander gelegten Fliesen wird im Grätschsprung gehüpft. Das einbeinige Hüpfen wird mit beiden Beinen abwechselnd geübt.

– Balancieren rückwärts: Viele der beschriebenen Aufgaben zum Vorwärts-Balancieren werden nun rückwärts ausprobiert: Die Kinder balancieren rückwärts über die Turnbank, über den Balken der umgedrehten Turnbank, über den Balancierbalken. – Sie gehen rückwärts über die Steckklötze (nicht über die Therapiekreisel). – Sie gehen rückwärts über die Treppe. – Sie üben Purzelbaum rückwärts. – Sie gehen im Scherenschritt rückwärts über das Tau. – Sie hüpfen rückwärts mit beiden Beinen von einer Teppichfliese zur nächsten. – Sie hüpfen rückwärts seitlich hin und her über das Tau. – Sie balancieren vorwärts und rückwärts ohne visuelle Kontrolle.

– Bewegungsparcours mit Laufdosen: Die Kinder gehen mit ihren Laufdosen von einer Teppichfliese zur nächsten. – Sie müssen niedrige Hindernisse, die aus Gymnastikstäben in Verbindung mit Steckklötzen gebaut werden, übersteigen. – Sie gehen auf Laufdosen über eine Turnmatte. – Sie gehen im Slalom um Gymnastikkegel herum.

– Fahren und Rollen: Vorübung zum Rollschuhlaufen: Die Kinder stellen sich mit jedem Fuß auf eine Teppichfliese, die Teppichfliesen sind umgedreht, sodass man auf ihnen rutschen kann. Die Kinder rutschen mit den Fliesen vorwärts. Ein Fangspiel auf Teppichfliesen, an dem sich auch die Eltern beteiligen, bereitet große Freude. – Rollschuhlaufen: Jedes Kind erhält ein Paar Rollschuhe und bewegt sich, auf zwei Gymnastikstäbe gestützt, vorwärts. Bei ausreichender Sicherheit übt das Kind, ohne Hilfe, das freie Rollschuhlaufen. Später kann das Rollschuhlaufen mit Hockeyspielen kombiniert werden.

– Pedalo fahren (Doppelpedalo): Zum Kennnenlernen bewegt das Kind das Pedalo mit seinen Händen vor und zurück. Das Pedalofahren sollte in einer niedrigen Körperposition eingeführt werden, da dadurch der Körperschwerpunkt tiefer liegt. – Das Kind kniet auf einem Pedalo und hält sich an den Rädern fest. Es schiebt die Räder mit seinen Händen an und bewegt sich langsam vorwärts. – Das Kind kniet im Kniestand auf dem Pedalo, es hält seine Arme in Seithaltung. Durch Druck der Knie bewegt sich das Kind mit dem Pedalo vorwärts. – Das Kind steht auf dem Pedalo, es stützt sich auf zwei Gymnastikstäbe und fährt vorwärts. – Das Kind fährt mit dem Pedalo vorwärts ohne Abstützen. – Das Kind fährt vorwärts und rückwärts. – Das Kind trägt ein Sandsäckchen auf dem Kopf und fährt mit dem Pedalo vorwärts, später auch rückwärts. – Das Kind fährt mit dem Pedalo unter einem Hindernis hindurch (Gymnastikstab, -seil), sodass es kurz in die Hocke gehen muss. – Weitere Übungen mit dem Pedalo in Kombination mit anderen Fertigkeiten werden unter H (Kombinationsmotorik, 7.4.2.) beschrieben.

c) Unilaterale Fortbewegungsmuster (F 3)
Siehe vorhergehend: F 2 einbeiniges Hüpfen

7.4. Praxie

7.4.1. Auge-Hand- und Auge-Fuß-Koordination (Therapieelement G)

a) Beidseitig-symmetrische Bewegungsmuster

– Vorübungen: Die Übungen mit dem Therapieball/Schaumstoffball und die Ballübungen auf dem Therapiekreisel (siehe D, 7.2.2.).

– Rollen und Stoßen: Das Kind und die Mutter stehen sich im Kniestand gegenüber und rollen einen Schaumstoffball hin und her. Der Ball wird mit beiden Händen gerollt. Das Kind hält die Hände mit den Fingern nach unten, so kann es den Ball mit einer Bewegung des ganzen Armes aus den Schultern heraus wegrollen. – Das Kind sitzt auf dem Boden, es winkelt die Beine an und stellt die Füße parallel nebeneinander auf den Boden. Die Mutter rollt dem Kind einen Schaumstoffball zu, es stößt ihn mit beiden Beinen zurück.

– Ball werfen und fangen: Mutter und Kind werfen sich gegenseitig einen Schaumstoffball zu. Das Werfen erfolgt mit beiden Händen, die Arme sind locker gestreckt, der Ball wird von unten nach oben geworfen. Der Ball wird mit beiden Händen vor dem Körper gefangen. – Vor dem Fangen muss einmal in die Hände geklatscht werden oder einmal auf die Oberschenkel bzw. der Fänger dreht sich einmal um die eigene Achse. – Der Werfer wirft den Ball rückwärts über den Kopf.

– Ball prellen und fangen: Mutter und Kind prellen sich gegenseitig einen Schaumstoffball zu. Beim Prellen wird der Ball mit beiden Händen gehalten, die Arme werden locker gestreckt nach oben über den Kopf geführt. – Das Kind wirft den Ball hoch und fängt ihn wieder. Es prellt den Ball auf den Boden und fängt ihn. Es wirft den Ball gegen eine Wand. – Vor dem Fangen des geworfenen oder geprellten Balles klatscht das Kind in die Hände.

– Ballspiele in der Gruppe: Sich gegenseitig den Ball zuwerfen, mit Namen rufen, die Namen der Kinder können durch Blumen-, Obst- oder sonstige Namen ersetzt werden. – Ball werfen mit Foppen: Die Kinder haben die Hände auf dem Rücken, eines steht in der Mitte und wirft den Ball oder deutet dies nur an. Wer seine Hände zum falschen Zeitpunkt vom Rücken nimmt oder den Ball nicht fängt, muss in die Mitte. – Hase und Jäger mit zwei Bällen: Ein Ball ist der Hase, ein Ball ist der Jäger. Die Bälle werden in der gleichen Richtung im Kreise von einer Person zur nächsten weitergegeben. Treffen sich beide Bälle bei einer Person, ist der Hase getroffen. Es kann vereinbart werden, dass die Wurfrichtung eines Balles (Hase) oder auch beider Bälle gewechselt werden darf. – Kaiser, König, Bettelmann. – Viele andere Ballspiele.

– Zielanpassung an statische Ziele mit den Füßen: Laufen mit Laufdosen über Teppichfliesen oder Hindernisse und um Gymnastikkegel herum (siehe F 2, 7.3.2.).

Bewegungsparcours (Abb. 72):

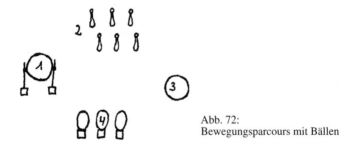

Abb. 72:
Bewegungsparcours mit Bällen

1 Mutter und Kind werfen sich im Stehen den Ball durch den Reifen zu.
2 Mutter und Kind, beide im Kniestand, rollen sich den Ball durch eine Straße aus Gymnastikkegeln zu.

194

3 Mutter und Kind prellen sich den Ball zu, der Ball muss in den Reifen geprellt werden.

4 Mutter und Kind werfen sich den Ball durch mehrere, hintereinander aufgestellte Gymnastikreifen zu. Mutter und Kind stehen im Kniestand.

Variationen zum Bewegungsparcours: Gymnastikkegel werden wie beim Kegelspiel angeordnet. Das Kind rollt den Ball und versucht, viele Gymnastikkegel dabei umzuwerfen. – Dosen werden auf einem Hocker der Gymnastiktreppe zu einer Pyramide aufgestellt, das Kind wirft die Dosen mit einem Ball ab. – Der Ball muss in ein Turnkastenteil geworfen werden.

– Zielanpassung an bewegte Ziele: Ein Physioball/Therapieball wird durch den Raum gerollt, die Kinder werfen ihn mit Bällen ab. – Ein Reifen/Therapiekreisel wird durch den Raum gerollt, die Kinder versuchen, durch den Reifen zu werfen (werfen den Reifen bzw. Kreisel ab). – Ein Luftballon wird hochgeschlagen, die Kinder versuchen, den Luftballon abzuwerfen. – Ein Luftballon wird an einem Gymnastikstab/Reifen festgebunden, die Kinder werfen den Luftballon ab.

– Zielanpassung an ein bewegtes Ziel mit den Füßen: Das Kind hüpft mit beiden Beinen über einen rollenden Ball/über eine rollende Papprolle. – Das Kind hüpft mit beiden Beinen in einen trillernden Gymnastikreifen, vorwärts oder rückwärts und wieder heraus. – Schlangenkönig: Die Mutter zieht ein Seil in Schlangenlinien hinter sich her, das Kind versucht, das Seil mit dem Fuß festzuhalten. Ist es ihm gelungen, darf das Kind Schlangenkönig sein.

Hinweise zur Durchführung der Übungen zum beidseitig-symmetrischen Bewegungsmuster:
Werfen, Prellen, Fangen, Zielen erfolgen immer mit beiden Händen oder Füßen. Das Kind hält dazu seinen Rumpf frontal zur Bewegungsrichtung, das Gewicht ist auf beide Füße/Knie verteilt. Haben die Kinder Schwierigkeiten, das gewünschte Bewegungsmuster durchzuführen, sollten parallel gezielte Übungen zur Körpersymmetrie und Funktionsintegration beider Körperseiten wiederholt werden. Die Übungen zur Auge-Hand-Koordination werden zunächst mit einem Schaumstoffball (Durchmesser 21 cm) geübt, später wird der Schaumstoffball durch einen kleineren Ball ersetzt.

b) Gekreuzt laterale Bewegungsmuster

Mit dem Hockeyspiel üben die Kinder die Auge-Hand-Koordination und werden zum Überkreuzen der Körpermitte angeregt. Die Kinder halten den Stab mit beiden Händen fest, die dominante Hand übernimmt die Führung und Lenkung des Stabes, sie hält den Stab unterhalb der nichtdominanten Hand fest. Die nichtdominante Hand wird zur Stabilisierung des Stabes eingesetzt. Die Füße stehen parallel nebeneinander und sind wie der Rumpf quer zur Schlagrichtung gerichtet. – Mutter und Kind spielen sich einen Schaumstoffball mit den Hockeyschlägern zu. – Mutter und Kind spielen sich den Ball durch ein Tor aus zwei Steckklötzen mit Gymnastikstäben zu. – Das Kind führt den Ball mit dem Hockeyschläger um Hindernisse herum. – Die beschriebenen Aufgaben werden mit einem Puck wiederholt.

Bewegungsparcours zum Hockeyspiel mit dem Puck (Abb. 73):

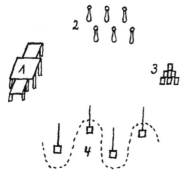

Abb. 73: Bewegungsparcours mit Puck

1 Die Kinder schießen den Puck durch einen Tunnel aus Teilen der Gymnastiktreppe.
2 Sie schießen den Puck geradlinig durch eine Straße aus Gymnastikkegeln.
3 Die Kinder zielen auf eine Pyramide aus Dosen, um sie mit dem Puck zu treffen.
4 Sie führen den Puck mit dem Schläger im Slalom um die Gymnastikstäbe herum.

Hinweise zur Durchführung der Hockeyspiele:

Zeichen auf dem Boden für die Fußstellung, den Ausgangspunkt für den Puck und die Schlagrichtung helfen dem Kind, die Aufgabe schnell zu überschauen, und erinnern das Kind an die einzelnen Schritte zur Aufgabenbewältigung. Der Bewegungsparcours beinhaltet Aufgaben, wie sie teilweise auch auf Minigolf-Anlagen zu finden sind. So hat das Kind die Möglichkeit, seine erlernten Fertigkeiten im Familien- oder Freundeskreis zu zeigen und kann bei den Aktivitäten der Familie, der Freunde mithalten. Das Hockeyspiel kann mit Rollschuhlaufen kombiniert werden. Die Kinder führen den beschriebenen Bewegungsparcours zum Hockeyspiel auf Rollschuhen durch.

c) Unilaterale Bewegungsmuster

– Übungen mit dem Tennisball: Das Kind prellt einen Tennisball vor sich auf den Boden und fängt ihn wieder mit einer Hand. Es wird abwechselnd mit beiden Händen geübt. Der Tennisball wird von oben gefangen. – Der Tennisball wechselt von einer Hand zur anderen. Die eine Hand prellt den Ball, die andere fängt usw. – Mutter und Kind spielen gemeinsam mit dem Tennisball. Von unten werfen, von oben prellen, fangen, mit beiden Händen, mit einer Hand, mit beiden Händen im Wechsel, die eine Hand wirft, die andere fängt. – Schwieriger werden die Übungen, wenn noch kleinere Bälle, z. B. ein Flummi, eingesetzt werden.

– Übungen mit dem Gymnastikreifen: Mutter und Kind rollen sich gegenseitig einen Gymnastikreifen zu. Das Kind rollt den Reifen mit beiden Händen, die dominante Hand gibt den Schwung, die nicht dominante Hand stabilisiert. Füße und Rumpf sind quer zur Bewegungsrichtung gerichtet. Beim Fangen greift das Kind mit einer Hand nach dem Reifen. – Mutter und Kind spielen mit zwei Gymnastikreifen gleichzeitig. – Jeder läuft seinem Reifen nach, um ihn auf der Gegenseite zu fangen.

– Übungen mit dem Wurfring (Ringtennis-Ring): Werfen und Fangen des Wurfringes mit einer Hand. Der Wurfring wird mit der Greifbewegung gefangen. Mit jeder Hand üben. – Werfen und Fangen mit beiden Händen im Wechsel. – Werfen über ein Netz/Seil.

– Übungen mit dem Luftballon: Das Kind schlägt den Luftballon mit der Hand hoch, beide Hände werden abwechselnd eingesetzt. – Das Kind schlägt den Luftballon hoch, während es vorwärts geht. – Das Kind schlägt den Luftballon mit anderen Körperteilen (Ellbogen, Schulter, Kopf, Knie, Fuß) hoch. – Das Kind schlägt den Luftballon hoch, es folgt der Abwärtsbewegung des Luftballons mit seinem Körper, es setzt sich, in der Geschwindigkeit, die durch den Luftballon vorgegeben ist, langsam auf den Boden. – Mutter und Kind spielen sich den Luftballon zu. Das Kind wird daran erinnert, beide Hände abwechselnd einzusetzen. – Sie spielen sich den Luftballon über ein Seil zu. – Mutter und Kind erhalten einen Holzschläger und spielen sich den Luftballon mit dem Holzschläger über ein Seil zu (Luftballon-Tennis). Das Kind hält den Schläger in seiner dominanten Hand.

– Übungen mit dem Indiaca/Frisbee: Mutter und Kind spielen sich den Indiaca mit der Hand/mit dem Holzschläger über ein Seil zu. – Das Kind wirft die Frisbee-Scheibe (Schaumstoff) hoch, es versucht den waagerechten Wurf aus dem Handgelenk.

– Übungen mit dem Balltragestab: Das Kind jongliert einen Ball, zunächst auf einer Papprolle (größere Auflagefläche), später auf dem Balltragestab. – Es jongliert den Ball und bewegt sich durch den Raum. – Es übersteigt Hindernisse, z. B. Schaumstoffteile, parallel zum Boden aufgestellte Gymnastikstäbe etc. – Das Kind jongliert den Ball auf dem Balltragestab und balanciert gleichzeitig über einen Bewegungsparcours (siehe F 2, 7.3.2.).

– Angelspiel: Das Angelspiel besteht aus Holzquadraten (ca. 10 x 10 cm), in der Mitte des Quadrates wird ein Schraubhaken befestigt. Auf die Quadrate können geometrische Formen in verschiedenen Farben gemalt werden. Als Angel kann ein Laternenstab (feststehend) oder ein an einer Schnur aufgehängter Schlüsselring (beweglich) benutzt werden. Die Kinder angeln die Holzquadrate (Abb. 74) nach verschiedenen Aufgaben (nur die roten Formen, nur die Dreiecke etc.). – Die Holzquadrate müssen an ein bestimmtes Ziel gebracht werden. – Auf dem Weg zu dem Ziel muss ein Hindernisparcours bewältigt werden. – Die Holzquadrate sind entlang eines Balancierparcours verteilt und müssen nach bestimmten Anweisungen von den Geräten aus eingesammelt werden. – Die Holzquadrate sind entlang eines Weges, der mit dem Pedalo abgefahren werden kann, verteilt. Sie werden vom Pedalo aus eingesammelt.

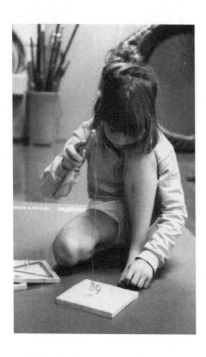

Abb. 74: Angelspiel

– Übungen mit dem Fuß: Das Kind rollt einen Ball mit dem Fuß durch eine aus zwei Gymnastikseilen gelegte Straße. Es übt abwechselnd mit beiden Füßen. – Es rollt den Ball durch ein Tor, auf ein Ziel aus Gymnastikkegeln oder Dosen. – Das Kind steht auf einem Therapiekreisel, stützt sich auf zwei Gymnastikstäben ab, es kickt einen zugerollten Ball zurück zur Mutter. – Auf Laufdosen über einen Hindernis- und Slalomparcours gehen. – Mit Laufdosen Fußballspielen. – Schlangenkönig.

d) Spiele zur Körperorientierung

– Armstellungen nachahmen: Die Therapeutin sitzt vor den Kindern und berührt mit ihren Händen verschiedene Körperteile. Zuerst mit beiden Händen ein Körperteil, z. B. beide Hände auf dem Bauch/Kopf/Schultern etc. (Abb. 75), dann mit beiden Händen verschiedene Körperteile, jeweils auf derselben Körperseite, dann kreuzen die Hände auf die gegenüberliegende Körperseite. Die Kinder ahmen die Armstellungen nach.

– Körperpositionen nachahmen/einnehmen: Ein Kind gibt eine bestimmte Körperposition vor, die anderen ahmen diese Position nach. – Die Kinder dürfen sich von der vorgegebenen Körperposition nur durch Abtasten ein Bild machen und stellen sich ohne visuelle Kontrolle in der gleichen Position auf. – Die Kinder nehmen nach verbaler Anweisung eine bestimmte Kör-

198

perposition ein. – Mit den Kindern wird eine bestimmte Körperposition vereinbart, sie gehen durch den Raum, auf ein akustisches Signal hin müssen sie diese Körperposition einnehmen. – Bestimmte Körperpositionen werden mit einem akustischen Signal gekoppelt, z. B. Trommelschlag = Stehen, Triangel = Sitzen, Klanghölzer = Einbeinstand etc. Die Kinder gehen durch den Raum, auf das akustische Signal hin müssen sie die entsprechende Körperposition einnehmen.

– Ein Ball darf nur mit Hilfe bestimmter Körperteile transportiert werden, z. B. mit Hilfe des Kopfes und der Schulter, nur auf den Unterarmen, zwischen beiden Knien usw.

– Ein Kind ist der Zauberer. Es geht durch den Raum und versucht, die anderen an verschiedenen Körperstellen zu berühren (verzaubern). Das Kind muss die verzauberten Körperstellen festhalten und dem Zauberer folgen. Sind alle Kinder verzaubert, wird ein neuer Zauberer gewählt.

e) Spiele zur Rechts/Links-Orientierung

– Die Kinder klammern sich nach Anweisung Wäscheklammern an die Kleidungsstücke, z. B. an die rechte Schulter, linkes Knie, linker Unterarm etc. Auf Kommando darf die Wäscheklammer von dem genannten Körperteil (z. B. vom linken Knie) bei den anderen geklaut werden und muss bei sich selbst an der entsprechenden Körperstelle angeklammert werden.

– Rollbrettfahrt: Das Kind sitzt auf dem Rollbrett und wird von der Mutter geschoben. Das Kind weist die Mutter an, wie sie fahren soll, nach links oder rechts, geradeaus, rückwärts, anhalten.

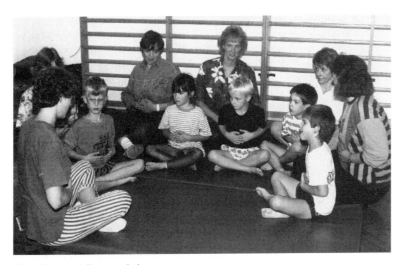

Abb. 75: Armstellung nachahmen

– Mit Teppichfliesen wird ein großes Quadrat gelegt. Jedes Kind sucht sich eine Fliese als Ausgangspunkt aus. Die Therapeutin gibt Anweisungen, wie die Kinder sich über die Fliesen fortbewegen dürfen: eine Fliese nach rechts, zwei Fliesen vorwärts, eine Fliese zurück etc. Bei diesem Spiel können auch die Farben der Fliesen berücksichtigt werden: Geht zur nächsten roten Fliese, ihr dürft dabei nicht auf eine gelbe Fliese treten.

– Figurenlegen: Die Therapeutin legt aus Bleischnüren/Holzlegeteilen eine Form oder Figur, die von dem Kind nachgelegt wird. – Die Therapeutin malt eine Form an die Tafel, die von den Kindern mit Bleischnüren oder Holzlegeteilen nachgelegt wird.

f) Grafomotorische Übungen

Verschiedene Malprogramme geben Anregungen zum Üben einzelner Stricharten, die für das Schreiben erforderlich sind. – Manche Kinder malen gerne zu Musik (Entspannungs- oder klassische Musik). Sie werden dadurch zu großräumigen, geschwungenen und kreativen Formen angeregt. – Das Sprechzeichnen verbindet die Sprache mit der Bewegung des Zeichnens. Manche Schwungübungen können so für Kinder ansprechend und spannend gestaltet werden. – Über das Programm zur „Visuellen Wahrnehmung" von Marianne Frostig werden weitere Aspekte der visuellen Wahrnehmung geübt, visuomotorische Koordination, Figur-Grund-Wahrnehmung, Wahrnehmungskonstanz, die Wahrnehmung der Raumlage und die Wahrnehmung räumlicher Beziehungen.

Weitere Vorübungen zum Schreiben von Buchstaben und Zahlen: Zahlen oder Buchstaben aus Sandpapier ausschneiden und mit geschlossenen Augen fühlen lassen. – Eine bestimmte Zahl oder einen Buchstaben ohne visuelle Kontrolle aus verschiedenen anderen heraussuchen lassen, zwei gleiche ohne visuelle Kontrolle zuordnen lassen. – Zahlen und Buchstaben mit einem Seil auf den Boden legen und nachgehen lassen. – Zahlen und Buchstaben mit einem Bleiband legen lassen, Zahlen und Buchstaben kneten oder backen. – Zahlen und Buchstaben auf den Rücken/in die Luft/mit Taschenlampen schreiben und raten lassen. – Große Zahlen und Buchstaben auf Papier schreiben, diese mit dem Finger oder einem Stift nachfahren lassen, eventuell die Hand des Kindes führen. Anfangs-, Eck- oder Endpunkte der Zahlen und Buchstaben kennzeichnen, das Kind fährt die Zahl, den Buchstaben mit dem Stift nach. – Zahlen und Buchstaben durch Punkte darstellen und die Punkte verbinden lassen.

7.4.2. Kombinationen von Bewegungsmustern, konstruktive Aufgabenlösungen (Therapieelement H)

a) Kombinationen von Bewegungsmustern

Viele der bisher beschriebenen Bewegungsaufgaben können miteinander kombiniert werden, sodass mehrere Fertigkeiten gleichzeitig durchgeführt werden müssen. Da die Fertigkeiten einzeln eingeübt sind, gelingt es den Kin-

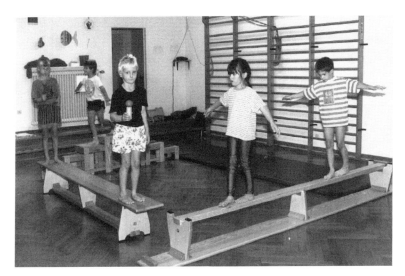

Abb. 76: Balancieren mit zusätzlichen Aufgaben

dern leichter, Bewegungsabläufe zu automatisieren und so frei für andere Anforderungen zu werden.

- Übungen zur Auge-Hand-Koordination (Ball werfen, prellen, fangen) können auf dem Therapiekreisel stehend durchgeführt werden.
- Aufgaben aus dem Bewegungsparcours mit Bällen (siehe G, 7.4.1.) können auf dem Therapiekreisel stehend durchgeführt werden. Mutter und Kind stehen auf Therapiekreiseln und werfen sich den Ball durch den Reifen zu. Mutter und Kind prellen sich den Ball zu, beide stehen auf Therapiekreiseln.
- Gehen/laufen/hüpfen und einen Ball hochwerfen oder prellen und fangen.
- Gehen/laufen/hüpfen und einen Luftballon schlagen.
- Gehen und einen Reifen rollen.
- Balancieren mit zusätzlichen Aufgaben (Abb. 76): Die Kinder balancieren vorwärts und rückwärts mit einem Sandsäckchen auf dem Kopf oder einen Ball auf einem Balltragestab jonglierend über die Turnbank/Balancierbalken/Steckklötze und Therapiekreisel/Gymnastiktreppe. – Sie gehen im Scherenschritt über das Tau.
- Die Kinder spielen, auf Laufdosen stehend, Fußball.
- Rollbrettfahren mit zwei Stäben (Skilaufen) siehe C (7.2.1.).
- Rollen mit einer Papprolle: Das Kind steht auf einer Papprolle, es stützt sich auf zwei Gymnastikstäbe. Durch kleine Vorwärtsschritte treibt es die Papprolle nach vorne und kann sich vorwärtsbewegen. Kleine Rückwärtsschritte treiben die Papprolle zurück, sodass eine Rückwärtsbewegung möglich wird.

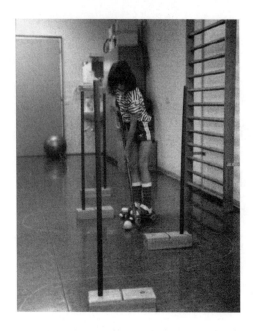

Abb. 77: Hockey-Parcours

– Hockeyspielen und Hockey-Parcours (Abb. 77) auf Rollschuhen. Beschreibung des Hockey-Parcours siehe G, 7.4.1.
– Pedalo fahren und: ein Sandsäckchen auf dem Kopf balancieren/einen Ball werfen und fangen/einen Luftballon hochschlagen/einen Tennisball oder eine Holzkugel auf einer Papprolle oder Balltragestab jonglieren/Holzquadrate oder Ähnliches angeln (siehe G).
– Trampolin springen, dabei Arme kreisen oder einen Ball werfen und fangen.

b) Konstruktive Aufgabenlösungen

Konstruktive Aufgabenlösungen wurden von den Kindern bisher in verschiedenen Zusammenhängen gefordert. Je weniger Vorgaben durch Geräteaufbauten oder Bewegungsmuster gegeben sind, um so mehr sind die Kinder gefordert, eigene Lösungsstrategien zu entwickeln. Die Aufgabe der Therapeutin ist es, phantasievolle, kreative und ideenreiche Situationen zu schaffen, die die Kinder zum Handeln anregen. Das Handlungsziel muss den Kindern bewusst sein, um geeignete Lösungswege zu finden. Anfangs werden offene Bewegungsaufgaben mit den Kindern besprochen, um ihnen die Planung und Aufgliederung einer Aufgabe in einzelne Schritte zu verdeutlichen. Beispiele:

– Die Kinder bauen mit verschiedenen Materialien Wege und sollen zum Ziel gelangen, ohne den Boden zu berühren.
– Die Kinder sollen Materialien von einem Ziel zum anderen transportieren, unter Einsatz bestimmter Geräte: An jedem Ende der Turnhalle befinden

sich Materialkästen/Turnkastenteile, die Schiffe darstellen, dazwischen ist Wasser. Ein Schiff ist mit Bällen/Sandsäckchen u. v. m. beladen. Die Ladung muss von dem einen Schiff zu dem anderen transportiert werden. Die Kinder bauen sich Schiffe (Rollbretter), sie bauen einen Steg, zwischen den Schiffen befinden sich kleine Inseln (Flauschi, Therapiekreisel). Die Kinder bilden eine Verladekette usw.

– Zwei Kinder sollen gemeinsam einen Ball über einen Hindernisparcours transportieren, sie dürfen den Ball jedoch nicht mit den Händen berühren. Welche Möglichkeiten gibt es, welche Möglichkeiten bieten ein Tuch, zwei Gymnastikstäbe?
– Die Kinder sollen hohe Hindernisse überwinden.
– Verschiedene Materialien sind unerreichbar für die Kinder an Geräten der Turnhalle angebracht. Können die Kinder sie dennoch erreichen?
– Was kann alles aus verschiedenen Materialien gebaut werden, z. B. aus Schaumstoffteilen, Steckklötzen, Gymnastikstäben und Tüchern?
– Wer baut einen hohen Turm aus Holzklötzen? Bis zu welcher Höhe kann er auf einem Tuch gezogen werden, ohne dass er einstürzt?

7.4.3. Kooperationsspiele, Regelspiele, Spiele ohne Sieger
(Therapieelement I)

a) Kooperationsspiele (hier: Spiele für drei Kinder)

– 1 Ball. 2 Kinder stehen hintereinander, das 3. Kind steht den beiden gegenüber. Das 1. Kind der 2er Gruppe wirft dem 3. Kind den Ball zu und stellt sich hinter das 3. Kind usw. Variation: Der Ball wird über eine Turnbank gerollt.
– 2 Seile, 1 Ball. Die Seile liegen parallel auf dem Boden, 2 Spieler stehen hintereinander am Ende der Straße, das 3. Kind steht gegenüber. Das 1. Kind rollt den Ball mit dem Fuß zu dem 3. Kind und stellt sich hinter das 3. Kind usw.
– 1 Reifen und 1 Ball. Ein Spieler hält den Reifen, die anderen beiden werfen sich einen Ball zu. Positionswechsel: Der Werfer hält jetzt den Reifen, das Kind, das den Reifen gehalten hat, wird zum Fänger, der Fänger wird zum Werfer usw.
– 1 Pedalo, 1 Reifen, 1 Ball. Ein Kind steht auf dem Pedalo und hält den Reifen vor sich. Es bewegt sich langsam vorwärts zum anderen Ende der Turnhalle. Die anderen beiden Kinder versuchen, sich so oft wie möglich den Ball durch den Reifen zuzuspielen. Am Ende der Turnhalle wird gewechselt (Abb. 78).
– Hindernisbahn, 3 Papprollen/Balltragestäbe, 1 Tennisball/Holzkugel. Ein Kind jongliert einen Tennisball auf einer Papprolle/Balltragestab und muss dabei eine Hindernisbahn überwinden. Am Ende der Bahn muss der Ball an das nächste Kind, ohne Hilfe der Hände, weitergegeben werden. Die Hindernisbahn sollte möglichst kurz sein, damit keine langen Wartezeiten entstehen.

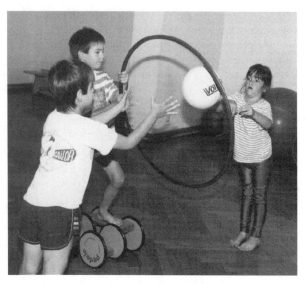

Abb. 78: Ballspiel für drei Kinder mit Pedalo und Reifen

- 3 Reifen. Die Kinder lassen die Reifen trudeln, umrunden einmal alle drei Reifen, um ihren eigenen Reifen wieder zu fangen.
- 3 Stäbe. Die Kinder stehen im Kreis und stellen die Stäbe senkrecht auf den Boden in der Mitte des Kreises. Auf Kommando lassen alle gleichzeitig ihren Stab los und fangen den nächsten Stab, eine Hand wird dabei auf dem Rücken gehalten.
- 3 Klöppel mit Gummibällen an beiden Enden. Die Kinder stehen im Kreis, mit einer Hand wird der Klöppel zum Nachbarn geworfen und mit der anderen Hand der vom anderen Nachbarn geworfene Klöppel gefangen.
- 4 Stäbe, 1 kleiner Turnkasten oder eine andere Markierung. Jedes Kind erhält einen Stab, der 4. Stab wird von den Kindern mit den Stäben um den Turnkasten gerollt.
- 1 Ball. Die Kinder liegen in Dreiecksform in Rückenlage auf dem Boden. Die Füße zeigen jeweils zum Kopf des Vordermannes. Ein Ball wird mit den Füßen über den Kopf an den nächsten Spieler weitergegeben, der ihn mit den Füßen entgegennimmt.

b) Regelspiele

Viele alte Kinderspiele werden auch heute noch gerne von Kindern gespielt: Der Plumpsack geht um, Katze und Maus, Ochse am Berg, Armer schwarzer Kater, Schlapp hat den Hut verloren. Diese Kinderspiele müssen so abgewandelt werden, dass kein Kind ausscheidet, sondern wieder in das Spiel einbezogen wird.

c) Ballspiele

– Abschießen: 3 Spieler stehen in einer Reihe, die beiden äußeren Spieler werfen sich einen Ball zu. Wird der Ball gefangen, versucht der Fänger, den Mittelspieler abzuwerfen. Trifft er ihn, tauschen beide die Plätze, trifft er ihn nicht, geht das Spiel weiter. Variation: Die beiden äußeren Spieler werfen sich einen Ball zu, der Mittelspieler versucht, den Ball zu fangen. Hat er ihn gefangen, tauscht er mit dem Werfer den Platz.

– Wandball: Alle Kinder stellen sich um den Spieler, der den Ball gegen die Wand wirft. Er wirft den Ball gegen die Wand und ruft den Namen eines Mitspielers auf. Alle laufen weg, außer dem Spieler, dessen Namen gerufen wurde. Dieser fängt den Ball und ruft „Stop", woraufhin alle stehenbleiben müssen. Der Spieler muss einen Mitspieler abwerfen. Gelingt es ihm, erhält der abgeworfene Spieler den Ball und setzt das Spiel fort, trifft er nicht, behält er selbst den Ball und spielt weiter. Der Ball kann anstatt gegen eine Wand auch hoch in die Luft geworfen werden.

d) Fangspiele

– Der Spieler, der vom Fänger gefangen wurde, muss stehenbleiben. Er kann durch Abschlagen eines Mitspielers befreit werden. Wird ein Spieler vom Fänger verfolgt, kann der Verfolgte gerettet werden, indem ein Mitspieler ihm die Hand reicht. Solange sich zwei Spieler festhalten, können sie nicht vom Fänger gefangen werden.

– Storch und Frösche: Ein Spieler wird zum Storch gewählt, er darf sich nur auf einem Bein hüpfend fortbewegen. Er darf das Hüpfbein im Laufe des Spieles wechseln. Die anderen Spieler sind die Frösche, die in der Hocke hüpfen. Der Storch versucht, die Frösche zu fangen. Hat er einen gefangen, werden die Rollen gewechselt. Die Frösche dürfen nicht gefangen werden, wenn sie sich in einem auf den Boden gezeichneten Kreis ausruhen. Es kann immer nur ein Frosch im Kreis sitzen, er zählt laut bis 20, dann muss er den Kreis räumen.

e) Spiele zur auditiven Wahrnehmung

– Hund pass auf deinen Knochen auf: Die Spieler sitzen im Kreis, ein Spieler (der Hund) sitzt mit verbundenen Augen in der Mitte des Kreises, vor ihm liegt ein Schlüsselbund oder eine Rassel (Knochen). Einer der Außenspieler versucht, sich an den Knochen zu schleichen. Hört der Hund einen sich anschleichenden Spieler, zeigt er sofort in dessen Richtung. Ist die Richtung erkannt, muss sich der Spieler zurückziehen und ein anderer Spieler ist an der Reihe. Zeigt der Hund in die falsche Richtung, darf der Spieler weitermachen. Ist es einem Spieler gelungen, den Knochen zu rauben, spielt er in der nächsten Runde den Hund.

– Spinne im Netz: Die Spieler sitzen im Kreis, ein Spieler (die Spinne) sitzt mit verbundenen Augen in der Mitte. Die Außenspieler lassen in der Nähe der Spinne Bierdeckel oder Ähnliches fallen. Sie muss durch Horchen herausfinden, wo eine Beute ins Netz gefallen ist, und sammelt ihre Beute ein. Nach einer bestimmten Anzahl von Beutestücken wird gewechselt. Variation: Es sitzen zwei Spinnen im Kreis, die um die Wette auf Beutejagd gehen.

f) Spiele ohne Sieger

– Blindenführer: Ein Kind hält die Augen geschlossen und wird von einem sehenden Partner von hinten, durch Druck auf die Schultern, durch den Raum geführt. Nach einiger Zeit werden die Rollen getauscht.

– Bewegungskette: Alle Mitspieler stehen im Kreis mit dem Gesicht nach außen. Einer der Spieler steht in der Mitte und eröffnet das Spiel. Er tippt einen Mitspieler an, dem er eine Geste, eine Bewegung zeigt. Er stellt sich auf den freien Platz zurück, mit dem Gesicht zur Mitte. Die Bewegung wird nun von einem zum nächsten Mitspieler weitergegeben, bis sie den letzten Spieler erreicht. Der erste und der letzte Spieler führen gleichzeitig die Bewegung aus, die ja eigentlich gleich sein sollte.

– Familiengeschichte: Jeder der Mitspieler erhält eine Rolle aus einer Familie (Vater, Mutter, Kind, Oma, Hund etc.). Die Spielleiterin erzählt eine Geschichte aus dem Leben der Familie. Wird eine Person, die in der Reihe steht, erwähnt, muss diese einmal um die ganze Reihe herumlaufen. Wird die ganze Familie erwähnt, läuft die Gruppe einmal um sich selbst, sodass jeder wieder an seinem Ausgangspunkt zum Stehen kommt.

– Atomspiel: Einer der Spieler ist der Fänger und versucht, seine Mitspieler zu fangen. Derjenige, der gefangen wurde, gibt dem Fänger die Hand und sie müssen gemeinsam weiterfangen, bis zum Schluss die Personenkette auch den letzten Spieler fängt.

– Drachenschwanzjagd: Die Spieler stellen sich in einer Reihe auf und halten jeweils den Vordermann an den Schultern fest. Der erste Spieler ist der Kopf des Drachens, der letzte der Schwanz. Der letzte Spieler hat auf seinem Rücken (im Hosenbund) ein Tuch, das der Kopf des Drachens fangen will. Der Schwanz des Drachens versucht natürlich, dem Drachenkopf zu entwischen. Gelingt es dem Drachenkopf dennoch, das Tuch zu fangen, begibt er sich an das Ende der Reihe und befestigt an seinem Rücken das Tuch. Das Spiel geht weiter.

– Urwaldspiel: Die Spieler verteilen sich im Raum, sie stellen Bäume in einem Wald/Urwald dar. Einem Spieler werden die Augen verbunden und er bewegt sich vorsichtig durch den Raum. Kommt er in die Nähe eines Baumes, gibt der Spieler Geräusche als Warnsignale von sich. Der „blinde" Spieler versucht, dem Baum auszuweichen. Stößt er dennoch gegen einen Baum, werden die Rollen getauscht.

7.4.4. Pantomimische Spiele, einfache Tänze (Therapieelement K)

a) Vorübungen: Spiele zur Körperorientierung

Siehe G, unilaterale Bewegungsmuster, 7.4.1. c.

b) Anregungen für pantomimische Darstellungen

– Darstellung verschiedener Tiere (Katze, Hund, Frosch, Hase, Schwein, Pferd, Löwe, Elefant, Schlange, Känguruh usw.).

– Darstellung alltäglicher Handlungen: Morgens aufstehen, sich waschen, Zähne putzen, anziehen. Wäsche waschen und aufhängen, schnell abhängen, wenn Regen kommt. Fenster putzen. Essen kochen, Spiegeleier braten. Einkaufen gehen im Supermarkt, den Einkaufswagen schieben, Ware aus dem Regal nehmen, wieder zurückstellen oder in den Einkaufswagen legen, an der Kasse bezahlen und schwere Einkaufstüten nach Hause tragen. Auf dem Markt einkaufen gehen, gemütlich über den Marktplatz schlendern, hier und da Ware anschauen, andere Personen begrüßen, eine Unterhaltung führen oder in Eile über den Marktplatz gehen, ohne jemanden anzustoßen, ungeduldig in einer Schlange warten, schwere Taschen schleppen, jemanden hastig begrüßen. Eine stark befahrene Straße überqueren wollen.

– Darstellung verschiedener Berufe oder Handlungen bestimmter Personen: Sekretärin, Koch, Schneider, Gärtner, Verkehrspolizist, Straßenkehrer, Verkäuferin, Kellner, Eisverkäufer, Bauarbeiter, Seiltänzer, Clown im Zirkus, Drehorgelspieler, Fußballspieler, Musiker einer Rockgruppe oder eines klassischen Orchesters, Discotänzer, Jogger, Roboter.

– Darstellung von Stimmungslagen und Gefühlen: Die Angst vor einem Zahnarztbesuch, die Freude über ein Geschenk, die Enttäuschung, weil das Eis doch nicht so gut schmeckt, wie man es sich vorgestellt hat, der Ärger über ein Missgeschick, das ungeduldige Warten auf einen Freund, die Neugier, wenn man eine Kiste entdeckt hat und wissen möchte, was sich darin verbirgt, die Langeweile, wenn keiner da ist zum Spielen (Abb. 79).

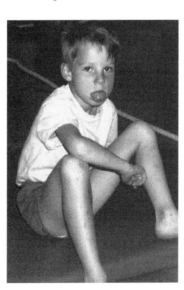

Abb. 79:
Darstellung von Stimmungslagen und
Gefühlen

c) *Einfache Tänze*

„Teddybär":

Teddybär, Teddybär, dreh dich um,
Teddybär, Teddybär, mach dich krumm,
Teddybär, Teddybär, bau ein Haus,
Teddybär, Teddybär, lauf nach Haus.

Die Kinder führen die Bewegungen des Textes aus.

„Tanzbär":

Ich bin der dicke Tanzbär und komme aus dem Wald,
ich such mir eine Freundin und finde sie auch bald,
hey wir tanzen hübsch und fein, von einem auf das andere Bein.

Alle stehen im Kreis, der dicke Tanzbär geht im Kreis herum. In der 3. Zeile sucht er sich jemanden aus dem Kreis aus, sie fassen sich an den Händen und tanzen gemeinsam. Das ausgewählte Kind ist jetzt der Tanzbär und bleibt in der Mitte stehen. Das Lied wird von Neuem gesungen.

„Der Cowboy Bill":

1. Ich kenne einen Cowboy, der Cowboy der heißt Bill
und wenn der Cowboy reitet, dann steht das Herz ihm still.
Und so reitet der Cowboy, der Cowboy der reitet so
und so reitet der Cowboy, der Cowboy reitet so.

(Die Beine sind etwas gegrätscht, das Kind geht leicht in die Hocke und hält in der Vorstellung die Zügel fest und reitet.)

2. Ich kenne einen Cowboy ...
und so schießt der Cowboy

(Mit dem Finger in die Luft schießen.)

3. Ich kenne einen Cowboy ...
und so geht sein Lasso

(Einen Arm über den Kopf oder auf der Seite schwingen.)

4. Ich kenne einen Cowboy ...
und so grüßt der Cowboy

(Die Hand wird zum Kopf geführt, als wolle man einen Hut schwenken.)

5. Ich kenne einen Cowboy ...
und so trinkt der Cowboy

(Die Hand zum Mund führen, als wolle man aus einem Glas trinken.)

6. Ich kenne einen Cowboy ...
und so schläft der Cowboy

(Die Hände werden aufeinandergelegt, der Kopf wird zur Seite geneigt und auf die Hände gelegt.)

Viele Liedervorschläge und Anregungen für Spiel- und Tanzlieder finden sich in unserer Literaturliste.

8. Anhang

8.1. Liste der Therapiematerialien

Angelspiel
Balancierbalken
Balltragestäbe
Bleischnüre
Doppelpedalo
Frisbee-Scheiben
Fußstapfen
Gymnastikkeulen
Gymnastikreifen
Gymnastikseile
Gymnastikstäbe
Gymnastiktreppe, 7- oder 11-teilig
Hockey-Fuß und Hockey-Puck, passend für Gymnastikstäbe
Holzlege-Satz
Holzschläger
Hüpfbälle
Indiaca
Klöppel mit Gummibällen an beiden Enden
Laufdosen
Leiter
Luftballons
Masken
Musikinstrumente, verschiedene
Papprollen/Dosen/Büchsen
Stabile Papprollen/Teppichrollen
Physiobälle, Durchmesser 95 cm
Rollbretter
Rollschuhe
Sandsäckchen
Schaukel
Schaumstoff-Bausteine
Schaumstoffbälle, Durchmesser 21 cm
Steckklötze, passend für Gymnastikstäbe/-reifen, Stab- und Reifenklammern
Tau
Tennisbälle/Moosgummibälle/Holzkugeln
Teppichfliesen/Flauschi
Therapiebälle, Durchmesser 50 cm
Therapiekreisel
Trampoline
Tücher
Tunnel/Stofftunnel
Turnbänke
Turnmatten
Vollgummibälle/Flummi
Wurfringe/Ringtennisring

8.2. Literatur

Ahly, M.: Kopfkorrektur. Rotbuch, Berlin 1981

Arens, C., Dzikowski, S.: Autismus heute. modernes lernen, Dortmund 1988

Augustin, A.: Beschäftigungstherapie bei Wahrnehmungsstörungen. modernes lernen. Dortmund 1977

Ayres, A. J.: Bausteine der kindlichen Entwicklung. Springer, Berlin/Heidelberg/New York 1984 (besonders geeignet zu Kap. 3. und 4.)

Ayres, A. J.: Lernstörungen – Sensorisch-integrative Dysfunktion. Springer, Berlin/Heidelberg/New York 1979 (besonders geeignet zu Kap. 2. und 4.)

Beschäftigungs- und Arbeitstherapie (Ergotherapie) im Fachbereich Pädiatrie. Vier Fachvorträge. modernes lernen, Dortmund 1982

Bielefeldt, E.: Tasten und Spüren. Wie wir bei taktil-kinästhetischer Störung helfen können. 4. Aufl. Ernst Reinhardt, München/Basel 2000

Bold, R., Grossmann, A.: Stemmführung nach R. Brunkow. Enke, Stuttgart 1978

Brand, I., Breitenbach, E., Maisel, V.: Integrationsstörungen. Verlag Maria-Stern-Schule, Würzburg 1985

Brüggebors, G.: So spricht mein Kind richtig. Rowohlt, Reinbek 1987 (besonders geeignet zu den Themen Körperschema und Sprachförderung, ab 4 Jahren)

Comparetti, M.: Von der Behandlung der Krankheit zur Sorge um Gesundheit. Paritätisches Bildungswerk BV, Frankfurt/M. 1986

Cratty, B. J.: Aktive Spiele und soziales Lernen. Otto Maier, Ravensburg 1979

Delacato, C. H.: Der unheimliche Fremdling. Hyperion, Freiburg i. Br. 1980

Dennison, P.: Befreite Bahnen. Verlag Angewandte Kinesiologie, Freiburg i. Br. 1988

Ebersole, M. u. J. B., Kephart, N.: Lernen Schritt für Schritt. Ernst Reinhardt, München/Basel 1976 (besonders geeignet zu Kap. 6. und zum Förderprogramm zum Lesen, Schreiben und Rechnen, Vorschulalter)

Ebert, D.: Wer behindert wen. S. Fischer, Frankfurt/M. 1989

Feldkamp, M.: Sensorische Integrationsstörungen und ihre Behandlung. KG-Zeitschrift 2/84

Flehmig, I.: Normale Entwicklung des Säuglings und ihre Abweichungen. Thieme, Stuttgart/New York 1983

Flitner, A.: Konrad, sprach die Frau Mama. Piper, München 1986

Fluegelmann, A.: New Games. 2 Bde. Ahorn, Soyen 1982

Fritze, C., Probst, W., Reinartz, A. u. E.: Hören. Crüwell, Dortmund 1976 (besonders geeignet zum Thema „Auditive Wahrnehmung", Schulalter)

Frostig, M.: Bewegen – Wachsen – Lernen. Crüwell, Dortmund 1974

Frostig, M.: Bewegungserziehung. 6. Aufl. Ernst Reinhardt, München/Basel 1999

Frostig, M.: Visuelle Wahrnehmungsförderung. Schroedel, Hannover 1979 (besonders geeignet fürs Vorschulalter)

Gäng, M. (Hrsg.): Heilpädagogisches Reiten und Voltigieren. 5. Aufl. Ernst Reinhardt, München/Basel 2004

Gehirn, Gefühl, Gedanken. Geo-Wissen 1/1987, Gruner + Jahr, Hamburg

Görres, S.: Leben mit einem behinderten Kind. Piper, München 1987

Grubitzsch, S., Rexilius, G.: Testtheorie, Testpraxis. Rowohlt, Reinbek 1978

Hamblin, K.: Pantomime. Ahorn, Soyen 1980

Häusler, I.: Kein Kind zum Vorzeigen. Rowohlt, Reinbek 1979

Hetzer, H., Todt, E.: Angewandte Entwicklungspsychologie des Kindes- und Jugendalters. Quelle & Meyer, Heidelberg/Wiesbaden 1979

Hoeven, M. van den, Speth, L.: Motorik ist mehr als Bewegung. Marhold, Berlin 1980 (besonders geeignet zum Thema Körperschema, ab 2–3 Jahre)

Holle, B.: Die motorische und perzeptuelle Entwicklung des Kindes. Psychologie Verlagsunion, München/Weinheim 1988 (besonders geeignet zu Kap. 4.)

Hottinger, C., Kesper, G.: Mototherapie in der Frühförderung. Praxis der Psychomotorik 4/90

Hügel, W.: Entwicklung und Behinderung des Körperschemas. modernes lernen, Dortmund 1980

Jöcker, D.: 1, 2, 3 im Sauseschritt. Menschenskinder, Münster 1985
Jöcker, D.: Und weiter geht's im Sauseschritt. Menschenskinder, Münster 1987
Jöcker, D.: Elefantis Liederwiese. Menschenskinder, Münster 1989
Jörgensen, M., Schreiner, P.: Kampfbeziehungen. Rowohlt, Reinbek 1989
Kahle, W.: Nervensysteme und Sinnesorgane. dtv-Atlas der Anatomie, Bd. 3. Thieme, Stuttgart 1985
Kesper, G., Hottinger, C.: Konzept einer am Kind orientierten Elternarbeit bei der Behandlung von Kindern mit Sensorischen Integrationsstörungen. Motopädie 2/89
Kesper, G.: Motopädagogik – Grundlage und Anwendung. Motopädie 2/88
Kesper, G.: Sensomotorische Integrationsstörungen und ihre Bedeutung in der motopädischen Arbeit. Motopädie 4/86
Kinderseelen sind zerbrechlich. Vorsorge-Initiative, 6000 Frankfurt/M. 1, Lersnerstr. 40
Kiphard, E. J.: Motopädagogik. modernes lernen, Dortmund 1980
Kirchmaier-Baupain, V.: Die therapeutische und pädagogische Förderung bei den Kindern mit sensorisch-integrativen Dysfunktionen. Unveröffentl. Diplomarbeit, Siegen 1986
Langosch, H.: Alte Kinderspiele neu entdecken. Rowohlt, Reinbek 1989
le Fevre, D.: Das kleine Buch der neuen Spiele. Ahorn, Soyen 1985
Liebe Mutter, lieber Vater. Bundesverband Lebenshilfe, Marburg 1988
Link, M., Wieczorek, E.: Wenn Kinder Probleme haben. Rowohlt, Reinbek 1987
Mertens, K.: Körperwahrnehmung und Körpergeschick. modernes lernen, Dortmund 1986
Miske-Flemming, D.: Theorie und Methode zur Behandlung von perzeptionsgestörten Kindern. modernes lernen, Dortmund 1980
Montagu, A.: Körperkontakt. Klett-Cotta, Stuttgart 1980
Müller, E.: Auf der Silberlichtstraße des Mondes. Fischer Taschenbuch, Frankfurt/M. 1987 (besonders geeignet zum Thema Entspannung, Schulalter)
Müller, E.: Du spürst unter deinen Füßen Gras. Fischer Taschenbuch, Frankfurt/M. 1985 (besonders geeignet zum Thema Entspannung, Schulalter)
Münchmeier, A.-B.: Spielen mit kleinen Kindern und Babys. Rowohlt, Reinbek 1984 (besonders geeignet zum Thema Sprachförderung, Kleinkindalter)
Nadolny, S.: Die Entdeckung der Langsamkeit. Piper, München 1987
Narciß, G. A.: Wörterbuch der Medizin. Lexikographisches Institut, München 1985
Naville, S., Marbacher, P.: Vom Strich zur Schrift. modernes lernen, Dortmund 1987 (besonders geeignet zum Thema Graphomotorik, Schulalter)
Peters, A.: Bewegungsanalysen und Bewegungstherapie im Säuglings- und Kleinkindalter. Gustav Fischer, Stuttgart/New York 1982
Pflüger, L.: Neurogene Entwicklungsstörungen. Eine Einführung für Sonder- und Heilpädagogen. Ernst Reinhardt, München/Basel 1991
Pikler, E.: Laßt mir Zeit. Pflaum, München 1988
Popper, K., Eccles, J. C.: Das Ich und sein Gehirn. Piper, München 1985
Pousset, R.: Fingerspiele und andere Kinkerlitzchen. Rowohlt, Reinbek 1989 (besonders geeignet zum Thema Sprachförderung, Vorschulalter)
Prekop, J.: Der kleine Tyrann. Kösel, München 1988
Prekop, J.: Förderung der Wahrnehmung bei entwicklungsgestörten Kindern. Zschr. Geistige Behinderung 2/80 bis 1/81
Pschyrembel, W.: Klinisches Wörterbuch. de Gruyter, Berlin/New York 1986
Psychomotorische Spiele für Kleinstkinder in Krippen. FIPP-Verlag, Berlin 1986
Radigk, W.: Kognitive Entwicklung und zerebrale Dysfunktion. modernes lernen, Dortmund 1986
Restak, R. M.: Geheimnisse des menschlichen Gehirns. Pawlak, Herrsching 1991
Restak, R. M.: Geist, Gehirn, Psyche. Umschau, Frankfurt/M. 1981
Richter, H. E.: Patient Familie. Rowohlt, Reinbek 1970
Riemann, R.: Grundformen der Angst. 37. Aufl. Ernst Reinhardt, München/Basel 2006
Sacks, O.: Der Mann, der seine Frau mit einem Hut verwechselte. Rowohlt, Reinbek 1990

Sacks, O.: Der Tag, an dem mein Bein fortging. Rowohlt, Reinbek 1991

Sacks, O.: Stumme Stimmen. Rowohlt, Reinbek 1990

Schilling, F.: Spielen, Malen, Schreiben. modernes lernen, Dortmund 1983 (besonders geeignet zum Thema Graphomotorik, Vorschulalter)

Schmidtchen, S.: Handeln in der Kinderpsychologie. Kohlhammer, Stuttgart 1978

Schmidtchen, S.: Klientenzentrierte Spieltherapie. Beltz, Weinheim/Basel 1980

Sinnhuber, H.: Optische Wahrnehmung und Handgeschick. modernes lernen, Dortmund 1983

Spielen und Lernen. Liederbuch. Velber, Seelze 1988

Springer, S. P.: Linkes/Rechtes Gehirn. Spektrum der Wissenschaft, Heidelberg 1987

Tikkanen, M.: Aifos heißt Sofia. Rowohlt, Reinbek 1983

Tinbergen, N.: Autismus bei Kindern. Parey, Hamburg 1984

Touwen, B. C. L.: Die Untersuchung von Kindern mit geringen neurologischen Funktionsstörungen. Thieme, Stuttgart/New York 1982

Vitale, B.: Lernen kann phantastisch sein. Synchron, Berlin 1988

Voß, R., Wirtz, R.: Keine Pillen für den Zappelphilipp. Rowohlt, Reinbek 1990

Wais, M.: Neuropsychologie für Ergotherapeuten. Grundlagen und Behandlung. modernes lernen, Dortmund 1987

Wolter, D.: Probleme der Integration motopädagogischer Förderung in den Alltag behinderter Kinder und ihrer Familien. Unveröffentl. Diplomarbeit, Siegen 1986

Zöller, D.: Wenn ich mit euch reden könnte. Scherz, Bern/München/Wien 1989

Gudrun Kesper (Hg.)
**Sensorische Integration
und Lernen**

Grundlagen, Diagnostik und Förderung
2002. 239 Seiten. 57 Abb. 8 Tab.
(978-3-497-01601-3) kt

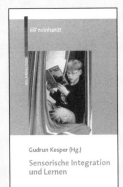

Gudrun Kesper (Hg.)
Sensorische Integration
und Lernen

Seit Jahren steigt die Anzahl der Kinder mit Lern- und Verhaltensstörungen und auch die der Kinder mit Entwicklungsstörungen in den Basisfunktionen „Bewegen und Wahrnehmen". Das ist kein Zufall, und Fachleuten ist der Zusammenhang längst bekannt. Wahrnehmung und Motorik bilden wesentliche Grundlagen für das Lernen. Mit Hilfe des Prinzips der Sensorischen Integration kann den Kindern auf motorischer Ebene geholfen werden – mit positiven Folgen für Wahrnehmung und Lernverhalten, z.B. in der Schule.

Das Buch beschäftigt sich mit diesem Themenfeld und beantwortet Fragen wie: Wie können Störungen möglichst früh diagnostiziert werden? Welche Methoden bieten sich an, Kinder mit Lern- und Verhaltensstörungen zu behandeln? Die Autoren, die aus ihrem praktischen Erfahrungsschatz schöpfen, beschreiben ihr Vorgehen in der täglichen Arbeit mit Kindern und Eltern in einem multiprofessionellen Team.

EV reinhardt
www.reinhardt-verlag.de

Jürgen Seewald
Der Verstehende Ansatz in Psychomotorik und Motologie

2007. 148 Seiten. (978-3-497-01893-2) kt

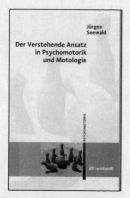

Verstehen und Verstandenwerden sind wichtige menschliche Bedürfnisse. Der „Verstehende Ansatz" stellt diese Grundbedürfnisse in den Mittelpunkt. Das Verstehen als solches wird nicht nur sprachlich gesehen, sondern ergibt sich im Besonderen im gemeinsamen Handeln.

Jürgen Seewald erklärt anschaulich, wie Fachleute verstehend arbeiten können. Neben der wissenschaftlichen und entwicklungstheoretischen Basis für das Verstehen legt der Autor besonderes Gewicht auf Praxisnähe – von der Arbeit mit Kindern bis hin zu Senioren. In den kommentierten Fallgeschichten finden Fachkräfte konkrete Anregungen für die praktische Arbeit. Mit diesem Werk liegt die erste umfassende Darstellung des Verstehenden Ansatzes vor – ein Muss für MotologInnen und MotopädInnen!

℞ reinhardt
www.reinhardt-verlag.de

Klaus Fischer

Einführung in die Psychomotorik

2. Auflage 2004. 226 Seiten. 27 Abb. 8 Tab.
UTB-S (978-3-8252-2239-0) kt

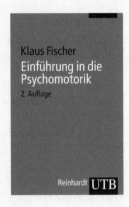

Das Fach Psychomotorik hat sich in den letzten Jahren zu einer anerkannten Disziplin in Pädagogik und Therapie entwickelt. Es ist fester Bestandteil zahlreicher Ausbildungsgänge im universitären und privaten Bereich geworden.

Diese Einführung gibt einen Überblick über die zahlreichen Mosaiksteine des psychomotorischen Theorie- und Praxisfeldes. Schlüsselbegriffe der Psychomotorik wie Wahrnehmung, Bewegung, Handeln, Selbstkonzept und Körpererfahrung werden erklärt. Das Buch führt in die verschiedenen psychomotorischen Ansätze von Kiphard, Ayres, Zimmer u.a. ein und vergleicht sie kritisch. Gezeigt wird außerdem, wo und wie diese Konzepte in der Praxis zum Einsatz kommen. Arbeitsaufgaben am Ende der einzelnen Kapitel helfen bei der systematischen Erarbeitung des Lehrstoffs.

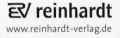

www.reinhardt-verlag.de

Alfons Welling

Einführung in die Sprachbehindertenpädagogik

2006. 255 Seiten. 13 Abb. 11 Tab.
Mit 30 Übungsaufgaben
UTB-M (978-3-8252-2609-1) kt

Das Buch gibt einen Überblick über Sprachstörungen im Kindes-, Jugend- und Erwachsenenalter

R. Werning / B. Lütje-Klose

Einführung in die Pädagogik bei Lernbeeinträchtigungen

2., überarb. Auflage 2006.
240 Seiten. 3 Abb.
Zahlr. Übungsaufgaben
UTB-M (978-3-8252-2391-5) kt

Die Autoren definieren, wann SchülerInnen als lernbeeinträchtigt gelten, und stellen didaktische Konzepte des Unterrichtes vor.

Clemens Hillenbrand

Einführung in die Pädagogik bei Verhaltensstörungen

3., überarb. Auflage 2006.
248 Seiten. 25 Abb. 6 Tab.
45 Übungsaufgaben
UTB-M (978-3-8252-2103-4) kt

Er vermittelt einen Überblick über Grundlagen und praxisrelevante Ergebnisse der Verhaltensgestörtenpädagogik.

Renate Walthes

Einführung in die Blinden- und Sehbehindertenpädagogik

2. Auflage 2005. 234 S. 46 Abb.
14 Tab. 22 Übungsaufgaben
UTB-M (978-3-8252-2399-1) kt

Die Autorin gibt einen Überblick über physiologische, neurowissenschaftliche und kognitive Grundlagen des Sehens und schildert Ursachen, Entstehung, Formen und Epidemiologie von Sehbehinderung.

Annette Leonhardt

Einführung in die Hörgeschädigtenpädagogik

2., neu bearb. u. erw. Auflage
2002. 288 Seiten. zahlr. Abb.
zahlr. Tab. 77 Übungsaufgaben
UTB-M (978-3-8252-2104-1) kt

Das Buch bietet einen grundlegenden und systematischen Überblick über die Aufgaben und Ziele der Hörgeschädigtenpädagogik, Arten von Hörschäden und deren Auswirkungen sowie diagnostische Aspekte und Fördermöglichkeiten in verschiedenen Altersstufen und Organisationsformen.

EV reinhardt
www.reinhardt-verlag.de

Michael Passolt (Hg.)
Hyperaktive Kinder: Psychomotorische Therapie

3. Auflage 2003. 190 Seiten. 15 Abb.
(978-3-497-01663-1) kt

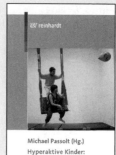

Michael Passolt (Hg.)
Hyperaktive Kinder:
Psychomotorische Therapie

Ist der Zappelphilipp wirklich ein „schlimmes Kind", ein „kleiner Teufel"? Oder sind hyperaktive Kinder einfach motorisch besonders agile Kinder, die neben einer Reihe von stillen, gebremsten Kindern besonders auffallen? Ihre Unruhe, ihr Zappeln kann einen Sinn haben, den es zu erkunden gilt.

Dem Buch liegt die Einsicht zugrunde, dass die Bewegung mehr ist als ein rein physischer Vorgang. Bewegung ist ein elementarer Lebensausdruck des ganzen Menschen und dessen, was ihn – buchstäblich – „bewegt". Hier setzt psychomotorische Pädagogik und Therapie an. Dem hyperaktiven Kind wird auf vielfältige und phantasievolle Weise Raum gegeben zum Selbstausdruck und zum Versuch der Selbststeuerung. Verschiedene mototherapeutische Ansätze werden vorgestellt, die eine Fülle von Erfahrungen aus den Arbeitsbereichen der Autoren zusammenfassen. Konkrete Hilfestellung und Anregungen bietet das Buch auch für den Alltag mit dem Kind zu Hause. Wichtig für einen reflektierten Umgang mit hyperaktiven Kindern ist zudem, dass der Problemkreis „Hyperkinetisches Syndrom" wissenschaftlich überhaupt verstanden und aufgearbeitet werden kann; ein schwieriges Unterfangen, das in diesem Buch ohne Dogmatismus angegangen wird.

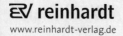

reinhardt
www.reinhardt-verlag.de

Monika Linn
Übungsbehandlung bei psychomotorischen Entwicklungsstörungen

3., überarb. Auflage 2002
121 Seiten. 57 Abb.
(978-3-497-01603-7) kt

Monika Linn
Übungsbehandlung bei
psychomotorischen
Entwicklungsstörungen
3. Auflage

Die psychomotorische Therapie vereinigt Elemente der Übungsbehandlung auf den Gebieten der Körperbeherrschung, der Wahrnehmung und der sensomotorischen Koordination mit psychotherapeutischen Ansätzen. Damit wird diese Therapieform in besonderem Maße dem Anspruch gerecht, die Behandlung an ganzheitlichen Zielsetzungen zu orientieren.

Monika Linn schildert die Inhalte der einzelnen Therapiestunden konkret und detailreich. Sie legt auch dar, wie eine längerfristige Therapiekonzeption aussehen muss, um in einer sinnvollen Abfolge von Behandlungsinhalten zum angestrebten Ziel zu kommen. Die vorliegende dritte Auflage ist um zahlreiche neue Stundenvorschläge erweitert worden.

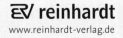

ℇℝ reinhardt
www.reinhardt-verlag.de

Bernd Hachmeister
**Psychomotorik bei Kindern
mit Körperbehinderungen**

Entwicklung und Förderung
2., überarb. u. erw. Auflage 2006
195 Seiten. 26 Abb.
(978-3-497-01856-7) kt

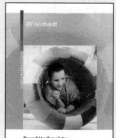

Die Psychomotorik ist bei der Arbeit
mit körperbehinderten Kindern nicht
mehr wegzudenken. Bernd Hachmeister stellt die wichtigsten
Konzepte der Psychomotorik vor; auf die motologischen,
neurophysiologischen und psychologischen Komponenten der
Arbeit geht er besonders ein. Im praktischen Teil des Buches
wurde ein Kapitel zum Klettern ergänzt.

Dieses Buch ist ein Muss für alle, die psychomotorisch mit körperbehinderten Kindern arbeiten!

Pressestimme

„Das Buch gibt eine gute Einführung in das Thema,
ist zugleich eine gelungene Zusammenschau des aktuellen
Diskussionsstandes und bietet eine ganze Reihe an Ideen
und Impulsen für die Weiterentwicklung: Empfehlenswert!"
Kiga heute

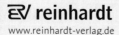

ℝV reinhardt
www.reinhardt-verlag.de

Marion Esser
Beweg-Gründe

Psychomotorik nach Bernard Aucouturier
Mit einem Geleitwort von Walther Dreher
3. Auflage 2000. 103 Seiten. 33 Abb. (978-3-497-01385-2) kt

Die französische Psychomotorik findet in Deutschland, Österreich und der Schweiz zunehmend Interesse. Im Gegensatz zu manchen rein funktionalen Motorik-Trainings baut die französische Psychomotorik auf entwicklungs- und tiefenpsychologischen Erkenntnissen auf. Bernard Aucouturier ist einer der wichtigsten Vertreter dieser ganzheitlich orientierten Psychomotorik. In Deutschland wurde er bekannt durch seinen Therapiebericht Bruno.

Im Mittelpunkt steht das Kind mit seinem Körper- und Bewegungsausdruck. Jedes Kind hat seine Beweg-Gründe: z. B. das Kind, das beim Fallen „vergisst", sich mit den Händen abzufangen, oder das Kind, das sich in der Turnhalle in Ecken verschanzt, während andere durch den ganzen Raum toben. Die Autorin zeigt, wie Psychomotorik nicht nur therapeutisch, sondern gleichzeitig auch präventiv einsetzbar ist.

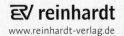

ℰ∨ reinhardt
www.reinhardt-verlag.de

André Lapierre
Bernard Aucouturier
Die Symbolik der Bewegung

Psychomotorik und kindliche Entwicklung
Aus dem Französischen von Marion Esser
2. Auflage 2002. 129 Seiten.
(978-3-497-01634-1) kt

Ein Grundlagenwerk der französischen
tiefenpsychologisch orientierten Psychomotorik. An Stelle von isolierten
Übungsbehandlungen plädieren die Autoren für den freien
psychomotorischen Raum, in dem sich das Kind spontan über
Bewegung und Handlung ausdrücken kann. Die Autoren ent-
deckten, dass sich dabei Verhaltensweisen zeigen, die symbol-
haft an frühere Situationen anknüpfen. Klarheit, Offenheit und
Autonomie sind die Voraussetzung dafür, dass das Kind frei
für Entwicklung und Lernen wird.

Bernard Aucouturier | André Lapierre
Bruno

Bericht über eine psychomotorische Therapie bei einem
zerebral geschädigten Kind
Aus dem Französischen von Yvonne Nevole und Eva Rapsilber
3. Auflage 1999. 87 Seiten. 8 farbige Abb. (978-3-497-00854-4) kt

Bruno ist ein Kind mit zerebral bedingten motorischen Störungen, die mit tiefen Persönlichkeitsstörungen verbunden sind.
Nach Analyse der Vergangenheit des Kindes beschreiben die
Autoren die verschiedenen Phasen der Therapie, die ganz auf
einer nicht-verbalen, körperlichen Beziehung beruhen.

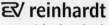
ℇ⅁ reinhardt
www.reinhardt-verlag.de